Stefanie Arend

Gesund durch Yin Yoga

Der sanfte Weg, deinen Körper
von alltäglichen Beschwerden und
seelischen Belastungen zu befreien

südwest

Ich widme dieses Buch allen Menschen, die ihren Selbstheilungskräften ihr Vertrauen schenken und langfristige Gesundheit erlangen möchten.

Du trägst deine Heilkräfte zu jeder Zeit bereits in dir, aber manchmal werden sie durch den fehlenden Kontakt zu deinem Inneren verdeckt. Ein Arzt, Therapeut oder Lehrer kann dich dabei unterstützen, wieder einen Zugang dazu zu finden – er öffnet dir die Tür, hindurchgehen musst du aber immer selbst!

Inhalt

Vorwort von **Dr. Angela Montenegro**

Die traditionelle chinesische Medizin lehrt uns, dass es kein Yang ohne ein ausreichend starkes Yin gibt und umgekehrt. Yang steht für Aktivität und Energie, Yin für die ausgleichende und stärkende Ruhe. Nur wenn die Yin-Basis kräftig genug ist und das Yang nährt, kann die Kraft des Yang etwas bewirken.

Heutzutage leben wir in einer Yang-betonten Zeit. Schon Kinder müssen früh aufstehen, sich in Eile auf den Schulweg machen, mit voller Konzentration dem Unterricht folgen und anschließend noch gewissenhaft die Hausaufgaben erledigen. Weiter geht es mit Training im Sportverein und/oder Musikunterricht … und vielleicht ist dann noch etwas Zeit zum Spielen. Und viele Erwachsene setzen diesen Rhythmus fort. Sie stecken oft bereits auf dem Weg zur Arbeit im ersten Stau, müssen im Job ihre Leistung erbringen und neben diesem Druck kommt noch der hinzu, den man sich selbst macht: Die Organisation des Alltags soll quasi nebenbei funktionieren … und vielleicht bleibt dann noch ein wenig Zeit für Fitness oder Wellness, natürlich immer mit Blick auf die Uhr. Häufig kommt die Ruhe zu kurz – das Yin, das Sich-auf-sich-selbst-Besinnen und das In-die-eigene-Mitte-Kommen.

In jedem Menschen zirkuliert die Energie der Yin- und Yang-Meridiane. Diese Hauptleitbahnen bilden einen Kreislauf der Lebensenergie und jeder einzelne Meridian erfüllt dabei eine ganz bestimmte Funktion, ist einem bestimmten Organsystem zugeordnet und wird zu einer bestimmten Uhrzeit durchlaufen. Yang bedeutet Aktivität, Dynamik und Wärme, Yin steht für die Ruhe, das Nährende und das Kühle. Beide Prinzipien schließen sich nicht aus, sondern ergänzen sich. Sie sind zwar gegensätzlich, aber voneinander abhängig. Und sie begrenzen sich – Wasser begrenzt das Feuer, der Regen die Trockenheit und die Nacht den Tag. Gesund ist man nur, wenn sich alle Yin- und Yang-Funktionskreise in Harmonie befinden. Kommen Körper und Seele nicht regelmäßig zur Ruhe, erschöpft sich das Yin, die Yang-Energie kann nicht mehr ausreichend genährt werden und Symptome wie Konzentrationsstörungen, Bluthochdruck oder gar ein Burn-out sind mögliche Folgen.

Aus diesem Grund ist es wichtig, immer wieder in sich hineinzuhören, die eigene Mitte zu finden und das Yin zu kräftigen. Hier bietet sich Yin Yoga an. Diese Yogaform stärkt die Basisenergie, wirkt sich so vorteilhaft auf viele Störungen und Erkrankungen aus und hilft insbesondere auch, Erkrankungen vorzubeugen. Bereits nach kurzer Zeit regelmäßiger Yin-Yoga-Praxis wirst du dich kräftiger, gesünder und ausgeglichener fühlen.

Dr. Angela Montenegro

Vorwort von **Stefanie Arend**

Mein Beruf ist meine Berufung. Ich bin mehr als glücklich, dass ich schon seit Jahren das wunderbare Geschenk des Yin Yoga an so viele Menschen in meinen Kursen und Ausbildungen weitergeben darf. Wenn ich Yin Yoga praktiziere, dann komme ich völlig bei mir an und spüre ein tiefes Gefühl von Frieden in mir. Im Yin Yoga bin ich ganz ich selbst und muss mich für niemanden verbiegen – weder sprichwörtlich noch tatsächlich. Während manche Yogarichtungen genau vorgeben, wie gewisse Positionen angeblich aussehen müssen, und viele Übende ebendiesem Idealbild nacheifern, orientiert sich Yin Yoga an dem Übenden selbst. Unser innerer Lehrer ist der wichtigste Yogalehrer und er berücksichtigt nur diesen einen individuellen Körper. Ich denke, hierin liegt ein großes Heilungspotenzial, denn nur wir selbst spüren intuitiv, was für uns das Beste ist.

Speziell im Yin Yoga konnte ich inzwischen natürlich reichlich Unterrichtserfahrung sammeln, und da mir der Kontakt zu den Menschen wichtig ist und ich ein echtes Interesse an ihren Rückmeldungen habe, durfte ich auch viele Heilungserfolge erleben und begleiten. Immer wieder berichten mir Menschen von den positiven Veränderungen, die sie wahrnehmen, seitdem sie regelmäßig Yin Yoga praktizieren. Das freut mich sehr und unterstreicht die erstaunliche Wirkung dieser stillen und Energie lenkenden Praxis, die ich selbst schon so oft erfahren habe. Wenn man es so nennen möchte, dann sind dies meine privaten Studien, über die ich hier ganz unverfälscht berichten möchte.

Mit der Behauptung, dass einzelne Positionen oder Sequenzen eine bestimmte Krankheit heilen können, würde ich mich aber nicht wohlfühlen. Ein Heilungsprozess ist selbstverständlich sehr viel umfassender und auch wenn ich mich seit vielen Jahren eingehend mit gesundheitlichen Themen befasse, bin ich dennoch keine Medizinerin und halte immer wieder Rücksprache mit der TCM-Ärztin meines Vertrauens, die gleichzeitig Schulmedizinerin ist. Dass Yoga jedoch bei zahlreichen Beschwerden Linderung verschaffen, den Körper stärken und bei der Heilung unterstützen kann, belegen inzwischen immer mehr Studien. Daher findest du in diesem Buch auch Programme, die gezielt auf einzelne Beschwerdebilder abgestimmt sind.

Ich freue mich sehr darüber, dass du dieses Buch nun in deinen Händen hältst, und wünsche dir ganz viel Freude dabei, zu erforschen, welch positiven Effekt Yin Yoga auf deinen Körper und dein Wohlbefinden haben kann.

Deine Stefanie Arend

Einleitung

Ich bin davon überzeugt, dass wir bei vielen Krankheitsbildern sehr große Heilungschancen haben, wenn sich verschiedene Therapieansätze ergänzen. Reichen sich die westliche Schulmedizin und alternative Heilmethoden wie etwa die traditionelle chinesische Medizin (TCM) oder die Ayurveda-Medizin die Hand und geben wir dem einzelnen Menschen mehr Eigenverantwortung, dann kann gemeinsam schon ganz viel erreicht werden.

Ich halte es zum Beispiel für unverantwortlich, einen Arzt aufzusuchen, nur um sich ein Medikament gegen die aktuellen Beschwerden verschreiben zu lassen und darauf zu hoffen, dass nun alles wieder gut werden wird. Ohne dabei irgendetwas zu hinterfragen. Die westliche Schulmedizin fokussiert sich leider nicht selten mehr auf die Symptombekämpfung und weniger auf die Ursachenforschung. Auch weil die wenigsten Ärzte die nötige Zeit haben, sich intensiv mit der Geschichte des einzelnen Patienten auseinanderzusetzen. Die Alternativmedizin schaut hingegen eher nach dem Ursprung der Beschwerden. Und sie sieht den Menschen ganzheitlich. So kommt der einzelne Patient auch nicht um die Selbstreflexion herum, denn niemand kann persönliche Hintergründe und mögliche Zusammenhänge so gut beurteilen wie man selbst. Dazu benötigt man natürlich immer wieder Ruhezeiten oder zum Beispiel eine regelmäßige Yin-Yoga-Praxis, die die Sinne nach innen kehrt und uns in einen tiefen Kontakt zu uns selbst bringen kann. Die Seele spricht sehr leise und um sie zu verstehen und zu erforschen, was der Körper durch die Beschwerdebilder nach außen bringen möchte, sind diese stillen Rückzugszeiten enorm wichtig. Man sagt, wenn die Seele nicht gehört wird, dann nimmt sie sich den Körper zu Hilfe, indem sie ihn krank werden lässt und den Menschen somit zur Ruhe zwingt.

In vielen Yogabüchern liest man von den vielfältigen heilenden Effekten einzelner Übungen. So soll zum Beispiel der Kopfstand das Gehirn durchbluten, der Schulterstand sich positiv auf die Schilddrüse auswirken oder die Kobra die Nebennieren aktivieren. Vieles davon wurde inzwischen widerlegt und ich bin dankbar dafür, dass wir heutzutage immer mehr über die Zusammenhänge im Körper erfahren und lernen dürfen. Um ein Beispiel zu nennen: Beim Schulterstand und bei der Kobra ging man von einer heilenden Wirkung aus, da man glaubte, dass der Druck auf die Organe eine Anregung oder Harmonisierung bewirken würde. Bei der Schilddrüse oder den Nebennieren handelt es sich jedoch um endokrine Drüsen, die sich nicht durch Druck von außen beeinflussen lassen, und somit stimmen diese Aussagen leider nicht. Solche Versprechungen möchte ich in diesem Buch auch gar nicht machen. Beim Yin Yoga geht es vielmehr darum, den energetischen Fluss in den Meridianen, den Energieleitbahnen, zu aktivieren und durch die einzelnen Übungen in Harmonie zu bringen. Außerdem ist es grundlegend, ganz zur Ruhe zu kommen, um dem inneren Arzt und Heiler, der der weiseste von allen ist, zu lauschen.

Wenn man die Zusammenhänge des Körpers verstehen lernt, dann kann man auch viel mehr Eigenverantwortung übernehmen. Hierzu ein Beispiel aus meiner eigenen Erfahrung: In der siebten Klasse bekam ich meine erste Brille. An sich nichts Außergewöhnliches, aber nachdem sich meine Sehkraft von da an kontinuierlich etwas verschlechterte und mir schließlich als stolze Führerscheinbesitzerin auch noch bewusst wurde, dass ich nachtblind bin, ernüchterte mich das doch ein wenig. Zumal mein Augenarzt leider nicht mehr als den Rat hatte, einfach nicht mehr im Dunkeln zu fahren, gegen Nachtblindheit könne man nichts tun. Mit dieser Aussage wollte ich mich nicht zufriedengeben. Ich hatte gehört, dass Akupunktur auch einen positiven Einfluss auf die Sehkraft haben sollte, und so machte ich meine ersten Erfahrungen mit dieser alternativen Behandlung. Meine TCM-Ärztin akupunktierte damals meine Leber und erklärte mir, dass Leber und Augen miteinander in Verbindung stehen. Eine für mich damals völlig neue Erkenntnis, aber die Nadeln zeigten Wirkung: Meine Sehkraft wurde zwar nicht besser, aber immerhin seitdem auch nicht mehr schlechter. Grund genug für mich, später eine eigene Lebersequenz in mein Yin-Yoga-Programm zu integrieren, die ich bis heute praktiziere. Und: Inzwischen brauche ich nur noch zum Autofahren eine Brille. Ich muss zwar nachts noch vorsichtig fahren, aber da ich inzwischen mehr als doppelt so alt bin und sich meine Sehkraft in all den Jahren nicht mehr verschlechtert, sondern sogar verbessert hat, werte ich das als einen tollen (Yin-Yoga-)Erfolg.

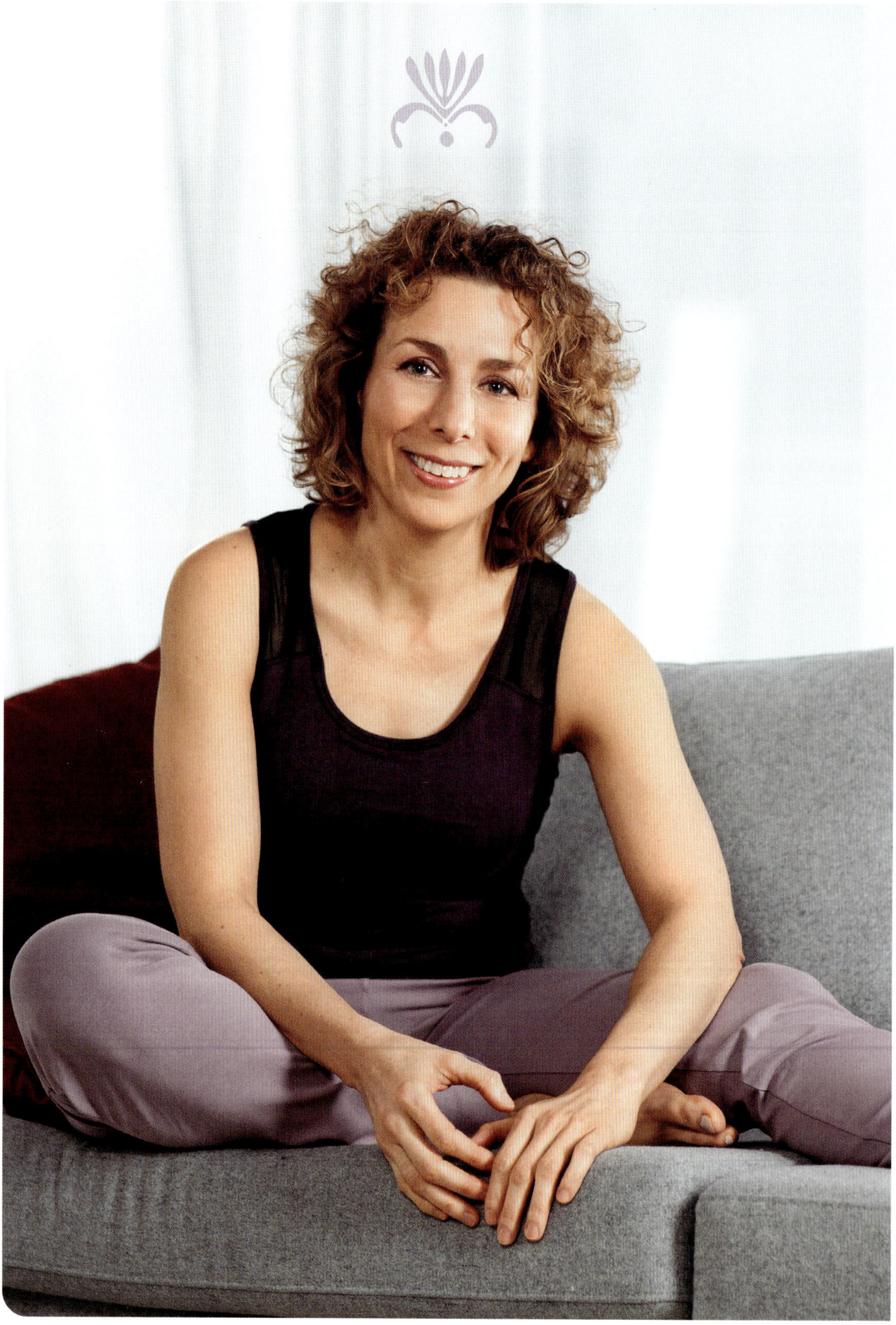

YIN YOGA IN DER THEORIE

Yin Yoga ist eine sanfte Übungspraxis, die den Energiefluss harmonisiert und so unsere Selbstheilungskräfte aktivieren kann. Sie lenkt den Blick auf das Innere, beruhigt das vegetative Nervensystem und entspannt und stärkt den ganzen Körper. Warum Yin Yoga gezielt unsere Faszien anspricht und welche Rolle das Chi, die Meridiane und die Chakras dabei spielen, erfährst du in diesem Kapitel.

Was ist **Yin Yoga?**

Wie jede Yogapraxis zielt auch Yin Yoga darauf ab, Körper, Geist und Seele in Einklang zu bringen. Nach taoistischer Lehre wird jeder Mensch von Yin und Yang geprägt – von zwei entgegengesetzten Kräften, deren Verhältnis stets harmonisch sein sollte. Obwohl Yin Yoga erst in den letzten Jahren überaus populär geworden ist, hat diese Übungspraxis eine uralte Tradition. Schon die frühen Yogaschriften beschreiben Yin-Yoga-Positionen und so findest du bei den meisten Übungen in diesem Buch (Neukreationen ausgenommen) auch ihre altindischen Sanskrit-Bezeichnungen.

Mein erster Yin-Yoga-Lehrer war Paul Grilley, ein Mentor, der mich in meiner persönlichen Yogapraxis stark inspiriert und sehr beeinflusst hat. Er hat Yin Yoga zu dem gemacht, was wir heute darunter verstehen. Er kombinierte die sanften und lang gehaltenen passiven Dehnungen mit der Lehre der Meridiane und erforschte dabei den Einfluss der individuellen Anatomie eines jeden Menschen auf die Positionen.

Wie wirkt **Yin Yoga?**

Yin Yoga ist eine intensive und gleichzeitig sehr passive Praxis. Die Übungen werden ohne muskuläre Anspannung durchgeführt und auch der Atem soll dabei ganz ruhig und mühelos fließen, wir beobachten ihn nur. Im Yin Yoga hältst du jede Position etwa 3 bis 5 Minuten und dein Körper bleibt dabei so passiv wie möglich. Fortgeschrittene dürfen gern länger halten, wenn sie den Impuls dazu spüren, auch eine kürzere Haltezeit ist natürlich möglich. Diese passiven Dehnungen haben einen positiven Effekt auf die tiefen Körperschichten und ganz besonders auf die Faszien. Sie helfen, Verklebungen und Verkürzungen in den faszialen Strukturen auf sanfte Weise zu lösen und das Gewebe wieder geschmeidig zu machen. So kann Yin Yoga Schmerzen reduzieren, die Beweglichkeit fördern und nicht zuletzt auch den Energiefluss in den Meridianen harmonisieren, da die Meridiane in weiten Teilen denselben Verlauf haben wie die Faszienketten im Körper.

Die individuelle **Yin-Yoga-Praxis**

Die Yogapraxis sollte immer den persönlichen Bedürfnissen angepasst werden, frei von jeglichem Leistungsdenken. Durch Achtsamkeit und einen liebevollen Umgang mit dem eigenen Körper stellen wir den Kontakt her und nehmen die Körpersignale wahr, die für uns ein wichtiger Wegweiser sind. Der innere Yogalehrer ist der wichtigste Lehrer, der dir auf deiner Yogareise je begegnen wird, er wird dir viel über dich selbst erzählen. Nur er kann dich leiten, denn allein du weißt, wie sich eine Position tief im Inneren anfühlt.

Faszinierende Faszien

Zum Thema Faszien wird weltweit gerade sehr intensiv geforscht. Faszien sind die Weichteilkomponenten des Bindegewebes, in denen die meisten Meridiane verlaufen. Dr. Robert Schleip, Deutschlands bekanntester Faszienforscher, hat auf einem Fasziensymposium bereits darüber referiert, dass längere Dehnungen für eine bessere Wundheilung im Körper sorgen und Entzündungen reduzieren können. Ebenso fand man heraus, dass sich Krebszellen in starrem Gewebe mehr ausbreiten können als in gut gedehntem Gewebe. Die Faszien, die durch die Yin-Yoga-Praxis besonders angesprochen werden, stehen in engem Zusammenhang mit unserem Immunsystem. Sie verteilen Sauerstoff und Nährstoffe im Körper und leiten Abfallstoffe zur Ausscheidung in die Blut- und Lymphbahnen. Durch die sanften, aber hochwirksamen Dehnungen und die Kompressionen, die die Yin-Yoga-Übungen auf den Körper ausüben, können eingelagerte Giftstoffe mobilisiert und abtransportiert werden.

Es ist nicht notwendig, dich vor der Yin-Yoga-Praxis aufzuwärmen, da der Effekt auf das fasziale Gewebe sogar intensiver sein kann, wenn du vorher nicht schon ins Schwitzen gekommen bist. Yin wird die Eigenschaft kühl zugeordnet, Yang hingegen steht für Hitze. Faszien haben Yin-Qualitäten, Muskeln wiederum Yang-Eigenschaften. Daher ist es sinnvoll, das entsprechende Gewebe mit dem jeweiligen Zustand zu kombinieren. Muskeln reagieren also intensiver, wenn sie aufgewärmt sind, bei Faszien ist das Gegenteil der Fall. Zwar können sich Faszien bei Wärme sehr gut entspannen, aber der Effekt ist nicht so nachhaltig wie im kühlen Zustand.

Natürlich ist besondere Achtsamkeit geboten, wenn du ohne vorherige Erwärmung mit deiner Yin-Yoga-Praxis beginnst. Hier ist es wichtig, dass du deinem Körper die Zeit gibst, sich in die Übungen einzufühlen. Warte geduldig, bis er bereit ist, sich in der Position zu öffnen und dem Dehnungsreiz nachzugeben. Ein Nachziehen deinerseits oder ein Nachdrücken des Lehrers wäre dabei eine Manipulation von außen und könnte zu Verletzungen führen. Wenn du dies berücksichtigst, dann ist Yin Yoga in meinen Augen einer der Yogastile mit den wenigsten Verletzungsrisiken, da die Praxis ganz individuell an die Bedürfnisse des Körpers angepasst wird.

Komme nur so weit in eine Position hinein, bis du einen angenehmen (!) Dehnungsreiz spürst. Bleibe ganz passiv, halte deine Muskulatur entspannt und übergib die weitere Arbeit für die nächsten Minuten geduldig an die Schwerkraft. Du kannst deine Position zwar zwischendurch korrigieren, wenn du das Gefühl hast, dass du so eine passendere Dehnung erreichen kannst, oder wenn sich ein Schmerzgefühl einstellt, vermeide aber bitte ein ständiges Herumzappeln während deiner Haltezeit. Werde innerlich still und beobachte über die nächsten Minuten, was in deinem Körper, mit deinem Atem und in deinem Geist geschieht.

Komme dann langsam wieder aus der Position heraus. Ich empfehle dir, zwischen den einzelnen Übungen – wenn du möchtest auch zwischen den Seitenwechseln – circa 1 Minute in einer neutralen Bauch- oder Rückenlage nachzuspüren. So kannst du deinen Körper wieder neutralisieren und den Energiefluss in dir wahrnehmen, der durch die Übungen aktiviert worden ist. Gerade nach dem Auflösen der Positionen fließt die Energie besonders stark durch den Körper.

Ich unterscheide gern zwischen süßen und bitteren Schmerzen. Süße Schmerzen beschreiben einen angenehmen Dehnungsreiz, der sich eher flächig anfühlt. Das ist das, was wir im Yin Yoga erreichen möchten. Bittere Schmerzen hingegen gehen über den süßen Schmerz hinaus, treten eher punktuell auf und fühlen sich stechend an. Diese Art von Schmerzen solltest du auf jeden Fall vermeiden und die Positionen stattdessen entsprechend abändern, mit Hilfsmitteln unterstützen oder früher auflösen.

Praktische Helfer

Yin Yoga ist eine sanfte Übungsform, bei der du dich jederzeit wohl- und entspannt fühlen sollst. Dabei können Hilfsmittel eine wichtige Rolle spielen, sie helfen dir, die Positionen bestmöglich an deinen Körper anzupassen. Für deine Yogapraxis solltest du die folgenden Utensilien bereithalten:

- **eine weiche Unterlage, zum Beispiel eine dicke Yogamatte oder Decke,**
- **eine Yogarolle oder ein dickes längliches Kissen,**
- **ein paar Yogablöcke oder Bücher,**
- **ein Sitz- oder Sofakissen, alternativ eine zusammengerollte Decke,**
- **zwei kleine (eher weiche) Bälle, zum Beispiel zwei Tennisbälle.**

Wie kann Yin Yoga **die Selbstheilungskräfte aktivieren?**

Zu jedem Yin gehört ein Yang und zu jedem Yang gehört ein Yin. Dennoch möchte ich in diesem Buch gar nicht so sehr auf die Yang-Komponente des Körpers eingehen. Natürlich ist es wichtig, auch sein Yang zu nähren. Doch in der heutigen Zeit haben wir in unserem Umfeld einen Überschuss an Yang, der uns auch auf der körperlichen Ebene sehr zu schaffen macht. Nie zuvor gab es so viele hyperaktive Kinder wie heute (ich finde diese Bezeichnung eher unpassend und verwende sie hier nur zum besseren Verständnis) und ein Burn-out wird schon achtlos als Modekrankheit betitelt. Woher kommt das auf einmal? Eine wichtige Ursache dafür sind Unruhezustände, die durch ein Übermaß an Yang befördert werden. Überlege doch einmal, was sich im Laufe der Jahre alles verändert hat: Auf eine Mittagsruhe wird kaum mehr geachtet; durch die mobile Erreichbarkeit erhalten wir auch am späten Abend, wenn wir eigentlich schon zur Ruhe kommen sollten, noch Anrufe oder Textnachrichten; der Fernseher läuft bei vielen Familien den ganzen Tag, selbst wenn niemand bewusst dem jeweiligen Beitrag folgt; Zeiten für ein gemeinsames Familienessen werden immer seltener; das Leistungsdenken in der Schule und im Job ist allgegenwärtig; achtsame Gespräche ohne einen kontrollierenden Blick aufs Handy zwischendurch finden immer seltener statt. All diese Dinge erschöpfen unser Yin. Yin und Yang sind dann nicht mehr im Gleichgewicht – was Folgen hat. Geraten diese beiden Kräfte aus ihrer dynamischen Balance, kann die Energie nicht mehr harmonisch fließen, und das begünstigt die Entstehung von Krankheiten.

Den Kontakt aufnehmen

Die Yin-Yoga-Praxis schenkt uns die Ruhe, die wir in dieser lauten Welt so dringend brauchen. Wir kommen dadurch wieder in den Kontakt mit unserem Inneren. Durch lange und tiefe Dehnungen wird unsere Körperwahrnehmung geschult und intensiviert, aber sie geben uns auch die Ruhe, in der Erinnerungen oder Emotionen wieder aufkommen können. Wenn wir zum stillen Beobachter unseres Selbst werden und achtsam schauen und lauschen, was sich uns zeigt, ist es gut möglich, dass wir mit der Zeit sogar den Ursachen für bestimmte Beschwerden auf die Spur kommen. Der Körper kommuniziert pausenlos mit uns, aber viele haben verlernt, ihm zuzuhören und seine Zeichen zu deuten. Haben wir beispielsweise im Kindesalter emotionale Verletzungen erfahren, kann sich das durchaus bis ins Erwachsenenalter auswirken. Oft zeigen sich dann Symptome wie Nervosität, Ängste, depressive Verstimmungen oder Schlafstörungen, die schnell mit

Medikamenten bekämpft werden, aber die eigentliche Ursache der Beschwerden bleibt unerkannt und unbehandelt. Daher ist es so wichtig, sich der Dinge bewusst zu werden, die sich in unserem Inneren abspielen – egal, ob sie angenehm oder schmerzhaft sind. Wenn wir erkennen, was uns belastet, dann können wir annehmen, verarbeiten und auch loslassen. Dieser Prozess kann sehr befreiend sein und ist etwas komplett anderes als ein mögliches Verdrängen von unangenehmen Erfahrungen oder Erinnerungen. Ein Verdrängungsmechanismus funktioniert nie langfristig. Das, was dahintersteckt, wird sich immer wieder zurückmelden – so lange, bis es akzeptiert, angenommen und losgelassen wird. Die Yin-Yoga-Praxis lehrt uns durch die minutenlangen passiven Dehnungen ganz wunderbar den Prozess des Loslassens. Wenn wir gelernt haben, körperlich loszulassen, werden wir auch emotional und geistig immer besser loslassen können.

Die Symptome hinterfragen

Die ruhige und introvertierte Yin-Yoga-Praxis gibt uns ausreichend Raum, um Schmerzen oder Krankheiten zu hinterfragen und herauszufinden, was der Körper damit sagen möchte. Dass unser Körper mit vielfältigen Symptomen auf Belastungen reagiert, legt schon der Volksmund nahe. Allein die folgenden Redewendungen lassen uns Rückschlüsse auf einzelne Organe oder Körperbereiche ziehen und erahnen, wie komplex die Verbindungen sein können. Überlege doch mal, welche Sätze du vielleicht selber schon verwendet hast.

- Das lastet mir auf den Schultern.
- Das sitzt mir im Nacken.
- Das geht mir an die Nieren.
- Dir ist wohl eine Laus über die Leber gelaufen.
- Mir kommt gleich die Galle hoch.
- Mir stockt der Atem.
- Das schlägt mir auf den Magen.
- Ich huste dem was.
- Ich habe die Nase voll davon.
- Ich habe Schiss davor.
- Ich mache mir in die Hosen.

Die innere Mitte (wieder-)finden

Wie klar sich die Zusammenhänge zwischen der emotionalen und der körperlichen Ebene zeigen können, habe ich selbst schon einmal schmerzlich erfahren. Ich war traumatisiert, als mein geliebter Vater sehr jung und unerwartet durch einen Sekundentod starb. Der Trauerschmerz hat meinen Körper trotz jahrelanger Yogapraxis innerhalb weniger Wochen steif und hart werden lassen. Obwohl ich sehr intensiv getrauert, viel geweint, den Schmerz zugelassen und mir ausgiebige Auszeiten genommen habe, war ich zutiefst erschüttert über diese Erfahrung, die mich völlig aus der Bahn geworfen hat. Es hat einige Wochen gedauert, bis ich das erste Mal wieder einen Impuls verspürte, meine Yin-Yoga-Praxis aufzunehmen. Und ich habe mich dabei gefühlt, als ob ich noch nie vorher praktiziert hätte. Mein ganzer Körper war in seiner Bewegung eingeschränkt, hat kaum Dehnungen zugelassen, der Schmerz war überall spürbar, ganz besonders im Schulter- und Nackenbereich. Mit viel Geduld habe ich in kleinen Übungseinheiten wieder einen Zugang zu meinem Körper gefunden. Ich bin dabei durch viele emotionale Achterbahnfahrten gegangen und habe sie angenommen und mich damit auseinandergesetzt, sodass der Heilungsprozess Stück für Stück vorangehen konnte.

Die Yin-Yoga-Praxis kann aber auch bei körperlichen Wunden oder nach Operationen sehr heilende Effekte auf den Körper haben. Dazu wieder ein Beispiel aus meiner eigenen Erfahrung: Ich musste mich einmal einer Bauch-OP unterziehen und obwohl ich durch meine jahrelange Yogapraxis ein sehr gutes Körpergefühl hatte, fühlte ich mich nach diesem Eingriff wie abgeschnitten von meinem Körper. Der Bereich um die Narben herum war wie taub, so als ob mein Bauchraum nicht mehr zu mir gehören würde … Bis ich mich endlich wieder vorsichtig an ein paar sanfte Yin-Übungen herantasten konnte, die ich mit Unterstützung vieler Hilfsmittel an meine aktuelle Übungspraxis angepasst hatte. Nach den ersten sanften Dehnungen wurde ich auf einmal durchflutet mit meinem vertrauten Körpergefühl. Mehr und mehr kam ich wieder in meinem Körper an. Das Taubheitsgefühl ließ langsam nach und ich spürte, wie die heilende Energie wieder durch meine Meridiane zu fließen begann, die durch die Bauchschnitte getrennt worden waren. Selten war ich so dankbar für meine Yin-Yoga-Praxis wie in dieser Situation – dafür, dass ich selbst so viel tun konnte, um meine Heilung zu beschleunigen (das Okay des behandelnden Arztes in solchen Fällen natürlich immer vorausgesetzt!).

Diese Erfahrungen hätte ich mit meiner Yang-Yoga-Praxis nicht machen können. Das aktive und kraftvolle Üben hätte meinen Körper damals überfordert und mir auch nicht die Zeit gegeben, so intensiv nach innen zu spüren und mich mit meinen inneren Themen auseinanderzusetzen. Trotzdem ist es wichtig, Yin und Yang nicht so sehr schematisch zu betrachten, um sich irgendwo wiederzufinden, sondern vielmehr die individuelle Ganzheitlichkeit darin zu sehen. Daher sind die Sequenzen und Empfehlungen in diesem Buch kein Heilmittel, das in Stein gemeißelt ist, sondern vielmehr eine Option für deinen weiteren Weg. Es geht letztendlich darum, die Selbstheilungskräfte in deinem Körper zu aktivieren. Und DEIN Weg kann dabei ein ganz anderer sein als der deines Partners, deiner Freunde, deiner Familie oder von wem auch immer.

Aus Erfahrung gut

Die Wissenschaft hängt bei energetischen Themen häufig weit hinterher und kann natürlich auch nicht immer alles beweisen. In Asien ist die Meridian-Heilkunde schon seit Urzeiten bekannt und die Behandlung der Meridiane bei verschiedensten Beschwerden übliche Praxis. Da Meridiane aber nicht wirklich physisch greifbar sind und die Wissenschaft ihre Existenz somit nicht nachweisen konnte, standen Behandlungen wie zum Beispiel Akupunktur lange Zeit nicht im Leistungskatalog der Krankenkassen. Erst als klinische Studien die Effektivität der Akupunkturbehandlungen belegten, haben auch die Krankenkassen begonnen, die Kosten dafür zu übernehmen. Wissenschaftliche Belege sind für mich aber auch nicht ausschlaggebend, da ich mich viel lieber auf die Erfahrungsberichte der Menschen verlasse, mit denen ich persönlich zusammenarbeite und deren Erfolge ich beobachten und bestätigen kann. Da ich auch als Yin-Yoga-Ausbilderin tätig bin, bitte ich meine Teilnehmer immer wieder um Feedback, sodass die Anzahl der Erfahrungsberichte inzwischen sehr groß geworden ist. Manchmal sind es aber auch die Nachrichten von Menschen, die mir zuvor noch nie begegnet sind und die mir ein Feedback senden, da sie mit meinen DVDs oder Büchern gearbeitet haben. Es erfüllt mich immer wieder mit Freude, wenn ich erfahre, dass Yin Yoga Menschen bei allen möglichen Krankheitsbildern geholfen hat. Da Yoga nicht nur die Muskulatur, die Faszien und das Nervensystem anspricht, sondern auch Stress mindernd, angstlösend und stimmungsaufhellend wirkt, ist diese ganzheitliche Praxis vielfältig einsetzbar. Sie kann zum Beispiel die Nebenwirkungen einer Chemo- oder Strahlentherapie abschwächen und Krebspatienten wieder den Zugang zu ihrem Körper ermöglichen, Beschwerden bei Multipler Sklerose lindern, aber auch bei Fibromyalgie, Asthma, Depressionen und alltäglicheren Beschwerden wie Rückenschmerzen, Verdauungsproblemen oder allgemeiner innerer Unruhe eine wichtige Rolle im Heilungsprozess spielen.

Da jeder Mensch unterschiedlich reagiert, ist es beim Yin Yoga im Prinzip eine Herangehensweise von Trial and Error. Man testet, was gut für den Einzelnen funktioniert und was nicht. In der Schulmedizin wird es im Grunde genauso gehandhabt. Wenn ein Patient ein Medikament nicht gut verträgt, obwohl es vielen anderen sehr gut geholfen hat, macht es keinen Sinn, dieses Medikament dennoch weiterzunehmen. Dann probiert man eben, ob ein anderer Wirkstoff besser anschlägt.

Du siehst, Yin Yoga bietet viele individuelle Gestaltungsmöglichkeiten und es gibt viele gute Gründe für eine regelmäßige Praxis – selbst wenn du vielleicht nur einmal wöchentlich die Zeit dafür findest. Auch dadurch kommt der Energiefluss in Harmonie und wirkt sich positiv auf Körper, Geist und Seele aus. Manchmal kann schon ein so vermeintlich kleiner Anstoß ganz viel bewirken – ähnlich wie in der klassischen Homöopathie.

Die Grundlagen **der fernöstlichen Heilkunde**

Wenn die westliche Medizin Patienten behandelt, dann konzentriert sie sich dabei in aller Regel auf Sichtbares, Greifbares und Messbares – etwa auf die Funktion eines bestimmten Organs, auf einzelne Körpergewebe oder spezifische Laborwerte. Ganz anders die fernöstliche Heilkunde, die sich immer größerer Beliebtheit erfreut und mit ihrer prominentesten Vertreterin, der TCM, inzwischen in vielen Bereichen die Schulmedizin ergänzt. Sie betrachtet den Körper ganzheitlich und sieht die Ursache für Beschwerden und Erkrankungen stets in einem gestörten Fluss der Lebensenergie, des Chi. Hier setzen auch typische Behandlungsmuster wie Akupunktur, spezielle Massagetechniken oder eben Bewegungsübungen wie Qigong und Yin Yoga an – ihr Ziel ist es, Chi-Blockaden zu lösen und den Energiefluss (wieder) zu harmonisieren. Wie das Energiesystem des Körpers aufgebaut ist und welche Begriffe dir in diesem Zusammenhang immer wieder begegnen werden, erfährst du in diesem Abschnitt.

Yin und Yang – das gegensätzliche Paar

Folgt man der traditionellen chinesischen Medizin, so ist alles, was existiert, entweder Yin oder Yang zuzuordnen. Yin steht beispielsweise für Dunkelheit, Kälte und Passivität, Yang hingegen für Helligkeit, Wärme und Aktivität. Dabei ist die Einteilung in Yin und Yang jedoch kein starres Prinzip, sondern eher wandelbar und abhängig von verschiedenen Faktoren. Die Nacht wird beispielsweise dem Yin zugeordnet und der Tag dem Yang. Je näher aber der Morgen rückt, desto stärker wird das Yang im Yin, je mehr sich der Tag seinem Ende neigt, desto stärker wird das Yin im Yang. Das Yin-Yang-Symbol (chinesisch *Taijitu*) zeigt durch den gegenüberliegenden Punkt im jeweiligen Zeichen, dass jedes Yin auch etwas Yang und jedes Yang auch etwas Yin in sich trägt. Auch im Körper haben wir Einteilungen in Yin und Yang, sowohl bei den Organen und Meridianen als auch bei den Körpergeweben.

Das Chi – Energie des Lebens

Mit Chi (chinesisch auch *Qi* oder im Sanskrit *Prana)* bezeichnet man in der chinesischen Medizin die Lebensenergie beziehungsweise Vitalkraft unseres Organismus. Dabei verfügen wir über verschiedene Arten von Chi. Das ist zum einen das Chi, das uns durch unsere Eltern mitgegeben worden ist und in den Nieren gespeichert wird. Dieses Chi ist erschöpfbar, da es nicht erneuert werden kann. Deshalb werden die Nieren in der TCM auch als Schatzkistchen bezeichnet. Ein extremer Lebenswandel, falsche Ernährung, belastender Stress, Genussgifte oder negative Umweltfaktoren können das Nieren-Chi erschöpfen. Zum anderen gibt es ein erneuerbares Chi, das wir etwa durch Atemübungen, Yoga, Tai-Chi, Qigong, Meditation, gesunde Ernährung, ausreichend Schlaf, gute Atemluft oder einen nährenden Lebenswandel immer wieder auffüllen können.

Die Meridiane – Energieleitbahnen des Körpers

Einen Meridian – eine Energieleitbahn, die gleichzeitig physisch wie auch energetisch wirkt – kann man mit einem Fluss vergleichen, in dem durch das fließende Wasser ständig Bewegung herrscht. Wenn das Wasser gleichmäßig fließt, dann profitiert die Natur am meisten von diesem Fluss, da er die Landschaft bewässert und den Fischen Lebensraum bietet. Verliert der Fluss jedoch durch lang anhaltende Trockenperioden immer mehr Wasser, dann kann das für die Natur genauso schädlich sein, wie wenn das Wasser aufgrund von Hochwasser durch zu viel Regen über die Ufer tritt. Übertragen auf den Menschen ist es ähnlich: Die Meridiane durchziehen unseren ganzen Körper sowohl an der Oberfläche als auch in der Tiefe und sie versorgen die Organe, Faszien, Muskeln und jede Zelle mit Lebensenergie, dem Chi. Zu wenig Energie kann sich dabei genauso ungünstig auswirken wie zu viel Energie. Für die Gesunderhaltung des Körpers ist es grundlegend, diese Energien in Balance und Harmonie zu halten, damit Krankheiten gar nicht erst entstehen können.

Jing Mai – die zwölf Hauptmeridiane

Es gibt zwölf Hauptmeridiane (chinesisch *Jing Mai*), die spiegelbildlich auf der linken und rechten Körperseite verlaufen. Davon sind zehn mit einem Organ verbunden, zwei weitere Meridiane haben eine schützende Funktion und keine Organzuordnung. Hinzu kommen zwei Sondermeridiane in der Körpermitte auf der Vorder- und Rückseite des Oberkörpers, die ebenfalls mit keinem Organ verbunden sind. Außerdem gibt es zahlreiche Querverbindungen und tiefer liegende Meridiane, die aber für die Yin-Yoga-Praxis, die den Hauptakzent auf die Organmeridiane legt, eine eher untergeordnete Rolle spielen.

Ren Mai und Du Mai – zwei Wundermeridiane

Obschon die tiefer liegenden Meridiane beim Yin Yoga weniger im Fokus stehen, werden dir zwei von ihnen dennoch an der einen oder anderen Stelle in diesem Buch begegnen: das dem Yin zugeordnete Konzeptionsgefäß (chinesisch *Ren Mai*) und das Yang führende Lenkergefäß (chinesisch *Du Mai*). Sie gehören zu den acht außerordentlichen Gefäßen (chinesisch *Qi Jing Mai*) – auch als Wundermeridiane bezeichnet –, die das Chi in der Tiefe speichern und bei Bedarf an die Hauptmeridiane weitergeben können.

Die Chakras – Energiezentren des Körpers

Als Chakras bezeichnet man nach indischer Lehre die Energiezentren des Körpers – kleine runde Energiewirbel, die Energie aufnehmen, bündeln, verstärken und sie im Körper verteilen können. Die Chakras sind entlang der senkrechten Körpermittelachse angeordnet und über Energielinien (im Sanskrit *Naḍis* genannt) miteinander sowie mit den Meridianen verbunden, zu einem großen Teil liegen diese Energielinien auch innerhalb der Meridiane. Alle Energiesysteme des Körpers korrespondieren miteinander.

Der Chakralehre zufolge gibt es sieben Hauptchakras:

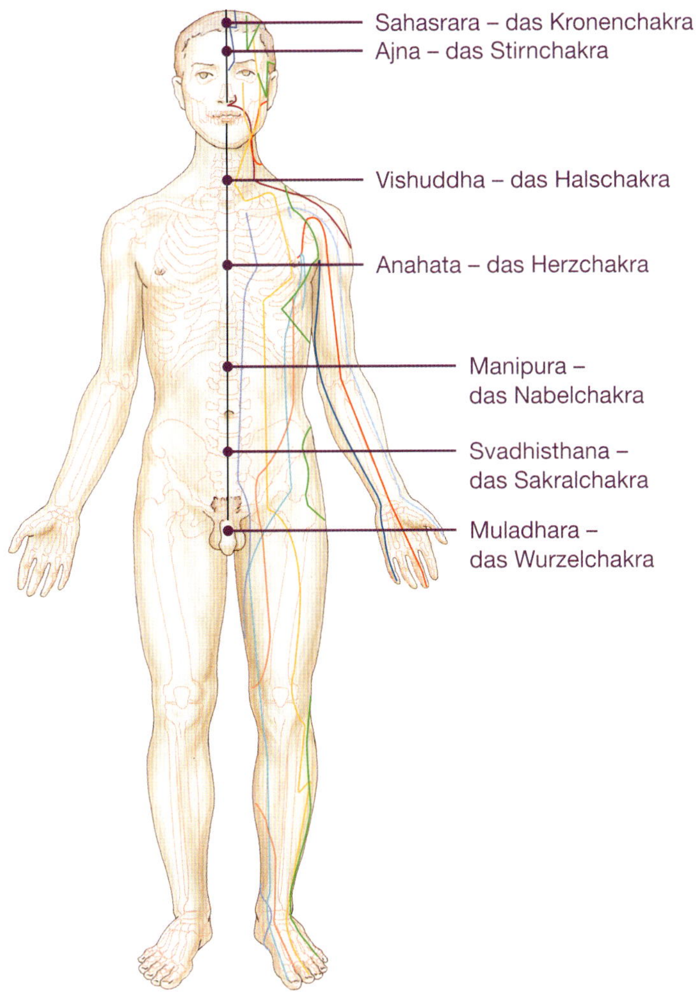

Funktionskreise – das Organsystem in der TCM

Wenn du einen Menschen betrachtest, der seine Arme nach oben ausstreckt, dann ziehen die Yin-Meridiane auf der Vorder- beziehungsweise Innenseite von der Erde in Richtung Himmel, also von unten nach oben (mit Ausnahme des Magenmeridians, der dem Yang zugeordnet wird). Die Yang-Meridiane auf der Rück- beziehungsweise Außenseite verlaufen hingegen vom Himmel in Richtung Erde, also von oben nach unten. An den Zehen und Fingern verbinden sich die Yin- und die Yang-Meridiane miteinander und bilden somit einen Kreislauf. Du kannst dir auch einen Reisbauern bei der Arbeit auf dem Feld vorstellen: Die Körperbereiche, die dem Himmel zugewendet sind – also die Rückseite beziehungsweise die Außenseite –, entsprechen Yang und die Bereiche, die der Erde zugewendet sind – also die Vorderseite beziehungsweise die Innenseite –, Yin.

Zu den **Yin-Meridianen** gehören der Lungen-, Milz-, Herz-, Nieren-, Herzbeutel- und der Lebermeridian. Der Herzbeutelmeridian hat eine schützende Funktion. Ein Sonder-Yin-Meridian auf der Vorderseite in der Körpermitte ist das Konzeptionsgefäß (ohne Organzuordnung). Die Yin-Organe (chinesisch *Zang)* werden als Speicherorgane bezeichnet, da sie Grundsubstanzen produzieren, die der Körper für die Aufrechterhaltung der Funktionen benötigt.

Für die **Yang-Meridiane** gibt es eine kleine Eselsbrücke, die mir beim ersten Lernen gut geholfen hat: Sie beinhalten alle den Vokal a. Zu ihnen zählen der Dickdarm-, Magen-, Dünndarm-, Blasen-, Dreifacher-Erwärmer- und der Gallenblasenmeridian. Der Dreifacher-Erwärmer-Meridian hat eine schützende Funktion. Ein Sonder-Yang-Meridian auf der Rückseite in der Körpermitte ist das Lenkergefäß (ohne Organzuordnung). Die Yang-Organe (chinesisch *Fu)* haben als Hohlorgane die Aufgabe, Nahrung zu verdauen, Nährstoffe aufzunehmen sowie Abfallprodukte zu transportieren und auszuscheiden.

Die fünf Elemente – alles im Wandel

Die Betrachtungsweise und Bedeutung der Organe in der TCM ist nicht vergleichbar mit den Vorstellungen der westlichen Schulmedizin. Yin- und Yang-Organe beschränken sich nicht nur auf die Anatomie des namensgebenden Organs, sondern beziehen auch den jeweiligen Funktionskreislauf mit ein. Dabei steht jeder Funktionskreis im Zeichen eines Elements, dem bestimmte Organe und Meridiane, Körpergewebe, Emotionen, Chakras, Sinneswahrnehmungen, Farben oder auch Klimabedingungen und Jahreszeiten zuzuordnen sind. So werden zum Beispiel die Nieren häufig mit dem Thema Angst in Verbindung gebracht und Probleme mit den Ohren können auf einen gestörten Energiefluss im Bereich des Nierenmeridians hinweisen. Da das Zusammenspiel der fünf Elemente stets ein dynamischer Prozess ist, spricht man auch von den fünf Wandlungsphasen.

Die folgende Tabelle gibt dir einen Überblick über die fünf Funktionskreise und die unterschiedlichen Themen der Elemente.

Die fünf Elemente

	Holz	Feuer	Erde	Metall	Wasser
Organe	Leber, Gallenblase	Herz, Dünndarm	Milz, Magen	Lunge, Dickdarm	Niere, Blase
Speicher-organ Yin-Meridian	Leber	Herz	Milz	Lunge	Niere
Hohlorgan Yang-Meridian	Gallenblase	Dünndarm	Magen	Dickdarm	Blase
Körper-öffnung	Augen	Zunge	Mund	Nase	Ohren
Gewebe	Sehnen, Muskeln	Blut, Blut-gefäße	Bindegewebe, Muskeln, Blut	Haut, Haare	Knochen, Gelenke, Zähne
Chakra	Nabelchakra	Herzchakra	Nabelchakra	Halschakra	Wurzelchakra, Sakralchakra
Emotion	Wut, Ärger, Mitgefühl	Hass, Stress, Liebe, Freude	Sorge, Gleichmut	Trauer, Mut	Angst, Weisheit
Funktion	kontrolliert den Chi-Fluss sowie die Entgiftung im Körper	Blutkreislauf, Aufnahme von Nährstoffen	Verdauung, Verteilung der Nährstoffe	Atmung, Ausscheidung	Geschlechts-organe, Harnsystem, Blutreinigung
Farbe	Grün	Rot	Gelb	Weiß	Blau, Schwarz
Jahreszeit	Frühling	Sommer	Spätsommer	Herbst	Winter
Klima	windig	heiß	feucht/schwül	trocken	kalt
Geschmack	sauer	bitter	süß	scharf	salzig

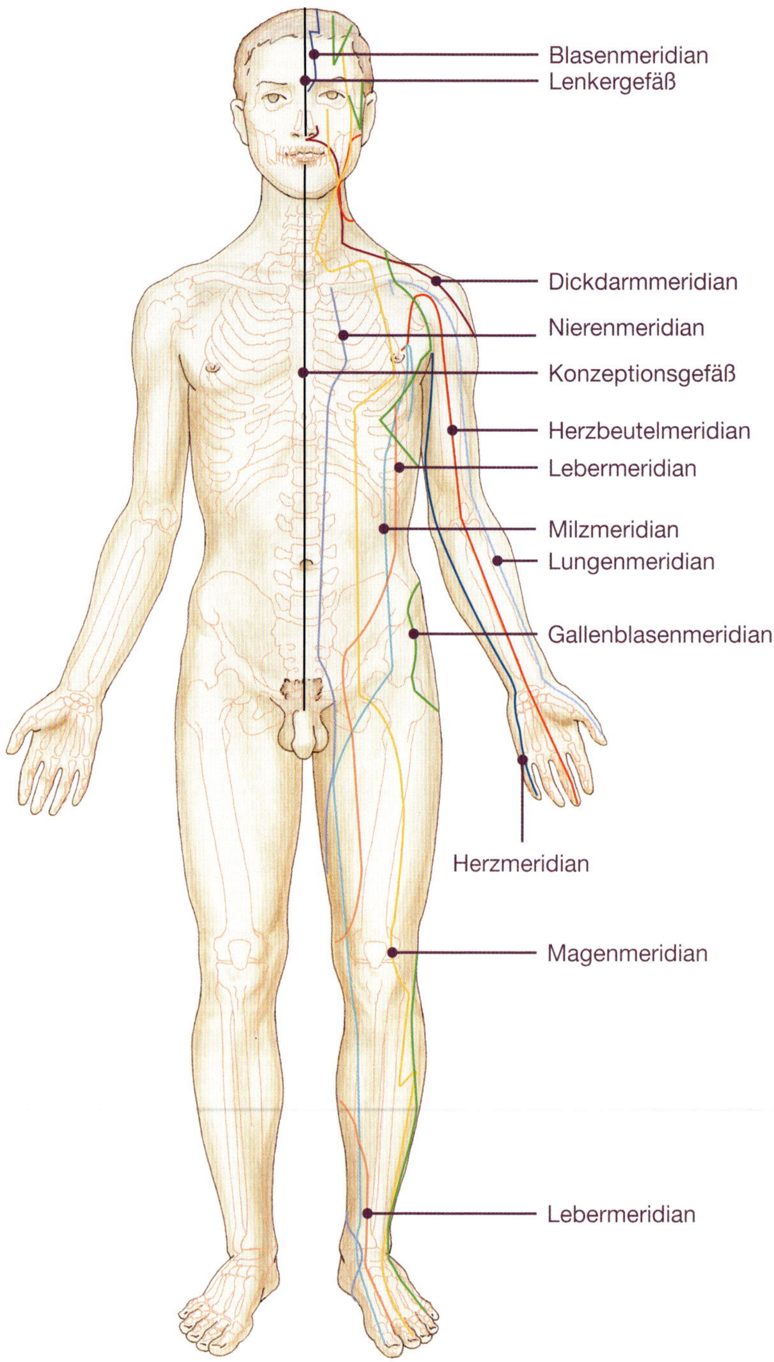
Blasenmeridian
Lenkergefäß
Dickdarmmeridian
Nierenmeridian
Konzeptionsgefäß
Herzbeutelmeridian
Lebermeridian
Milzmeridian
Lungenmeridian
Gallenblasenmeridian
Herzmeridian
Magenmeridian
Lebermeridian

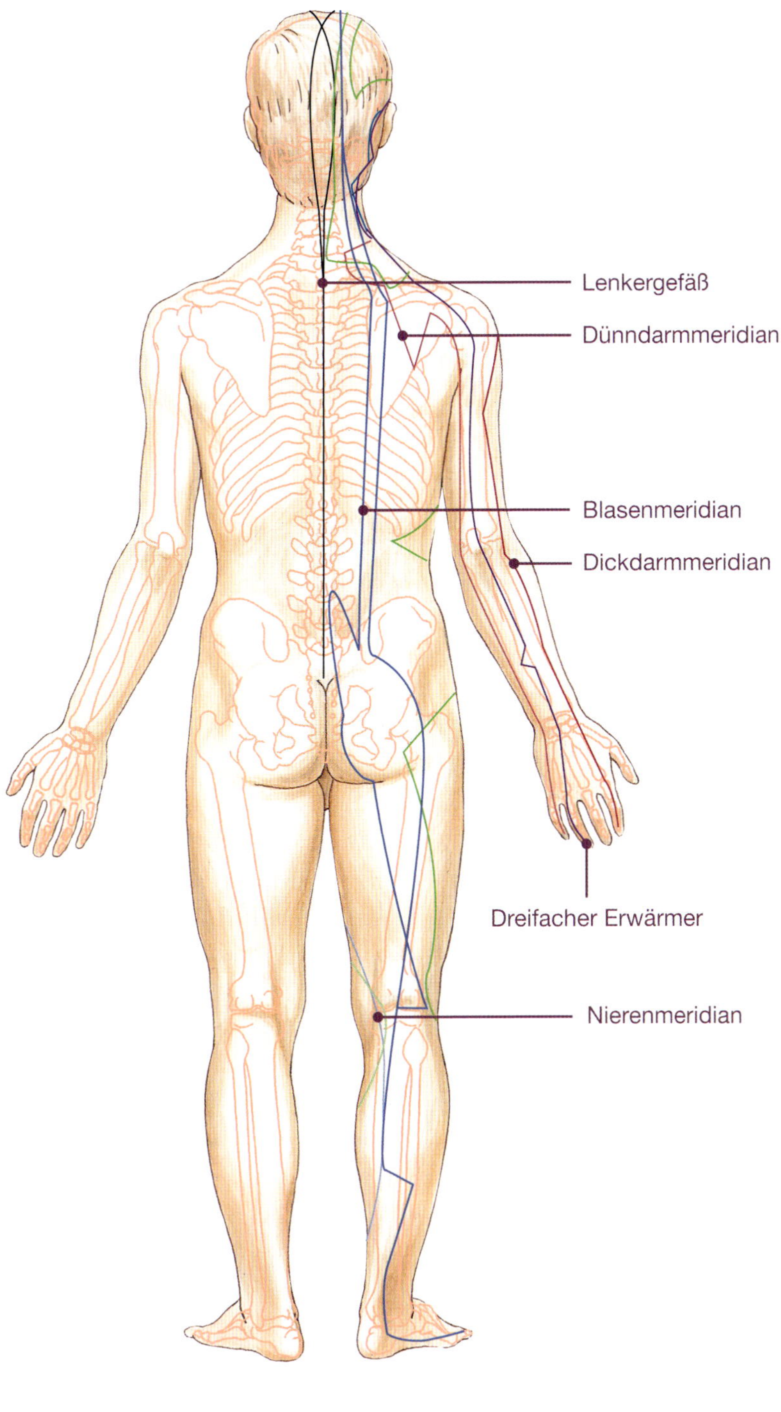
Lenkergefäß
Dünndarmmeridian
Blasenmeridian
Dickdarmmeridian
Dreifacher Erwärmer
Nierenmeridian

Die Organuhr – Zyklen des Chi

Wer konkreten Beschwerden auf die Spur kommen und diese gezielt angehen möchte, kann sich sehr gut an der sogenannten Organuhr orientieren. Durch den zweistündigen Wechsel des Chi-Zyklus hat jeweils ein Meridian zu einer bestimmten Zeit einen energetischen Höhepunkt. Wenn man jeweils zwölf Stunden dazurechnet, dann erreicht er seinen energetischen Tiefpunkt oder die Ruhephase.

Zur Verdeutlichung: Auffällig ist, dass viele Menschen in der Nacht zwischen 1 und 3 Uhr aufwachen, das ist die Zeit der Leber. Die Leber ist ein wichtiges Entgiftungsorgan und arbeitet in dieser Zeit auf Hochtouren. Wenn der Körper mit vielen Giften oder Säuren zu kämpfen hat, ist die Leber möglicherweise überlastet – und diese Überlastung kann den Schlaf in dieser Zeitspanne stören. Die meisten Herzinfarkte passieren zwischen 11 und 13 Uhr – in der Zeit, in der das Herz laut Organuhr die stärkste Aktivität aufweist (mein geliebter Vater erlag in genau diesem Zeitraum einem plötzlichen Herzversagen). Asthmaanfälle treten wiederum häufig zwischen 3 und 5 Uhr morgens während der Maximalzeit der Lunge auf. Die Darmentleerung funktioniert in der Früh zwischen 5 und 7 Uhr am leichtesten, da dies die aktivste Phase des Dickdarms ist. Der perfekte Zeitpunkt für das Frühstück liegt zwischen 7 und 9 Uhr, dann ist der Magen stark aktiviert und verwertet die erste Mahlzeit des Tages optimal. Diese wenigen Beispiele zeigen schon, dass die Organuhr in vielfacher Hinsicht hilfreich sein kann – im Alltag wie auch in der Diagnostik und bei der Behandlung von Beschwerden.

Für einen TCM-Arzt ist die zeitliche Bestimmung bestimmter Beschwerdebilder somit ein wichtiger Schlüssel. Er fragt seine Patienten in der Regel, wann die beklagten Beschwerden typischerweise auftreten. Ein Zuviel an Chi oder Fülle-Zustände machen sich zu den Höhepunktzeiten der Organuhr bemerkbar, ein Mangel an Chi oder Leere-Zustände hingegen in der Ruhephase zwölf Stunden später. Die zwölf Hauptmeridiane bilden mit diesen anknüpfenden Phasen den sogenannten großen Energiekreislauf. Das Chi fließt dabei von einem Meridian zum nächsten wie in einem geschlossenen System durch den ganzen Körper. Danach beginnt der Kreislauf von Neuem.

Da das Chi fortwährend durch den Körper fließt, sprechen die Organe zu jeder Tageszeit auf äußerliche Maßnahmen wie Akupunktur, Qigong oder Yin Yoga an – am besten jedoch zu ihren Maximalzeiten. Möchtest du zum Beispiel die Energie in den Nieren besonders stärken, dann solltest du deine Yin-Yoga-Praxis für den Nieren- und Blasenmeridian (die Blase ist der Gegenspieler der Niere, Niere und Blase bilden einen Funktionskreis und sind dem Element Wasser zugeordnet, siehe Seite 23) in die Zeit von 15 bis 19 Uhr legen.

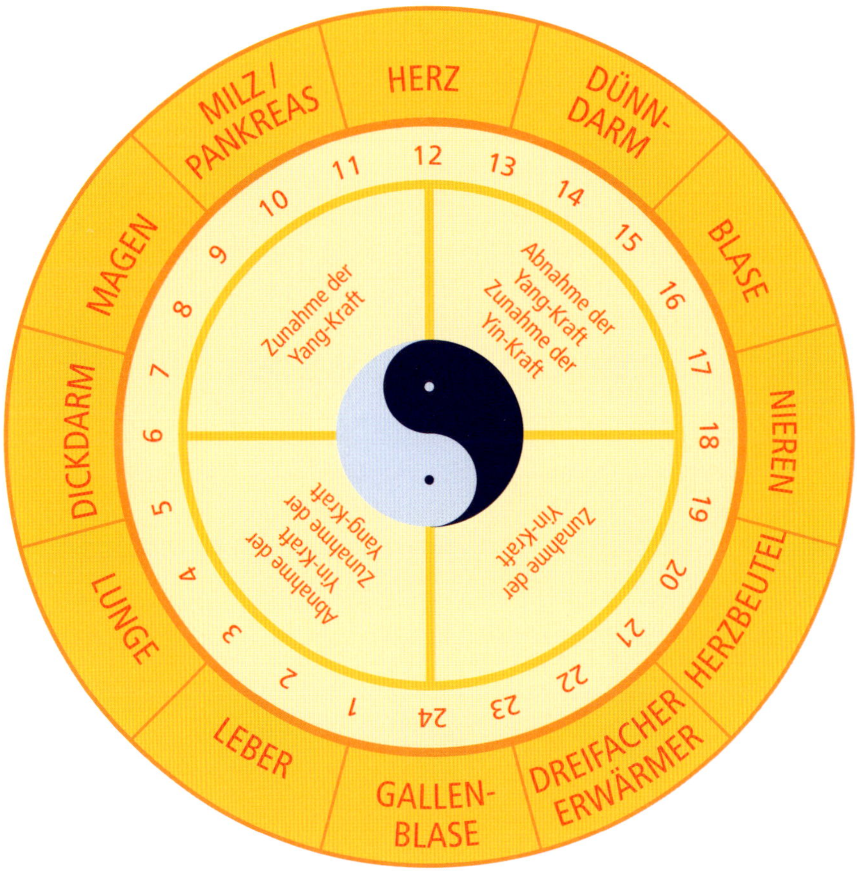

Jeder Meridian hat seine eigene energetische Hochphase. Die Organuhr kann dir helfen, konkrete Beschwerden besser einzuordnen oder den optimalen Zeitpunkt für eine gezielte Yin-Yoga-Praxis oder Meridianmassage (siehe Seite 32 f.) herauszufinden.

Das Wechselspiel der fünf Elemente

Die Elemente Holz, Feuer, Erde, Metall und Wasser stehen nicht nur für bestimmte Qualitäten, sowohl in der Natur wie auch in unserer Persönlichkeit oder Gesundheit, sondern sie stehen auch in Beziehung zueinander. Das drückt sich in bestimmten Zyklen aus. Wenn du die Zusammenhänge der Elemente untereinander verstehst, ist das hilfreich für das Erstellen oder Wählen deiner Sequenzen. Ich habe dir am Ende des Buchs (ab Seite 190) Übungsreihen zu allen Elementen zusammengestellt.

Der Förderzyklus der fünf Elemente

Der Förderzyklus wird auch Mutter-Kind-Zyklus genannt. Er zeigt sich in den äußeren Pfeilen des Kreises. Dabei stärkt oder fördert jedes Element das folgende Element. Das heißt, es braucht eine starke Mutter für ein gesundes Kind, die Mutter ernährt das Kind. Er steht für einen harmonischen Kreislauf des Chi und sorgt für ein gesundes Gleichgewicht im Körper. Im übertragenen Sinne ist damit Folgendes gemeint:

Das Holz ist der Boden dafür, dass das Feuer brennen kann. Das Feuer produziert Asche und nährt damit die Erde. Gute Erde sorgt dafür, dass die Metalle (Erze) in der Erde entstehen können. Daraus ergeben sich Bahnen für das Wasser, die man in Bächen und Flüssen erkennen kann. Das Wasser nährt wieder das Holz. Und so wiederholt sich der Zyklus und beginnt von vorne.

Wenn du zum Beispiel eine Sequenz immer wieder praktizierst, um einen bestimmten Effekt zu erreichen, der sich aber nicht einstellt, dann versuche mal, stattdessen das Mutter-Element in den Fokus zu stellen. Denn vielleicht ist es die Mutter, die nicht die Kraft hat, das Kind zu nähren, und dann setzt du eventuell am falschen Punkt an.

Es kann aber auch sein, dass das Kind zu viel verlangt und damit die Mutter schwächt. Dann erschöpft sich das Mutter-Element durch das Kind. Wie eine Pflanze, die schnell und üppig wächst und damit den Boden auslaugt. Dann könntest du dem nachfolgenden Element in deiner Praxis mehr Fokus widmen, um das Übermaß an Energie abzuleiten.

Du kannst in deiner Praxis experimentierfreudig sein. Wenn du ein bestimmtes Thema hast, an dem du arbeiten möchtest – das kann sowohl körperlich wie auch emotional sein –, dann setze den Fokus gerne auf das Element, das scheinbar im Vordergrund steht, und schaue, wie sich die Übungen und der Effekt während der Praxis und auch danach für dich anfühlen. Wenn du beispielsweise körperliche Beschwerden mit deiner Leber, der Gallenblase, deinen Augen, deinen Sehnen oder Bändern hast, oder dich auf emotionaler

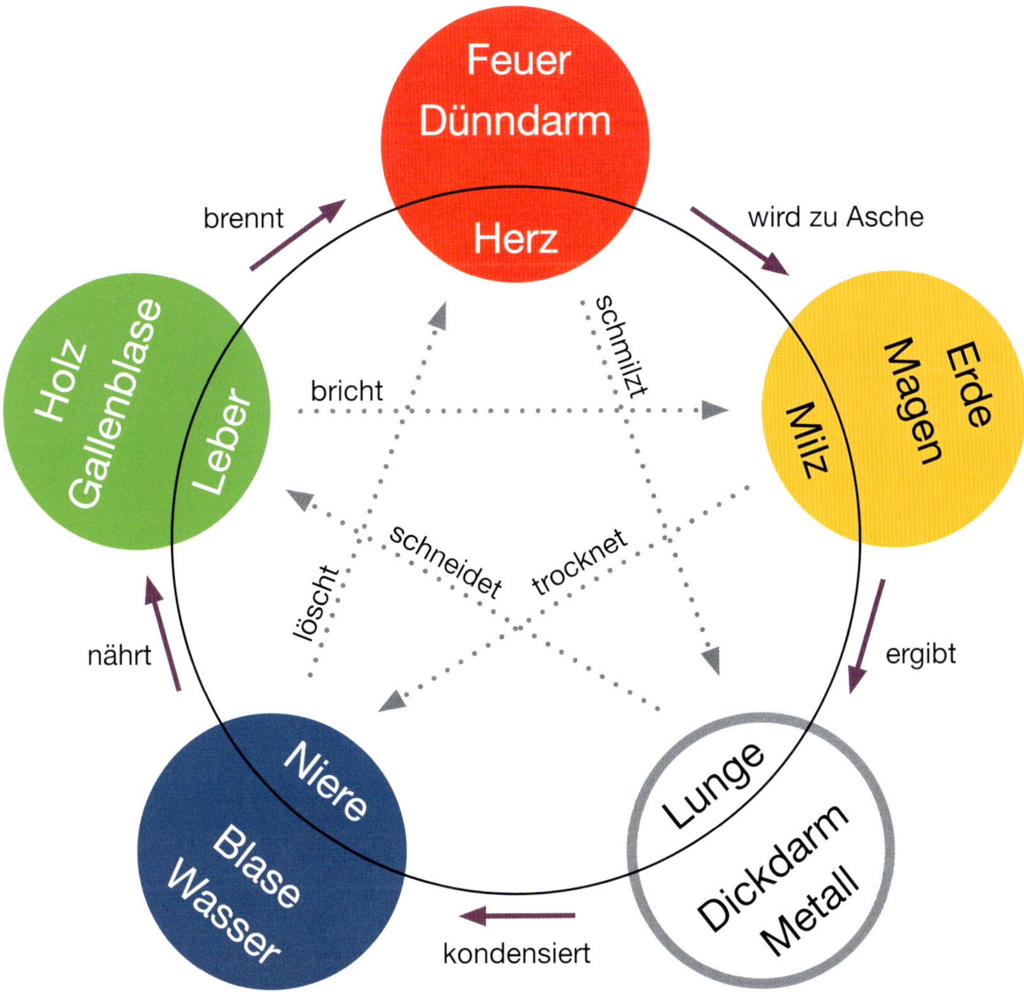

Alle Elemente interagieren miteinander und untereinander in Zyklen. So gibt es den Förderzyklus (Pfeile außerhalb des Kreises) und den Kontrollzyklus (Pfeile innerhalb des Kreises). Sie zeigen auf, wie die einzelnen Elemente in Wechselbeziehung stehen, indem sie sich gegenseitig beeinflussen, stärken oder bei einem Übermaß kontrollieren.

Ebene mit zu viel oder unterdrückter Wut, Frust oder zu wenig Antrieb und Mutlosigkeit wahrnimmst, dann besteht möglicherweise eine Dysbalance im Holz-Element und du kannst den Fokus auf dieses Element setzen. Orientiere dich dazu für mehr Informationen gerne an der Tabelle auf Seite 21. Hier siehst du auch, welche Körpergewebe, Organe und Emotionen den anderen Elementen zugeordnet werden, und kannst so die für dich geeignete Übungssequenz bestimmen. Wenn es dir schlechter geht oder du keine Veränderung spürst, dann setze den Fokus entweder auf das Mutter-Element in diesem Fall das Wasser-Element zum Nähren, oder aber auf das nachfolgende Element, in diesem Fall das Feuer-Element zum Ableiten.

Wenn du eine Ablehnung gegenüber einer bestimmten Jahreszeit, Farbe oder einem bestimmten Geschmack hast oder dich in bestimmten Qualitäten wiederfindest, dann kann auch das ein Hinweis auf eine Dysbalance in diesem Element sein. Gleiches kann aber auch für eine übermäßige Vorliebe gelten. Dann probiere in deiner Praxis mal für eine gewisse Zeit, den Fokus auf dieses Element zu setzen, um für einen Ausgleich zu sorgen.

Wenn also eine Dysbalance vorliegt, kannst du zuerst versuchen, mit dem gleichen Element die Energie wieder auszugleichen. Wenn das keine Veränderung bringt, dann kümmerst du dich um die Mutter, um sie zu nähren. Solltest du dich damit sogar unwohler fühlen, dann kümmerst du dich um das nachfolgende Element, um abzuleiten. Auf diesem Weg kannst du für dich selbst herausfinden, wo dein Ungleichgewicht liegen könnte. Das erfordert zwar eventuell einige Versuche und entsprechende Achtsamkeit, aber dafür findest du so den für dich individuell passenden Ansatz heraus.

Der Kontrollzyklus der fünf Elemente

Beim Kontrollzyklus spricht man auch vom Großmutter-Enkel-Zyklus. Er zeigt, wie die Elemente sich gegenseitig kontrollieren, um für Harmonie, Balance und Gleichgewicht im ganzen System zu sorgen, falls eins der Elemente ins Ungleichgewicht kommt. In diesem Fall können die Elemente kontrollierend arbeiten, um ein mögliches Ungleichgewicht wieder auszubalancieren. Dabei wird jeweils ein Element übersprungen. Du erkennst die Reihenfolge am inneren Kreislauf innerhalb des Kreises auf Seite 27. In der TCM arbeitet man eher als zweite Wahl mit dem Kontrollzyklus, um festzustellen, bei welchem Element eine Störung vorliegt und wie die anderen Elemente helfen können, wieder für einen Ausgleich zu sorgen. Als erste Wahl wird mit dem Mutter-Kind-Zyklus, also dem Förderzyklus, gearbeitet.

Wenn die Mutter (Holz) sich nicht gut um das Kind (Feuer) kümmert, dann macht sich die Großmutter (Wasser) Sorgen und muss löschend eingreifen. Wasser kontrolliert also Feuer, indem Wasser Feuer löschen kann. So auch bei den anderen Elementen: Holz kontrolliert die Erde, denn es wächst in der Erde und stabilisiert sie somit, sodass es nicht zur Erosion kommt. Feuer kontrolliert Metall. Feuer kann Metall zum Schmelzen bringen, somit hat das Feuer die Kontrolle über das Metall. Erde kontrolliert Wasser, da sie das Wasser absorbiert und es zurückhält. Das Metall kontrolliert das Holz, da es das Holz schneiden kann. Der Kontrollzyklus greift also ein, wenn ein Element zu viel Energie hat, und sorgt somit für einen Ausgleich, um die Harmonie im System wiederherzustellen.

Beide Zyklen werden gerne gemeinsam betrachtet, um ein Gesamtbild über die energetischen Beziehungen und Zusammenhänge und ihre Auswirkungen auf das Gesundheitssystem zu erlangen. Aber auch der dritte Zyklus, der Rebellionszyklus, ist wichtig für ein ganzheitliches Bild. Wenn er sich bemerkbar macht, wird der Effekt des Yin Yoga wahrscheinlich zu sanft sein und du solltest dich zusätzlich durch einen qualifizierten Therapeuten unterstützen lassen. Die Rebellion innerhalb der fünf Elemente wird meist durch einen unausgewogenen Chi-Fluss hervorgerufen und bringt das Gleichgewicht im Körper durcheinander. In diesem Fall solltest du mit einem Therapeuten arbeiten, der dich zum Beispiel durch Akupunktur, Kräutertherapie oder mit einem individuellen Ernährungsplan unterstützen kann.

Der Förderzyklus sorgt also dafür, dass sich die Elemente gegenseitig fördern und unterstützen. Der Kontrollzyklus versucht einen Überschuss auszugleichen. Der Rebellionszyklus weist auf ein schweres Ungleichgewicht im Körper hin, zum Beispiel körperlich gesehen die Gelbfärbung der Haut bei einer Leberentzündung (Gelb gehört zum Erdelement und Grün zum Holz).

Schaue auch gerne noch mal nach der Organuhr auf Seite 25. Dort siehst du, wann welches Element beziehungsweise welcher Meridian vorherrschend ist. Wenn du deine Sequenz zu dieser Uhrzeit praktizierst, kann sich der Effekt noch positiv verstärken. Natürlich ist das nicht immer möglich, wie bei den Meridianen in der Nacht, da es dann wichtiger ist, dass du einen erholsamen Schlaf hast, aber vielleicht erlaubt dein Tagesplan dir, die unterschiedlichen Uhrzeiten einmal auszuprobieren und den nachfolgenden Effekt zu beobachten.

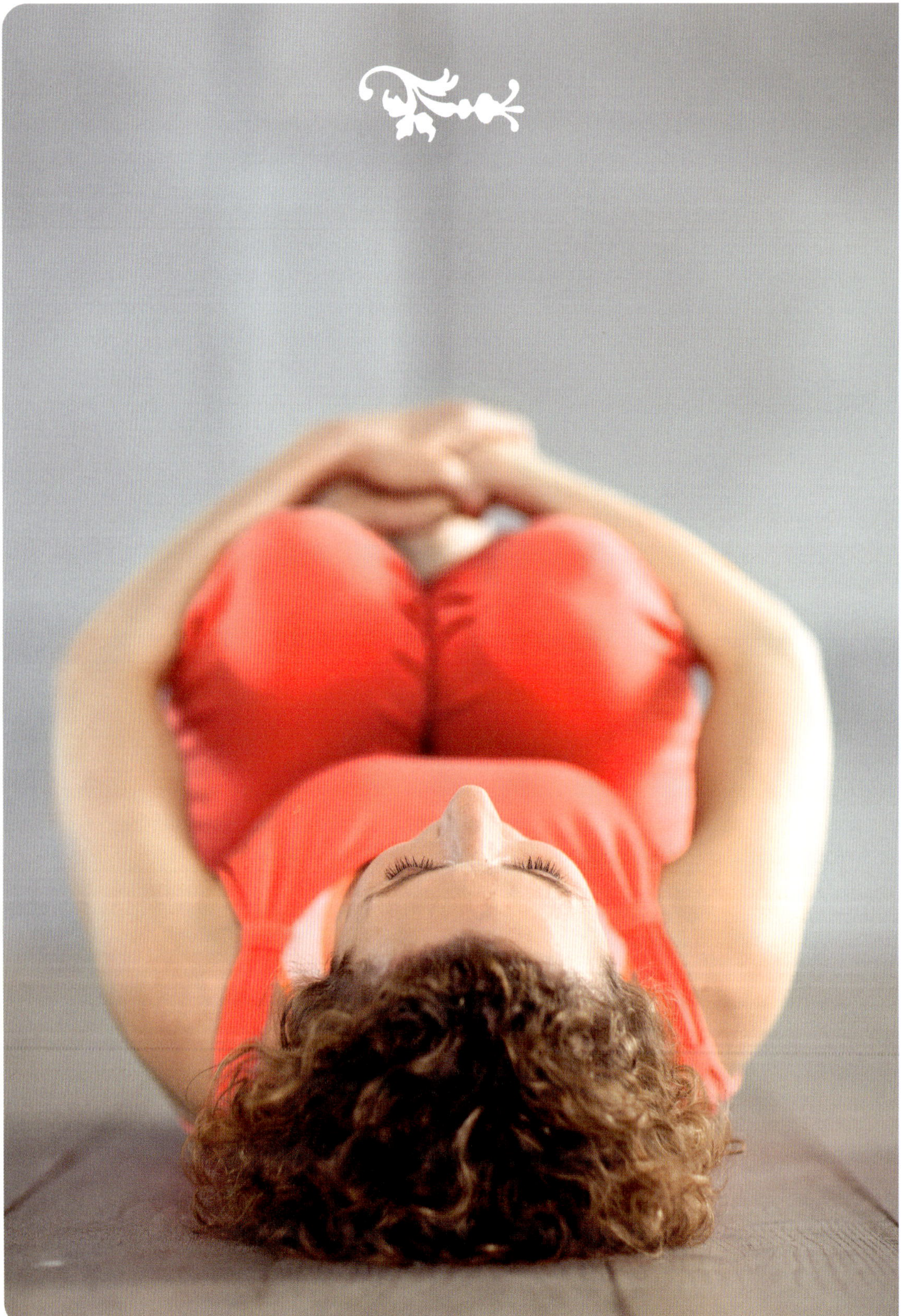

YIN YOGA IN DER PRAXIS

Im Yin Yoga kannst du ganz verschiedene Übungen und Techniken miteinander kombinieren und sie jederzeit deinen individuellen Bedürfnissen anpassen. Hier stelle ich dir neben den klassischen Yin-Yoga-Positionen auch einige belebende Yang-Positionen für zwischendurch, beruhigende Atemtechniken, sanfte Massagen und eine kleine Auswahl an Meditationen vor – alles, was du für deine heilende und wohltuende Yin-Yoga-Praxis brauchst.

Die **Massagen**

Massagen haben einen tief greifenden Effekt auf unser Bindegewebe, sie wirken lockernd, lösend und entgiftend. Zudem bieten dir die folgenden Massagetechniken die Möglichkeit, gezielt auf die Meridiane einzuwirken. Und das Beste: Für die Massagen brauchst du keinen Partner oder Therapeuten und nur sehr wenig Equipment. Du kannst sie problemlos selbst durchführen – jederzeit zwischendurch und gern auch täglich.

Meridianmassage

Machen sich auf einem bestimmten Meridian Beschwerden bemerkbar, ist es ratsam, diesem Meridian besondere Aufmerksamkeit zu schenken. Wenn du zum Beispiel immer wieder von einem seitlichen Kopfschmerz gequält wirst, dann zeigt sich dieser Schmerz wahrscheinlich auf dem Gallenblasenmeridian. Da es immer auch Fernpunkte für bestimmte Beschwerden gibt, solltest du in diesem Fall den ganzen Meridianverlauf miteinbeziehen und massieren. Die Meridianmassage kann die Leitbahnen energetisieren, harmonisieren und durchgängig machen, sie bewegt das Chi und das Blut, sie kann Schmerzen positiv beeinflussen, verklebte Faszien lösen, den Stoffwechsel und die Durchblutung anregen, das Immunsystem stärken, Gewebs- und Gefäßflüssigkeiten bewegen, die Muskulatur tonisieren und die Funktionen der Meridiane und Funktionskreise stärken.

Übungspraxis

Die Meridiane sprechen sehr gut auf das Pressen und Kneten an, aber du kannst sie auch bearbeiten, indem du schiebst, reibst, greifst, kneifst, zwirbelst, klopfst, klatschst oder streichst beziehungsweise verschiedene Techniken miteinander kombinierst. Auch ein Kratzen ist möglich, am besten aber mit einem Hilfsmittel wie einem Gua-Sha-Schaber, einem Marmeladendeckel oder einem Löffel. Nicht erschrecken: Bei dieser Behandlung können schon einmal kleine Blutergüsse oder starke Rötungen entstehen. Diese sind aber in der Regel nicht schmerzhaft und nach einigen Tagen auch wieder verschwunden. In der TCM geht man davon aus, dass es sich dabei um Schlacken handelt, die an die Oberfläche kommen und abtransportiert werden. Es ist auch möglich, dass du nach der Meridianmassage müde bist, dann solltest du dir eine kleine Ruhepause gönnen. Falls es zu Schmerzen kommt, hast du wahrscheinlich zu intensiv oder zu lange massiert, dann wähle beim nächsten Mal die Dosierung etwas sanfter und massiere zunächst kürzer. Wenn du genügend Zeit hast, ist es sehr wohltuend, den ganzen Körper zu bearbeiten, du kannst aber auch ganz gezielt nur einzelne Meridiane stimulieren.

Wenn ein **Mangel an Chi** besteht, dann wird der Meridian in Fließrichtung und im Uhrzeigersinn sanft, behutsam, langsam und lange bearbeitet – dabei massierst du die Yin-Meridiane von unten nach oben und die Yang-Meridiane von oben nach unten. Die Massage in Fließrichtung hat einen tonisierenden beziehungsweise anregenden Effekt auf das Chi.
Bei einem **Überschuss an Chi,** den du in der Regel daran erkennst, dass bestimmte Punkte auf dem Meridianverlauf besonders schmerzhaft sind, gehst du entgegengesetzt vor: Du streichst kraftvoll und schnell gegen den Meridianverlauf und gegen den Uhrzeigersinn, um die Fülle an Chi abzubauen beziehungsweise auszuleiten, sodass wieder ein harmonischer Energiefluss entstehen kann. Wenn du dir unsicher bist, dann entscheide einfach intuitiv, was sich für dich besser anfühlt, oder kontaktiere einen TCM-Experten.

Besonders effektiv ist es, wenn du dich bei der Meridianmassage an der Organuhr (siehe Seite 24 f.) orientierst und die Meridiane zu den entsprechenden Uhrzeiten bearbeitest. Am besten stimulierst du sie direkt auf der Haut, eventuell auch mit etwas Körperöl.

Bitte schaue dir vor der Massage jeweils den genauen Verlauf des Meridians an, den du massieren möchtest, und massiere immer beide Körperseiten. Schenke jedoch der Körperseite, auf der du mehr Beschwerden hast, gern auch etwas mehr Aufmerksamkeit, hier darf die Massage ein paar Minuten länger ausfallen. Die Behandlung sollte aber nie zu starken Schmerzen führen! Ist das der Fall, dann beende bitte die Massage und wende dich an einen TCM-Experten, um den Hintergrund abzuklären.

Meridianverläufe

Bei der Meridianmassage orientierst du dich im Wesentlichen an der Oberfläche des Körpers, du kannst daher gut die Schaubilder zu den Meridianverläufen auf Seite 22 f. zu Hilfe nehmen. Da die Meridiane jedoch alle recht dicht beieinanderliegen und nur eine gezielte Massage die bestmögliche Wirkung garantiert, beschreibe ich dir an dieser Stelle den Gesamtverlauf jedes einzelnen Meridians.

Dickdarm (Yang): Der Dickdarmmeridian beginnt an der Außenseite des Zeigefingernagels. Er führt über das Handgelenk zur Außenseite des Unterarms, zur Spitze des Ellenbogens, zur Außenseite des Oberarms, zur Schulter und zum Schlüsselbein. Dann geht er auf Höhe des siebten Halswirbels und ersten Brustwirbels weiter zur Wirbelsäule. Von dort führt der Meridian zurück nach vorn zur Schlüsselbeingrube und verläuft in der Tiefe zu den Lungen, zum Zwerchfell und zum Dickdarm. Ein weiterer Ast zieht von der Schlüsselbeingrube seitlich zum Hals, zum Unterkiefer, zum Mundwinkel und in der Tiefe zu den Zähnen des Unterkiefers, vom Mundwinkel aus zur Oberlippe und zum Nasenflügel, wo er in den Magenmeridian übergeht.

Lunge (Yin): Der Lungenmeridian beginnt innerhalb des Bauchraums über dem Bauchnabel, führt nach unten zum Dickdarm, nach oben zum Zwerchfell und zum Magen. Er fließt weiter zur Lunge bis zur Kehle und kommt einen Daumenbreit unterhalb des Schlüsselbeins in Schulternähe an die Körperoberfläche. Von dort aus geht er ein kleines Stück nach oben und zieht nach außen über die vordere Seite der Schulter oberhalb des Bizeps zur Oberarminnenseite. Er verläuft weiter über die Armbeuge und die Innenseite des Unterarms zum Handgelenk, zum Handballen, zum Daumen und endet an der Innenseite der Daumenspitze. Ein weiterer Zweig geht vom Handgelenk aus zur Außenseite des Zeigefingers und geht von hier aus über in den Dickdarmmeridian.

Magen (Yang): Der Magenmeridian verläuft vom Inneren der Nasenflügel aus zum inneren Augenwinkel und in der Tiefe zum Auge, tritt wieder aus und zieht seitlich entlang der Nase zum Oberkiefer, umkreist die Lippen und geht zum Unterkiefer und Kiefergelenk. Ein Zweig verläuft vom Ohr in Höhe der Schläfe in der Tiefe zur Stirn. Ein weiterer Zweig zieht durch den Körper zur Lunge, zum Zwerchfell, zum Magen und zur Milz. Ein anderer Zweig geht vom Unterkiefer aus zur Brust, zum Bauch und zu den Leisten. Der Zweig, der durch den Magen fließt, kommt zusammen mit einem weiteren Zweig und verläuft von hier aus nach unten zur Hüfte, zur Vorderseite des Beins bis zur Fußspitze. Der Hauptzweig zieht zur Außenseite des zweiten Zehs. Ein weiterer Zweig fließt zur Innenseite des großen Zehs und geht dort in den Milzmeridian über.

Milz (Yin): Der Milzmeridian beginnt an der Innenseite des großen Zehs und fließt über den Fußrücken zur Innenseite des Knöchels, weiter hoch entlang der Innenseite des Unterschenkels, zur Innenseite des Knies, zur Innenseite des Oberschenkels, zu den Leisten und zum Bauch. Ein Ast verbindet sich in der Tiefe mit der Milz und dem Magen, zieht zum Zwerchfell, zum Schlüsselbein und zur Achsel. Ein weiterer Zweig verläuft in der Tiefe zum Schlüsselbein, zur Kehle und zur Zunge. Ein nächster Ast fließt vom Magen aus zum Zwerchfell und zum Herzen, wo er sich mit dem Herzmeridian verbindet.

Dünndarm (Yang): Der Dünndarmmeridian beginnt an der Außenseite des kleinen Fingers und fließt über die Außenseite des Handgelenks zum Unterarm, zum Oberarm, zur Schulter, zum Schulterblatt, auf Höhe des siebten Halswirbels zur Wirbelsäule und weiter nach vorn zum Schlüsselbein. Hier geht er in die Tiefe zum Herzen, zur Luftröhre, zum Zwerchfell, zum Magen und schließlich zum Dünndarm. Ein Zweig fließt vom Schlüsselbein aus zur Außenseite des Nackens, zur Wange, zum äußeren Augenwinkel und zum Ohr. Ein weiterer Zweig verläuft vom Kiefer zur Wange und weiter zum inneren Augenwinkel, wo er sich mit dem Blasenmeridian verbindet.

Herz (Yin): Der Herzmeridian beginnt im Herzen und fließt über das Zwerchfell zum Dünndarm. Ein Zweig verläuft vom Herzen aus zur Kehle und zum Auge. Ein weiterer Ast geht über die Lunge zur Achselhöhle, tritt aus nach oben in die Innenseite des Oberarms, zieht zur Armbeuge, zur Innenseite des Unterarms, zum Handgelenk, zur Handfläche und dann zur Innenseite des kleinen Fingers, wo er sich mit dem Dünndarmmeridian verbindet.

Blase (Yang): Der Blasenmeridian beginnt am inneren Augenwinkel und fließt über die Stirn zum höchsten Punkt des Schädels. Ein Zweig geht von hier aus ins Gehirn, läuft über das Ohr im Inneren durch den Hinterkopf zum Nacken, wo er sich teilt und parallel zur Wirbelsäule (innerer Meridian) nach unten verläuft. Im unteren Rücken auf Höhe der Lendenwirbelsäule zieht ein Zweig in die Tiefe und verbindet sich mit Niere und Blase. Ein weiterer Zweig verläuft vom unteren Rücken weiter nach unten zum Gesäß, zur Rückseite des Oberschenkels und zur Kniekehle, wo er sich mit einem anderen Zweig verbindet. Von dort zieht er weiter zur Hinterseite des Unterschenkels, zur Außenseite des Knöchels, zum Außenrist und zur Außenseite des kleinen Zehs, wo er sich mit dem Nierenmeridian verbindet. Der Zweig, der sich in der Kniekehle verbindet, fließt ab dem Nacken neben dem inneren Meridian und geht nach unten zur Wirbelsäule (äußerer Meridian), zum Gesäß, zur Kniekehle, zur Hinterseite des Unterschenkels, zur Außenseite des Knöchels, zum Außenrist und schließlich zur Außenseite des kleinen Zehs, wo er sich dann mit dem Nierenmeridian verbindet.

Nieren (Yin): Der Nierenmeridian beginnt an der Unterseite des kleinen Zehs und fließt über die Mitte der Fußsohle zur Innenseite des Knöchels, zur Ferse, zur Innenseite des Unterschenkels, zur Innenseite des Knies, zur Innenseite des Oberschenkels und hoch zum Steißbein, wo er sich in der Tiefe mit Niere und Blase verbindet. Er führt weiter zum Schambein, kommt an die Bauchoberfläche und fließt nach oben zur Leber, zum Zwerchfell, zur Brust und zum Schlüsselbein. Ein Zweig geht ab der Niere zur Leber, zum Zwerchfell, zur Lunge, zur Luftröhre und zur Zunge. Ein weiterer Ast geht von der Lunge zum Herzen und zum Herzbeutel, wo er sich mit dem Herzbeutelmeridian verbindet.

Herzbeutel (Yin): Der Herzbeutelmeridian beginnt am Herzen und führt über das Zwerchfell zum Unterleib. Ein Zweig verläuft vom Herzen aus über die Brust, kommt in Höhe der vierten Rippe an die Oberfläche und führt zur Achselhöhle, zur Innenseite des Oberarms, zur Armbeuge, zur Innenseite des Unterarms, zur Handfläche und zur Spitze des Mittelfingers. Ein weiterer Zweig zieht ab der Handfläche zur Spitze des Ringfingers, wo er sich mit dem Dreifachen Erwärmer verbindet.

Dreifacher Erwärmer (Yang): Dieser Meridian ist für westliche Menschen nur schwer zu begreifen, da er keinem Organ entspricht. In der TCM wird der Dreifache Erwärmer unterteilt in einen oberen, mittleren und unteren Erwärmer. Er steht für die Aufnahme, Verarbeitung und Ausscheidung im Körper und hat somit einen Effekt auf alle wichtigen Organe. Der Dreifache Erwärmer beginnt an der Außenseite des Ringfingers und führt über den Handrücken zum Handgelenk, zur Außenseite des Unterarms, zum Ellenbogen, zur Außenseite des Oberarms, zum Schultergelenk, zur Schulter und geht in der Tiefe zum Schlüsselbein, zum Herzbeutel, zum Zwerchfell und weiter zum unteren Bauchbereich. Ein Zweig verläuft über das Brustbein zum Schlüsselbein und zum Nacken, kommt hier an die Oberfläche und geht zum Hals und zum Ohr. In der Tiefe fließt er nach oben zum Haaransatz und dann zu den Wangen. Ein weiterer Zweig geht vom Ohr aus in das Ohr hinein und verläuft vor dem Ohr zu den äußeren Augenwinkeln, wo er sich mit dem Gallenblasenmeridian verbindet.

Gallenblase (Yang): Der Gallenblasenmeridian beginnt am äußeren Augenwinkel und verläuft zum Ohr, nach oben zum Haaransatz, über die Seite des Schädels hinter dem Ohr zum Hals, zur Schulter und dann zum Schlüsselbein. Ein Zweig führt hinter dem Ohr ins Ohr hinein und zurück zum äußeren Augenwinkel. Von hier aus geht ein weiterer Zweig zum Unterkiefer, zur Wange, zum Hals, zum Schlüsselbein, zur Brust, zum Zwerchfell, zur Leber, zur Gallenblase, zu den Lenden, zum Schambein und schließlich zur Hüfte. Ein nächster Ast fließt vom Schlüsselbein zur Achselhöhle, zur Brust, zur Taille, zur Hüfte, zur Außenseite des Oberschenkels, zur Außenseite des Knies, zur Außenseite des Unterschenkels, zur Außenseite des Knöchels und schließlich zum Außenrist bis zur Spitze des vierten Zehs. Ein kleiner Zweig führt vom Außenrist zur Spitze des großen Zehs, wo er sich mit dem Lebermeridian verbindet.

Leber (Yin): Der Lebermeridian beginnt an der Außenseite des großen Zehs und fließt über den Fußrücken zur Innenseite des Fußgelenks, zur Innenseite des Unterschenkels, zur Innenseite des Knies, zur Innenseite des Oberschenkels, zum Schambein, zu den Genitalien, zum Unterleib, zur Leber und zur Gallenblase. In der Tiefe zieht er zum Zwerchfell, zu den Rippen, zur Kehle, zum Rachen, zu den Augen, zur Stirn und schließlich zur Schädeldecke, wo er sich mit dem Lenkergefäß verbindet. Ein Zweig fließt von den Augen über die Nasennebenhöhlen zu den Lippen und umkreist sie. Ein weiterer Zweig führt von der Leber zum Zwerchfell und zur Lunge, wo er sich mit dem Lungenmeridian verbindet. Hier beginnt der Zyklus wieder von vorn.

Lenkergefäß (Yang): Das Lenkergefäß beginnt im Genitalbereich. Es kommt in der Dammregion an die Oberfläche und zieht von dort aus über die Rückseite der Wirbelsäule zum Kopf. Ein Zweig führt ins Gehirn und weiter über die Mitte des Hinterkopfs zur Stirn, zur Nase und zum Oberkiefer.

Konzeptionsgefäß (Yin): Das Konzeptionsgefäß beginnt im Unterleib und kommt in der Dammregion an die Oberfläche. Es fließt über das Schambein zum Bauch, zum Hals, zum Unterkiefer, umkreist den Mund und geht von hier aus zur Wange und zu den Augen.

Meridianklopfmassage

Die Meridianklopfmassage ist eine weitere Technik zur Aktivierung des Energieflusses, bei der du die Meridiane mit den Händen oder Fingern entlang des Verlaufs der Energieleitbahnen mehrfach abklopfst oder ausstreichst. Sie zählt zu den belebenden Übungen.

Übungspraxis

Komme in einen bequemen Stand und strecke einen **Arm** gerade nach vorn. Klopfe einige Male die Innenseite des Arms von der Schulter nach unten zur Hand und die Außenseite von der Hand zurück nach oben zur Schulter ab. Wechsle dann die Seite.

Klopfe anschließend mit deinen Fingern dein **Brustbein** ab. Man geht davon aus, dass ein tägliches Beklopfen des Brustbeins die dahinter liegende Thymusdrüse aktiviert und somit das Immunsystem stärkt. Nimm die andere Hand mit dazu und klopfe deinen gesamten **Brustkorb** ab. Wenn du möchtest, kannst du für eine verlängerte Ausatmung dabei auch gern tönen. Öffne dazu deinen Mund und lasse einen intuitiven Laut herausfließen. Bringe anschließend die Hände zum **Bauch** und beginne von unten rechts nach oben zu den Rippenbögen sanft abzuklopfen oder auszustreichen (aufsteigender Dickdarm), dann unterhalb der Rippen quer nach links (mittlerer quer verlaufender Abschnitt des Dickdarms) und hier wieder von oben zurück nach unten (absteigender Dickdarm). Nimm die Hände nun an den **Rücken** und klopfe deine Nieren ab oder streiche sie aus.

Öffne die Beine etwas weiter und beuge dich nach vorn. Klopfe jetzt einige Male die Innenseiten der **Beine** von den Fußgelenken nach oben und über das Gesäß an den Außenseiten wieder zurück zu den Fußgelenken ab. Klopfe danach an der Vorderseite der Beine von den Fußgelenken nach oben zu den Leisten und auf der Rückseite über das Gesäß zurück nach unten zu den Fußgelenken. Stelle dich wieder aufrecht hin und beuge ein Bein, kreuze das andere darüber und klopfe nun den **Fußrücken** und die **Fußsohle** ab. Wenn es dir schwerfällt, das Gleichgewicht zu halten, kannst du dich für diese Massage auch auf den Boden setzen.

Bringe dann die Fingerspitzen zum **Kopf** und klopfe von der Stirn über den Schädel bis hin zum Nacken alles ab. Anschließend beklopfst du mit den Fingerspitzen ganz sanft dein ganzes **Gesicht** – das ist besonders unter den Augen oder auch an den Kiefergelenken sehr wohltuend.

Lasse jetzt die Hände sinken und spüre nach, nimm ganz besonders die Energie in deinen Händen wahr. Beuge dann die Arme und führe die Handflächen näher zusammen. Erspüre das Energiefeld zwischen deinen Händen, das sich nun vielleicht eher wie ein Energieball anfühlt. Spiele mit diesem Ball: Nimm die Hände einmal näher zusammen und wieder weiter auseinander und schau, wie weit du dieses Energiefeld spüren kannst. Führe anschließend die Handflächen ganz zusammen, um die Energie zu komprimieren. Bringe diese verdichtete Energie nun an eine Stelle deines Körpers, von der du weißt, dass sie dort benötigt wird – zum Beispiel weil du Schmerzen oder Blockaden wahrnimmst. Wenn dir nichts einfällt oder du dich ganz gesund fühlst, kannst du die Hände zu deinem Kraftzentrum im Unterbauch bringen. Lege deine Hände flach darauf ab und lasse die Energie abstrahlen.

Wichtig!

In den folgenden Situationen solltest du auf die Meridianmassage und die Meridianklopfmassage verzichten oder dich mit einem TCM-Arzt oder -Therapeuten besprechen, um deine individuelle Situation abzuklären:

- In der Schwangerschaft (in den ersten drei Monaten die Massage bitte gar nicht anwenden, nach den ersten drei Monaten den Bauchbereich sowie die Lendenwirbel- und Kreuzbeinregion aussparen)
- Bei Osteoporose (nur sanfte Massage)
- Bei ansteckenden Hauterkrankungen und Infektionskrankheiten
- Bei offenen Wunden oder Verbrennungen
- Bei Fieber
- Bei starker Nervosität
- Bei Herzerkrankungen
- Bei Erkrankungen, die mit erhöhter Blutungsneigung oder schwerwiegenden Durchblutungsstörungen einhergehen

Bauchmassage

Eine Alternative zur Meridianmassage ist die Bauchmassage. Mit ihr stimulierst du deine Bauchorgane und die im Bauchraum verlaufenden Meridiane, sie regt besonders die Verdauung an und fördert das Entschlacken. Dabei kannst du direkt mit deinen Händen arbeiten oder einen Ball benutzen. Führe die Bauchmassage gern täglich aus, aber verzichte bitte in der Schwangerschaft auf sie. Bei der Bauchmassage ist es wichtig, gut in den eigenen Körper hineinzuhorchen – so wirst du leicht herausfinden, wie viel Druck richtig ist und wie intensiv oder sanft die Bewegungen sein sollten.

Übungspraxis

Lege dich für die **Bauchmassage mit den Händen** bequem auf den Rücken und entspanne deinen Bauch. Platziere dann beide Hände auf deinem Unterbauch und lasse sie für eine erste Kontaktaufnahme einen Moment dort ruhen. Dein Atem fließt in deine Hände hinein. Beginne nun mit der Massage. Gehe dabei im Uhrzeigersinn vor, denn das ist der natürliche Verlauf der Verdauung. Du beginnst also rechts unten am aufsteigenden Dickdarm, gehst dann nach oben bis zu den Rippenbögen, massierst den quer verlaufenden Dickdarm wie in einer geraden Linie und bewegst dich schließlich auf der linken Seite den absteigenden Dickdarm entlang wieder nach unten. Hier startest du wieder von vorn. Du kannst dazu deine flachen Hände oder die Fingerspitzen benutzen. Verwende ein Öl zum Massieren, wenn du möchtest. Dein Bauchraum liebt auch kreisende Bewegungen oder die Massageform der »rollenden Hautfalte«. Dabei nimmst du eine Hautfalte zwischen deine Fingerspitzen und rollst sie in die verschiedenen Richtungen hin und her. So wird auch die Haut elastischer. Nach den Massagen solltest du immer noch mindestens ein großes Glas Wasser trinken, um gelöste Schlackenstoffe gut ausspülen zu können.

Für die **Bauchmassage mit dem Ball** benötigst du einen weichen Ball, zum Beispiel einen Pilatesball. Lege dich mit dem Bauch auf den Ball. Es ist wichtig, die Bauchdecke dabei vollkommen zu entspannen und tiefe Atemzüge gegen den Widerstand des Balls entstehen zu lassen. Nach jeweils 5 bis 8 Atemzügen versetzt du den Ball, sodass du nach und nach den ganzen Bauchraum massierst. Diese Übung regt den Lymphfluss und somit das ganze Immunsystem an. Sie hat einen stark entgiftenden Effekt und reguliert das gesamte Verdauungssystem. Daneben kannst du diese Technik sehr gut anwenden, um Narbengewebe im Bauchbereich wieder weich zu machen und Wucherungen entgegenzuwirken. Zudem wirkt die Massage auf psychischer Ebene – sie bringt tief liegende Emotionen wieder an die Oberfläche. Und neuen Erkenntnissen nach zu urteilen profitieren sogar Diabetiker von ihr: Sie kann den Blutzuckerspiegel deutlich senken – das konnte ich selbst bei einem Diabetiker beobachten, der seine Werte vor und nach dem Rollen gemessen hat.

Die **Yin-Yoga-Positionen**

Die Yin-Positionen haben einen ausgleichenden Effekt, sie stimulieren die Meridiane und harmonisieren den Energiefluss. Dabei können die genannten Meridiane immer ein wenig variieren – abhängig davon, wie eine Position eingenommen wird. Führe die folgenden Übungen ganz ohne Leistungsdruck aus und lasse dich dabei von deinem inneren Yogalehrer leiten. Du kannst dich bei deiner Praxis entweder an den vorgeschlagenen Sequenzen orientieren oder nur ein paar einzelne Übungen auswählen.

Entspannte Bauchlage
(Adhvasana, Resting Forward Pose)

Die Entspannte Bauchlage empfiehlt sich nach Positionen, bei denen deine Körpervorderseite Richtung Boden ausgerichtet ist.

Wirkung

Die Position hat keine spezielle Meridianwirkung, sie unterstützt jedoch den Energiefluss.

Übungspraxis

Lege dich auf den Bauch und bette deinen Kopf bequem auf deinen Händen – gerade mit Blick nach unten oder entspannt zur Seite gedreht. Deine Füße sind leicht geöffnet, die Fersen fallen zueinander oder nach außen, abhängig von deiner Hüftgelenksanatomie.

Bleibe so lang in der Position, wie es dir guttut. Setze Hände und Fußballen auf und drücke dich wieder nach oben. Du kannst anschließend auch gern noch in der Kindshaltung (siehe Seite 58) verweilen.

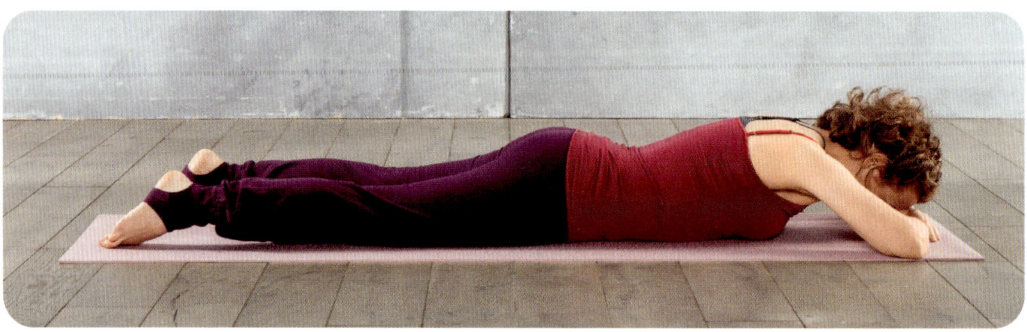

Entspannte Rückenlage (Shavasana, Pentacle)

Führe diese Position immer zum Abschluss deiner Praxis aus, auch wenn du sie vielleicht nicht für wichtig hältst. Du gibst deinem Körper dabei die Zeit, die aktivierten Energien in Einklang und Harmonie zu bringen. Das ist wichtig für die Entfaltung deiner Selbstheilungskräfte. Außerdem empfehle ich dir die Entspannte Rückenlage zum Neutralisieren und Nachspüren zwischen einzelnen Übungen.

Wirkung

Die Position hat keine spezielle Meridianwirkung, sie unterstützt jedoch den Energiefluss.

Übungspraxis

Lege dich auf den Rücken, deine Arme mit einem angenehmen Abstand zum Oberkörper, sodass du gut atmen kannst. Öffne deine Füße leicht und lasse die Beine locker zur Seite fallen. Dein Kopf ist dabei ganz mittig, eventuell legst du ihn auf einem kleinen Kissen ab. Entspanne deinen ganzen Körper und gib dein Gewicht an den Boden ab. Lasse deinen Atem ruhig fließen und versuche, auch deinen Geist zur Ruhe zu bringen. Wenn du möchtest, dann wandere dabei von unten nach oben durch deinen Körper und nimm Kontakt zu jedem einzelnen Bereich auf. Beginne bei den Füßen, gehe dann zu den Beinen, zum Becken, zur Wirbelsäule, zum ganzen Rücken, zum Bauchraum, zum Brustraum, zu den Schultern, zu den Armen und zu den Händen. Lockere ebenso den Hals- und Nackenbereich und dein Gesicht. Entspanne anschließend noch einmal bewusst deinen ganzen Körper.

Nach einer ruhigen Yin-Sequenz fällt die Endentspannung kürzer aus als nach einer anstrengenden Yang-Sequenz. 5 bis 10 Minuten in der Position reichen vollkommen aus. Zwischen zwei Übungen sind 1 bis 2 Minuten in der Entspannten Rückenlage optimal, bevor du in die nächste Position gehst.

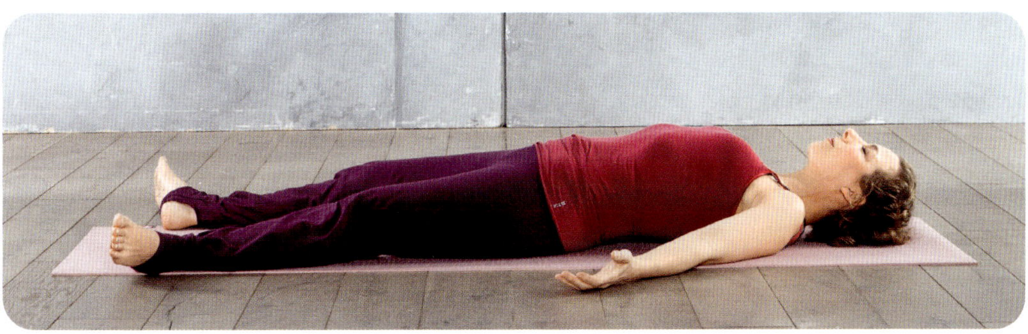

Entspannungspose (Resting Pose)

Die Entspannungspose ist eine sehr wohltuende Position für den Rücken, zum Beispiel nach Übungen, die stark rückbeugend sind wie der Sattel (siehe Seite 82 f.). Sie entlastet das Kreuzbein-Darmbein-Gelenk. Durch den Kontakt der Hände zum Stirnchakra wirkt sie zudem sehr entspannend. Daher kann sie auch gut vor der Meditation oder Endentspannung ausgeführt werden.

Wirkung

Die Entspannungspose hat keine spezielle Wirkung auf die Meridiane.

Übungspraxis

Komme in die Rückenlage, beuge die Beine und öffne deine Füße mehr als hüftbreit. Lasse die Knie zueinander fallen. Nimm die Hände in die Gebetshaltung zusammen und lege entweder die Daumenglieder oder die Daumenspitzen auf deinem Stirnchakra (siehe Seite 19) ab.

Bleibe so lang in der Position, wie es dir guttut. Ziehe die Knie zum Auflösen zu dir heran und schaukele dich entweder nach oben oder komme über die Seite wieder in den Sitz.

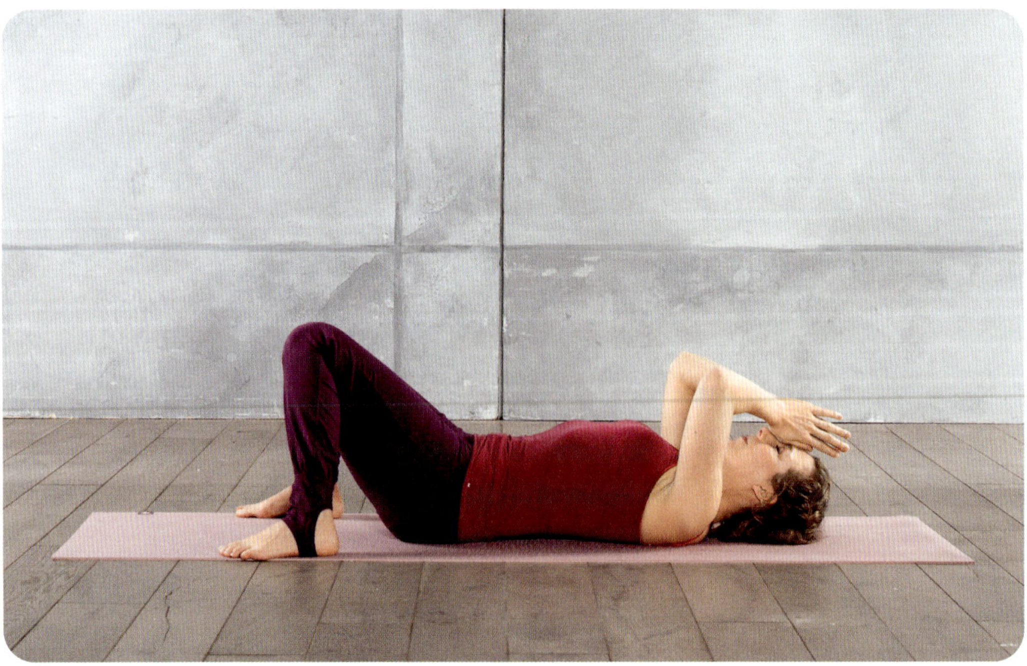

Fisch (Matsyasana, Fish Pose)

Mit dieser Übung dehnst du die Vorderseite deines Oberkörpers und kannst so deinen Atemfluss und die Organfunktionen unterstützen.

Wirkung

Der Fisch wirkt auf die Meridiane von Magen, Milz, Nieren, Leber, Lunge, Herzbeutel und Herz.

Übungspraxis

Lege dir eine Yogarolle oder eine eingerollte Decke quer auf die Matte und stelle einen Block an das Kopfende. Setze dich vor die Rolle, lehne dich zurück und positioniere dich so, dass deine Schulterblätter bequem auf der Rolle aufliegen. Lege den Kopf auf dem Block ab und führe deine Arme lang nach hinten oben neben deinen Kopf.

Bleibe 3 bis 5 Minuten in der Position. Nimm die Arme zum Auflösen wieder an den Körper und drücke dich entweder mit aktiviertem Beckenboden zurück nach oben oder rolle dich seitlich aus der Position heraus. Lege die Hilfsmittel zur Seite und spüre anschließend in der Entspannten Rückenlage (siehe Seite 41) nach.

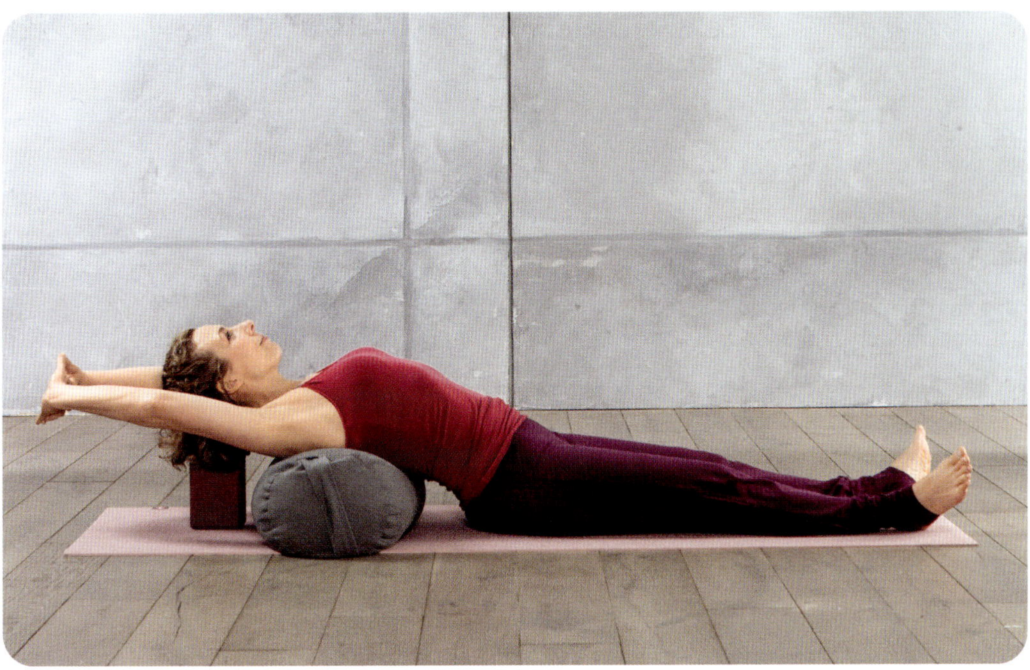

Drache (Anjaneyasana, Dragon)

Der Drache gehört zu den intensiveren Positionen, da der Yang-Anteil hier deutlich spürbar ist. Das ist auch vollkommen in Ordnung, denn in jedem Yin steckt auch immer etwas Yang und umgekehrt. Versuche aber, den Yang-Anteil so gut du kannst zu reduzieren, indem du bestmöglich loslässt in der Position oder Hilfsmittel einsetzt.

Wirkung

Beim Drachen liegt der Fokus abhängig von der Variante auf den Meridianen von Magen, Milz, Leber, Nieren, Gallenblase und Blase. Er dehnt intensiv die Leisten, die Oberschenkelvorderseiten und die Fußrücken. Je nach Variante aber auch den Oberkörper, das Gesäß und den Hüftbereich. Zudem ist der Drache eine sehr gute Vorbereitung für den Sattel (siehe Seite 82 f.).

Übungspraxis

1/2 Komme in einen Vierfüßlerstand und lege dir eine Decke unter deine Knie, wenn du hier druckempfindlich bist. Bringe dann dein rechtes Bein nach vorn zwischen deine Hände und lege dein linkes Knie am Boden ab. Wenn die Position sanfter ausfallen soll, dann ziehe das linke Knie etwas nach vorn, für mehr Intensität bringe es weiter nach hinten. Das rechte Knie kann sich vor, über oder hinter dem Fußgelenk befinden, jedoch darf sich kein Knieschmerz bemerkbar machen. Lasse das Becken ganz passiv Richtung Boden sinken. Setze die Hände nun entweder links und rechts neben dem Fuß oder beide auf der Innenseite auf. Intensiver wird die Position, wenn du dich auf deine Unterarme stützt, etwas leichter ist es, wenn du Hilfsmittel einsetzt, zum Beispiel **Blöcke** oder die **Yogarolle**.

3 Wenn du die **Rückbeuge verstärken** möchtest, kannst du dich mit den Händen auf dem vorderen Oberschenkel abstützen.

4 Für die Variante mit **Drehung** legst du deine rechte Hand ans rechte Knie und drehst deinen Oberkörper zur rechten Seite, der Blick geht nach oben.

Da der Drache eine sehr intensive Übung ist, empfehle ich dir, die Varianten immer abzuwechseln. Bleibe 3 bis 5 Minuten auf der rechten Seite, die Varianten der Rückbeuge und Drehung eingerechnet, und wiederhole den Ablauf dann mit dem linken Bein vorn.

Zum Auflösen beziehungsweise zum Seitenwechsel kannst du entweder in den Herabschauenden Hund (siehe Seite 110) oder in die Kindshaltung (siehe Seite 58) kommen. Spüre anschließend in der Entspannten Bauchlage (siehe Seite 40) nach.

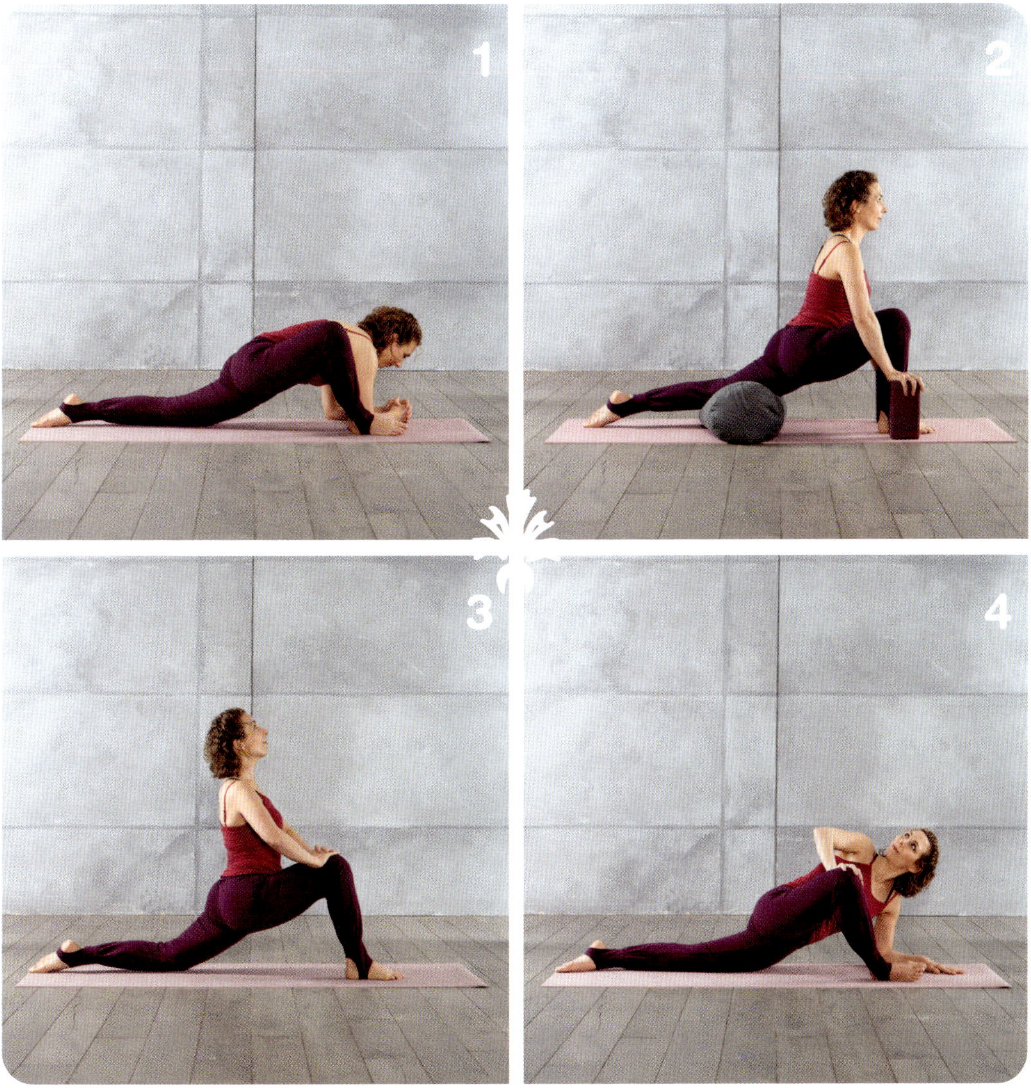
1
2
3
4

Fersensitz und Zehensitz
(Vajrasana, Ankle Stretch, Toe Stretch)

Der Fersen- und Zehensitz dehnt intensiv die Zehen und die Plantarfaszie, die Faszie in der Fußsohle. Er kräftigt die Fußgelenke und hilft zudem sehr gut gegen kalte Füße. Wenn dir die Position größere Schwierigkeiten bereitet, dann empfehle ich sie dir eine Zeit lang sogar täglich – häufig fällt sie einfach nur schwer, da wir diesen Sitz heutzutage nicht mehr gewohnt sind.

Wirkung

Die Position spricht die einzelnen Meridiane in den Zehen und der Fußsohle an – den Milz-, Leber-, Magen-, Gallenblasen-, Blasen- und Nierenmeridian.

Übungspraxis

1 Setze dich auf deine Fersen, wenn du hier druckempfindlich bist, kannst dir dazu auch eine Decke unterlegen. Richte dich im Oberkörper auf und lasse dein Gewicht auf deinen Füßen und die Hände auf den Beinen ruhen. Falls dir der **Fersensitz** zu intensiv ist, verlagere dich mehr nach vorn und setze die Hände am Boden ab. Wenn du mehr Dehnung spüren möchtest, dann nimm die Hände hinter deine Füße und hebe die Knie.

2 Komme dann in die Gegenposition und setze die Fußballen auf, sodass die Zehen aufgestellt sind. Wenn der kleine Zeh in der Luft hängt, dann ziehe ihn mit den Fingern sanft nach vorn. Nimm die Hände vor die Knie, falls dir der Druck beim **Zehensitz** zu stark ist.

3/4 Probiere in beiden Varianten gern diese Positionen aus, die deine **Finger, Arme und Schultern dehnen:** Strecke einen Arm lang nach vorn aus und dehne die einzelnen Finger auf beiden Seiten. Greife anschließend die Hände hinter dem Rücken, alternativ kannst du auch einen Gurt dazunehmen.

5 Lehne dich abschließend mit geradem Rücken nach vorn und lege deine Handrücken auf dem Boden ab, sodass die Finger nach hinten zeigen. Auf diese Weise kannst du deine **Handgelenke dehnen.**

6 Wenn du bei der Übung Schmerzen in den Knien hast, dann setze dich entweder höher, zum Beispiel auf zwei **Blöcke** oder auf eine **Yogarolle**, die du zwischen Oberschenkel und Unterschenkel platzierst.

Bleibe 2 bis 4 Minuten im Zehen- und Fersensitz, die Varianten der Finger-, Arm-, Schulter- und Handgelenksdehnung eingerechnet. Lockere zum Schluss deine Fußgelenke, indem du sie einige Male in beide Richtungen kreisen lässt. Halte die Hände und Füße still und spüre ein paar Atemzüge nach.

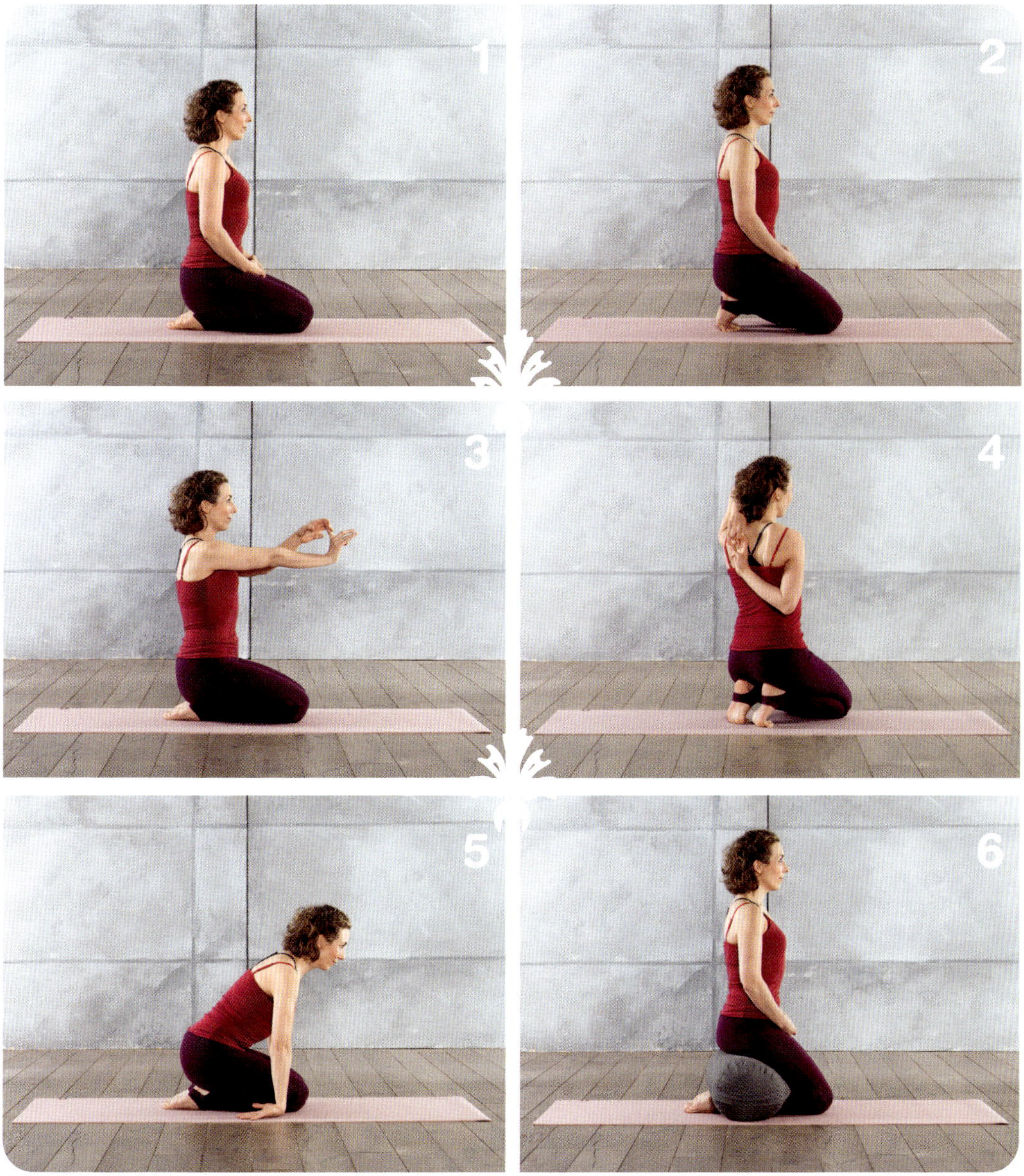

Frosch (Bhekasana, Frog Pose)

Diese Position öffnet den Beckenraum und kann somit einen harmonisierenden Effekt auf die Unterleibsorgane haben.

Wirkung

Der Frosch wirkt auf die Meridiane von Leber, Nieren, Milz und Blase.

Übungspraxis

1 Platziere eine Yogarolle oder dicke eingerollte Decke längs auf deiner Matte. Setze dich auf die Rolle, die Fersen unter dem Gesäß und die Knie so weit wie möglich und angenehm geöffnet. Komme mit dem Gesäß an das vordere Ende der Rolle und beuge dich mit rundem Oberkörper nach vorn, sodass du dich mit den Armen abstützen kannst. Spüre die sanfte Dehnung an den Beininnenseiten. Für eine intensivere Dehnung kannst du die Position auch ohne Rolle direkt auf dem Boden ausführen.

2 Du kannst den Frosch auch mit einer **Drehung** ausführen. Dazu führst du den linken Arm unter dem rechten hindurch und legst deine linke Schulter auf dem Boden ab, sodass du eine Drehung in deine Wirbelsäule bringst. Wechsle im Anschluss die Seite und drehe dich nach links.

Bleibe 3 bis 5 Minuten in dieser Position, die gedrehte Variante nach rechts und links eingerechnet. Bringe ein Knie nach dem anderen wieder zurück in die Mitte und komme in die Entspannte Rückenlage (siehe Seite 41) oder in die Entspannte Bauchlage (siehe Seite 40) zum Nachspüren.

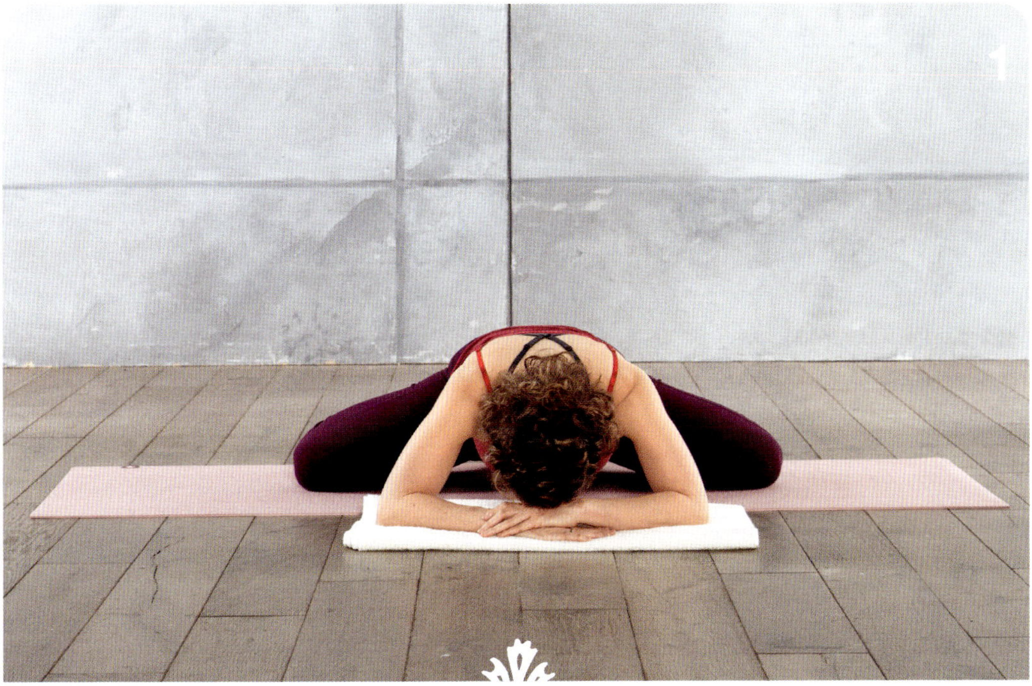
1

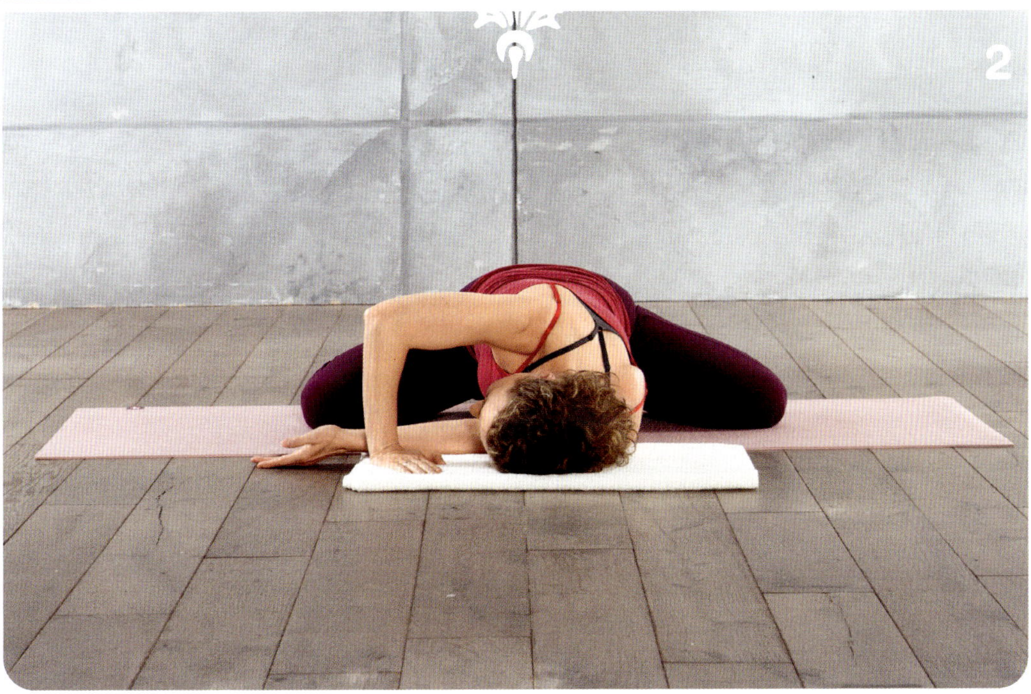
2

Gestützte Schulterbrücke
(Setu Bandha Sarvangasana, Bridge Pose)

Diese Position öffnet die Brustwirbelsäule, den Herzraum und die Schultern.

Wirkung

Die Dehnung wirkt sich besonders auf die Meridiane von Magen, Milz, Nieren, Leber, Lunge, Herzbeutel und Herz aus.

Übungspraxis

Platziere eine Yogarolle längs auf der Matte und einen Block am unteren Ende der Matte. Setze dich auf das untere Ende der Yogarolle und lehne dich so zurück, dass deine Schulterblätter auf das obere Ende der Rolle treffen. Lege die Schultern und den Kopf am Boden ab. Positioniere den Kopf eventuell auf einer Decke oder einem schmalen Kissen, wenn dir die Position in der Halswirbelsäule unangenehm ist. Führe die Arme lang nach hinten oben und lege sie neben dem Kopf ab.

Bleibe 3 bis 5 Minuten in der Schulterbrücke. Drücke dich zum Auflösen entweder mit aktiviertem Beckenboden sanft zurück nach oben oder rolle seitlich aus der Position heraus. Lege die Hilfsmittel zur Seite, komme in die Entspannte Rückenlage (siehe Seite 41) und spüre nach.

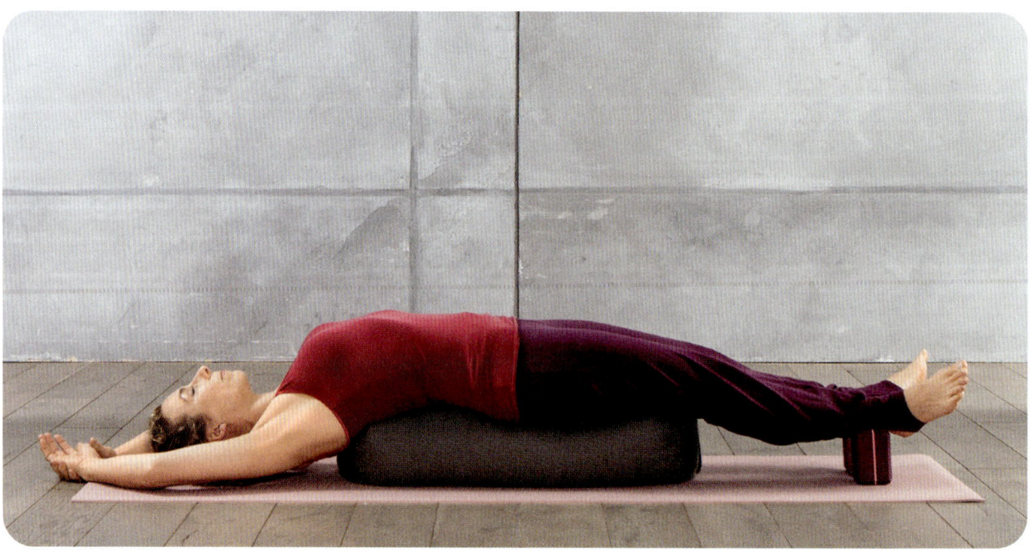

Gestützter Schulterstand
(Viparita Karani, Seagrass)

Durch die sanfte Umkehrhaltung dieser Position werden die Bauchorgane und das Herz-Kreislauf-System angeregt. Zudem entlastet sie besonders deine Beine.

Wirkung

Der Gestützte Schulterstand legt den Fokus nicht so sehr auf die Dehnung der Meridiane, sondern eher auf den entspannenden Effekt.

Übungspraxis

Platziere eine Yogarolle oder eine zusammengerollte Decke quer auf der Matte und setze dich darauf. Lege dich mit dem Oberkörper nach hinten ab, um dein Becken in eine erhöhte Position zu bringen. Strecke die Beine nach oben und finde den Punkt, wo du sie ganz mühelos halten kannst. Führe die Arme lang nach hinten oben und lege sie neben dem Kopf ab. Während der Menstruation kannst du die Position auch ohne eine Erhöhung unter dem Becken einnehmen. Für eine intensivere Variante lässt du die Beine etwas weiter in Richtung Kopf absinken.

Bleibe 5 Minuten oder länger in dieser sanften Übung. Beuge dann wieder die Beine, ziehe die Knie zur Brust heran und rolle seitlich aus der Position heraus. Spüre in der Entspannten Rückenlage (siehe Seite 41) nach.

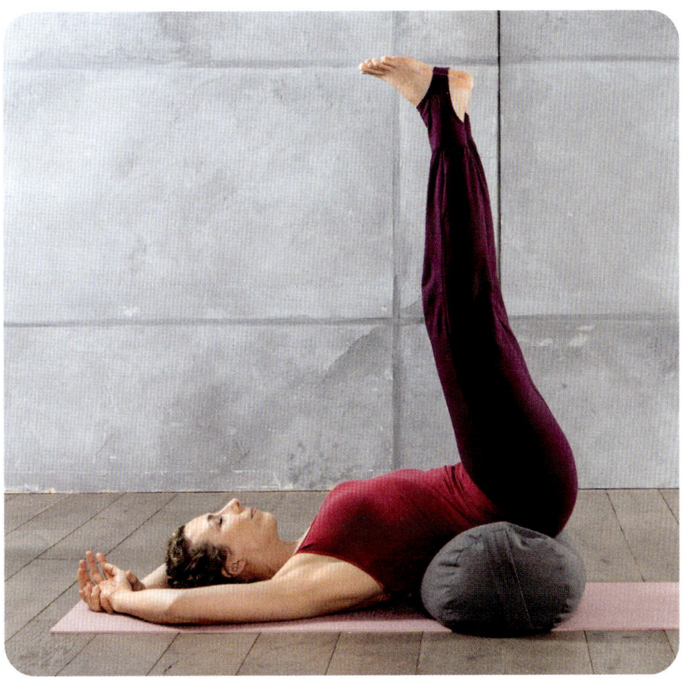

Glückliches Baby (Ananda Balasana, Happy Baby Pose)

Diese Position öffnet den Beckenraum und mobilisiert die Hüftgelenke. Die Leber, die Milz sowie der auf- und absteigende Dickdarm werden sanft massiert und der untere Rücken wird gedehnt. Nicht jeder kann seine Füße so greifen, wie es auf dem Bild gezeigt wird. Das ist auch gar nicht nötig, da nur ein Dehnungsreiz an den Außen-, für manche Praktizierende jedoch auch an den Innenseiten der Beine ankommen soll. Gerade bei dieser Übung können die Empfindungen sehr unterschiedlich ausfallen, je nachdem, wie die Position eingenommen wird. Das ist vollkommen in Ordnung so, es gibt auch hier kein Richtig und kein Falsch, da in jedem Fall eine Dehnung der Meridiane erreicht wird.

Wirkung

Das Glückliche Baby wirkt besonders auf die Meridiane von Gallenblase und Blase, eventuell auch auf Leber, Nieren und Milz. Ein leichtes Hin- und Herschaukeln in der Position kann zudem einen sehr entspannenden Effekt haben und den Geist beruhigen.

Übungspraxis

1 Lege dich in Rückenlage auf die Matte und beuge die Beine so an, dass deine Knie nach außen neben deinen Oberkörper kommen. Wenn deine Hüftgelenke das nicht zulassen, dann öffne die Beine einfach so weit, wie es dir möglich ist. Nimm deine Hände an deine Fußsohlen, die nun zur Decke zeigen, oder benutze einen Yogagurt und übe damit einen sanften Zug nach unten aus. Du kannst die Füße etwas mehr Richtung Kopf ziehen, wenn du die Dehnung auch im unteren Rücken spüren möchtest. Wenn dir das nicht möglich ist, dann greife stattdessen die Rückseiten deiner Oberschenkel. Wenn dir die Dehnung zu intensiv ist, dann bringe zwischendurch die Fußsohlen immer mal wieder zusammen, um die Öffnung im Beckenraum zu verändern. Bleibe entweder ganz still in der Haltung oder schaukele dich sanft hin und her, dabei kannst du auch jeweils ein Bein strecken, während das andere gebeugt ist.

2 Alternativ kannst du das **Halbe glückliche Baby** ausführen. In dieser Position beugst du nur ein Bein, das andere Bein bleibt lang am Boden. Wechsle dann die Seite. Für manche ist die Übung so besser zugänglich, für andere kann sie aber auch intensiver werden.

Halte die Position 3 bis 5 Minuten, beim Halben glücklichen Baby 3 bis 5 Minuten pro Seite. Löse dann die Hände von den Füßen, strecke die Beine wieder lang aus, neutralisiere dich in der Entspannten Rückenlage (siehe Seite 41) und spüre nach.

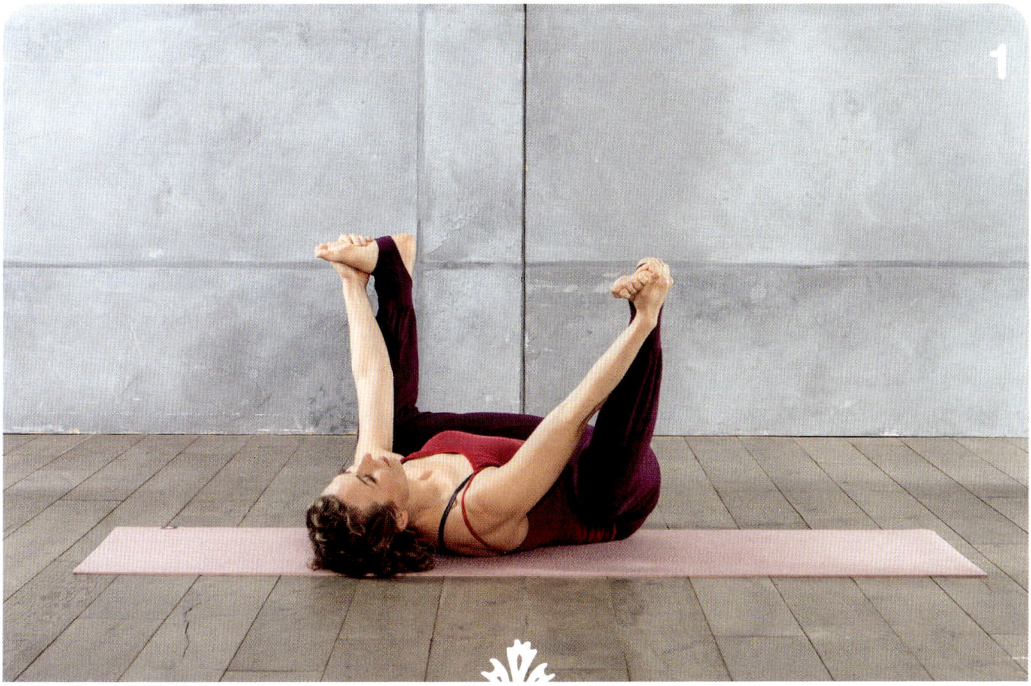
1

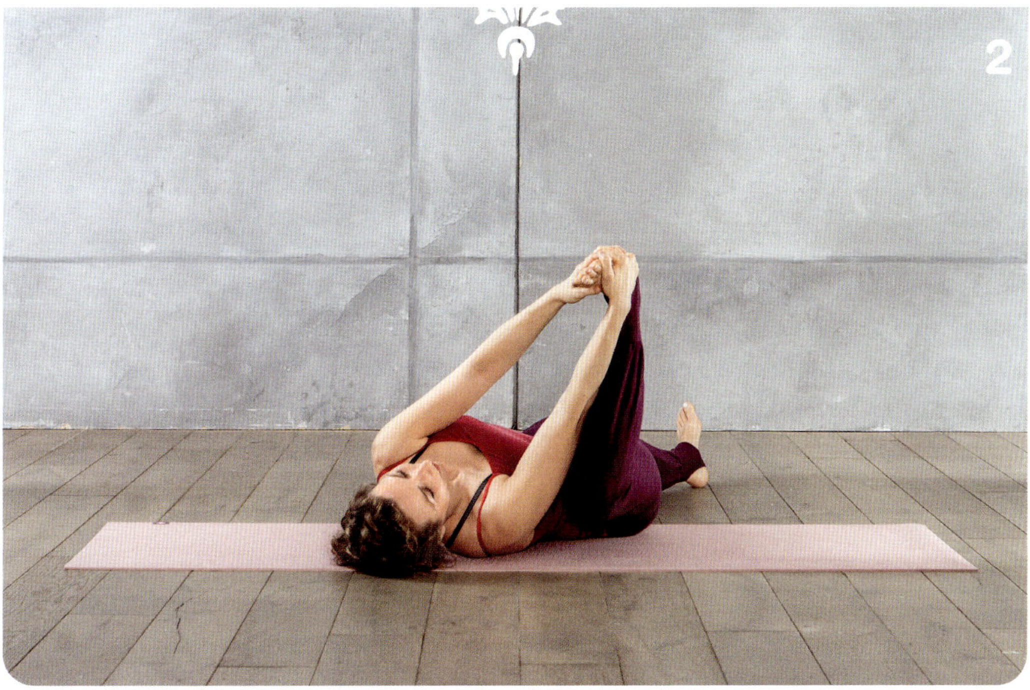
2

Halber Schmetterling (Janu Shirshasana, Half Butterfly)

Die Position stimuliert Nieren, Leber und Milz sowie den aufsteigenden und absteigenden Dickdarm. Zudem dehnt sie die Beininnen- und -rückseiten.

Wirkung

Der Halbe Schmetterling wirkt auf die Meridiane von Blase, Leber und Nieren. In der Drehung und der Seitbeuge wird zusätzlich der Gallenblasenmeridian stimuliert, zudem spricht die Seitbeuge den Dünndarmmeridian, den Dickdarmmeridian und den Dreifachen Erwärmer an.

Übungspraxis

1 Setze dich mit lang ausgestreckten Beinen auf die Matte, wenn du möchtest, auch etwas erhöht auf eine Decke oder ein Kissen. Winkle dann dein rechtes Bein so an, dass deine Ferse Richtung Beckenmitte zeigt. Lege dir einen Block oder die Yogarolle unter das gebeugte Bein, wenn du hier noch zu sehr verspannst. Entspanne dann deinen Rücken und lasse dich passiv nach vorn zu deinem ausgestreckten Bein sinken.

2 Alternativ kannst du dein rechtes Bein beim Halben Schmetterling auch nach außen anwinkeln, wenn die Position so angenehmer für dich wird.

3 Richte dich wieder auf und komme in eine **Seitbeuge.** Dazu behältst du die Beinposition bei, drehst deinen Oberkörper zum rechten gebeugten Bein und neigst ihn dann zum linken ausgestreckten Bein hin. Deinen linken Arm kannst du dabei angewinkelt auf dem linken Bein oder einem Polster abstützen, der rechte Arm zieht lang über den Kopf zur linken Seite oder bleibt hinter dem Rücken.

4 Komme danach in eine aktive **Drehung.** Dazu richtest du dich wieder auf und greifst mit der linken Hand (etwa auf Kniehöhe) die Außenseite des rechten gebeugten Beins. Die rechte Hand setzt du hinter deinem Becken auf und stabilisierst damit die Position.

Bleibe 3 bis 5 Minuten in der Position, die Seitbeuge und die Drehung eingerechnet. Komme zurück in die Mitte, strecke beide Beine wieder aus und bewege sie ein paarmal hin und her. Wechsle dann die Seite und führe die Übung auch dort mit beiden Varianten aus. Alternativ kannst du auch gern nur in der Vorbeuge bleiben. Begib dich anschließend in die Entspannte Rückenlage (siehe Seite 41) und spüre nach.

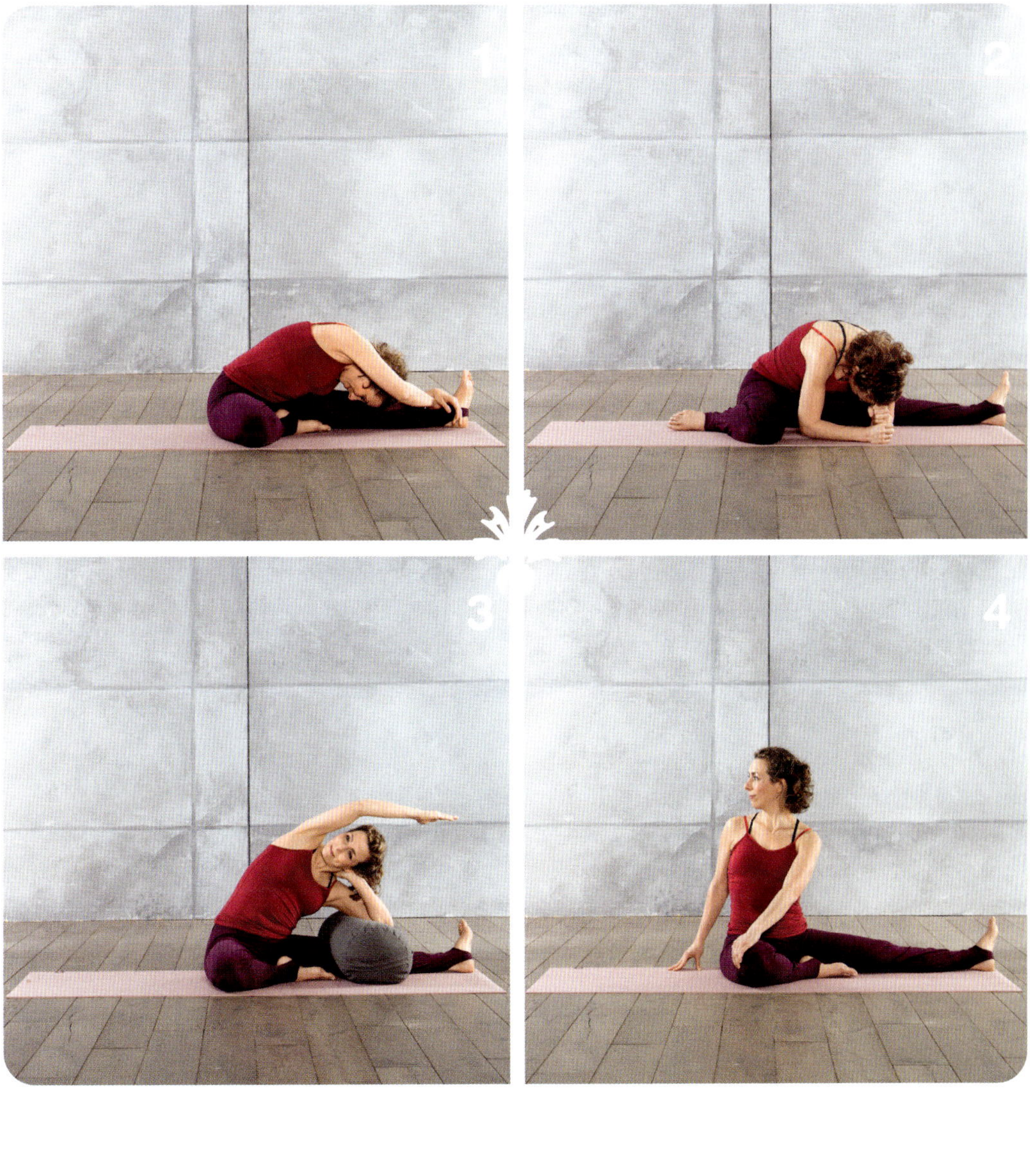
1
2
3
4

Halber liegender Lotus
(Supta Ardha Padmasana, Half Lying Lotus)

Der Halbe liegende Lotus öffnet deinen Beckenraum und wirkt entspannend und durchblutungsfördernd auf die Unterleibsorgane. Zudem weitest du in dieser Position deinen Brustraum, was dich in einem tiefen Atemfluss unterstützen kann.

Wirkung

Der Fokus liegt hier auf den Meridianen von Gallenblase, Magen, Milz, Leber, Nieren, Lunge, Herzbeutel und Herz.

Übungspraxis

Lege dir deine Yogarolle oder eine eingerollte Decke längs auf die Matte und setze dich mit einem kleinen Abstand rücklings davor. Komme in einen Schneidersitz und lege deinen rechten Fuß auf der Innenseite deines linken Oberschenkels ab. Wenn dir diese Dehnung zu intensiv ist, kannst du den Fuß auch auf deinem Unterschenkel platzieren oder alterntiv im klassischen Schneidersitz bleiben. Lege dich zurück auf deine Erhöhung und nimm gern noch etwas unter deinen Kopf. Führe die Arme lang neben deinen Kopf oder zur Seite, sodass du eine Dehnung im Brust- und Schulterbereich spürst. Nimm deine Arme wieder nach unten oder auf deinen Bauch, falls deine Fingerspitzen einschlafen sollten.

Bleibe 3 bis 5 Minuten in der Position. Nimm die Arme dann wieder neben den Körper, drücke dich mit aktiviertem Beckenboden nach oben und beuge deinen Oberkörper zum Ausgleich für einige Atemzüge nach vorn. Richte dich auf, strecke deine Beine aus und bewege sie ein paarmal hin und her. Verschränke dann deine Beine andersherum und wiederhole die Übung.

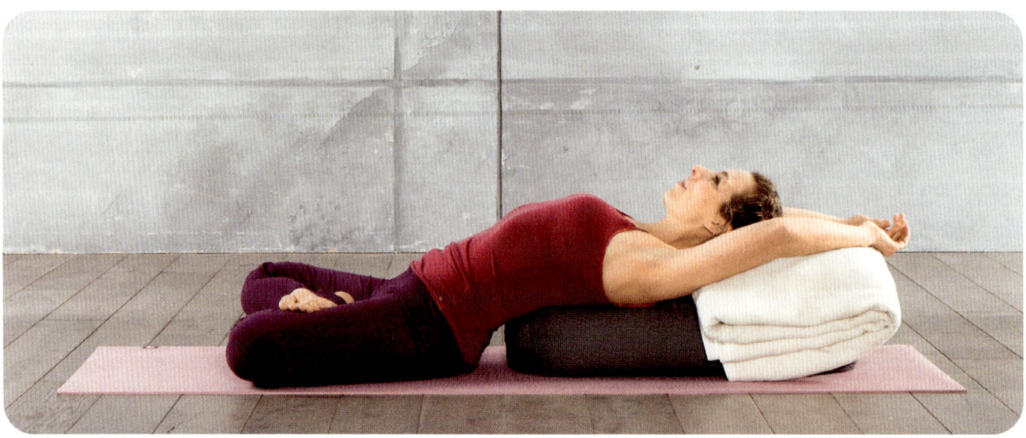

Hocke (Malasana, Squat Pose)

Die Hocke hat eine entgiftende Wirkung auf den Körper, da sie den Darm massiert, stimuliert und für eine gute Verdauung sorgt. Zudem stärkt die Position die Fußgelenke, mobilisiert die Knie- und die Hüftgelenke und dehnt die Gesäßmuskeln sowie die Lendenwirbelsäule.

Wirkung

Die Hocke wirkt hauptsächlich auf die Meridiane von Leber, Nieren, Milz und Blase.

Übungspraxis

Stelle dich mit leicht gegrätschten Beinen auf, deine Fußspitzen zeigen nach außen oder gerade nach vorn. Jetzt beuge langsam deine Knie und senke dein Gesäß Richtung Boden ab, bis sich Waden und Oberschenkel berühren. Sollten deine Fersen in der tiefen Position vom Boden abheben, dann lege dir eine zusammengerollte Decke darunter, um ein gutes Gleichgewicht zu finden. Fällt dir die Hocke hingegen in den Knien schwer, kannst du ein paar Blöcke oder eine Yogarolle unter deinem Gesäß platzieren oder dich direkt auf den Boden setzen, die Beine weiterhin gebeugt. Nimm deine Hände in die Gebetshaltung, lege die Fingerspitzen an dein Stirnchakra (siehe Seite 19) und beuge dich mit entspanntem Rücken nach vorn. In der Position kannst du entweder ganz ruhig bleiben oder sanfte kleine Schaukelbewegungen vor und zurück einbauen. Für eine zusätzliche Nackendehnung nimm die Hände gefaltet an deinen Hinterkopf und dehne hier sanft nach.

Bleibe 3 bis 5 Minuten in der Hocke. Zum Auflösen strecke langsam die Beine und komme als Gegenposition in eine Stehende Vorbeuge (siehe Seite 96 f.).

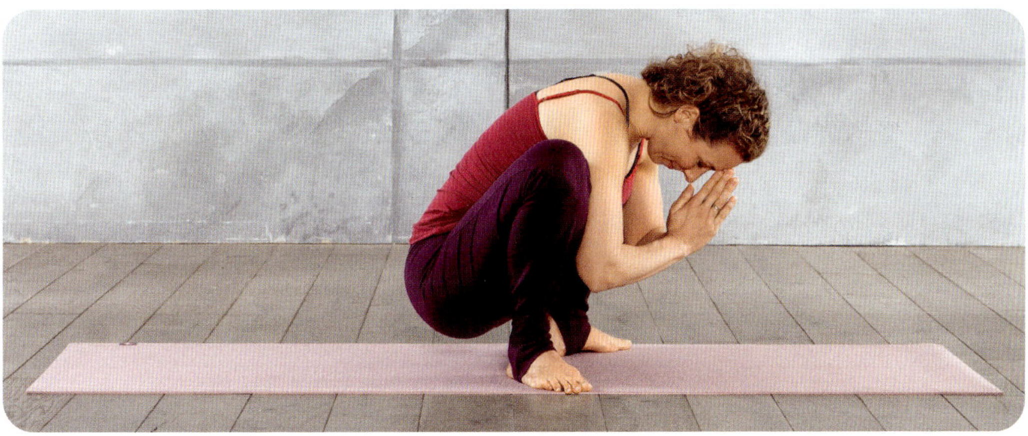

Kindshaltung (Balasana, Child's Pose)

Die Kindshaltung bietet sich an, wenn du Raum für Rückzug brauchst oder du dich zwischen den Übungen neutralisieren möchtest. Die Position entspannt den Rücken, die Schultern und den Nacken. Sie dehnt die Fußrücken und die Fußgelenke, lockert die Wirbelsäule und massiert gleichmäßig die Bauchorgane.

Wirkung

Bei der Kindshaltung liegt der Fokus auf dem Blasenmeridian.

Übungspraxis

In der klassischen Kindshaltung setzt du dich auf deine Fersen und lässt deinen Oberkörper nach vorn sinken. Deine Arme liegen entspannt nach hinten ausgestreckt neben deinen Beinen, deine Stirn berührt den Boden. Wenn du möchtest, lege dir eine Decke unter. Alternativ kannst du auch deine Fäuste übereinanderlegen und die Stirn darauf ablegen. Halte deine Beine geschlossen oder geöffnet, wie es für dich angenehmer ist.

Bei einer sanften Variante, die sich auch für Schwangere oder während der Menstruation anbietet, nutzt du eine Yogarolle oder eine eingerollte Decke. Dazu nimmst du die Rolle zwischen deine Beine und legst deinen Oberkörper nach vorn darauf ab. Deinen Kopf kannst du nun auf deine Hände betten oder du schrägst die Rolle etwas an, indem du einen Yogablock unterlegst. Alternativ verschränkst du die Arme unter der Rolle und legst deinen Kopf zur Seite gedreht ab. Wechsle dann aber zwischendurch die Seite, damit die Halswirbelsäule auch in die andere Richtung rotieren kann.

Bleibe so lange in der Position, wie es dir guttut, und rolle dich dann langsam wieder auf.

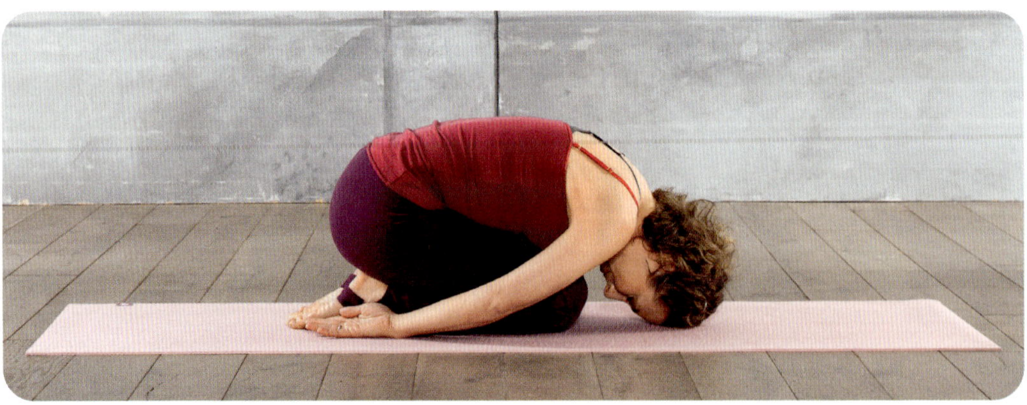

Offene Flügel (Open Wings)

Diese Position öffnet den Brustkorb und dehnt die vordere Schulterpartie. In diesen Bereichen ist die Muskulatur durch unsere täglichen Fehlhaltungen, zum Beispiel durch stundenlanges Arbeiten am Computer, häufig verkürzt.

Wirkung

Der Fokus liegt auf den Meridianen von Lunge, Herzbeutel und Herz.

Übungspraxis

Beginne in der Bauchlage und strecke deinen rechten Arm in Schulterhöhe zur Seite aus, die Handfläche zeigt nach unten. Stütze dich nun mit dem linken Arm ab und drehe dich auf die rechte Körperseite. Beuge beide Knie und winkle dein rechtes Bein im 90-Grad-Winkel vor dem Körper an. Lege dir einen Block oder ein Kissen seitlich unter deinen Kopf, wenn dir die Haltung im Nacken unangenehm ist. Je weiter du dich im Oberkörper nach hinten lehnst, desto intensiver wird die Dehnung. Wenn es etwas sanfter ausfallen soll, dann lege dich auf eine gefaltete Decke oder bleibe mit dem Oberkörper weiter vorn.

Bleibe 2 bis 3 Minuten in der Position, komme wieder zurück in die Bauchlage und wechsle dann die Seite. Spüre anschließend ein paar Minuten in der Entspannten Bauchlage (siehe Seite 40) nach.

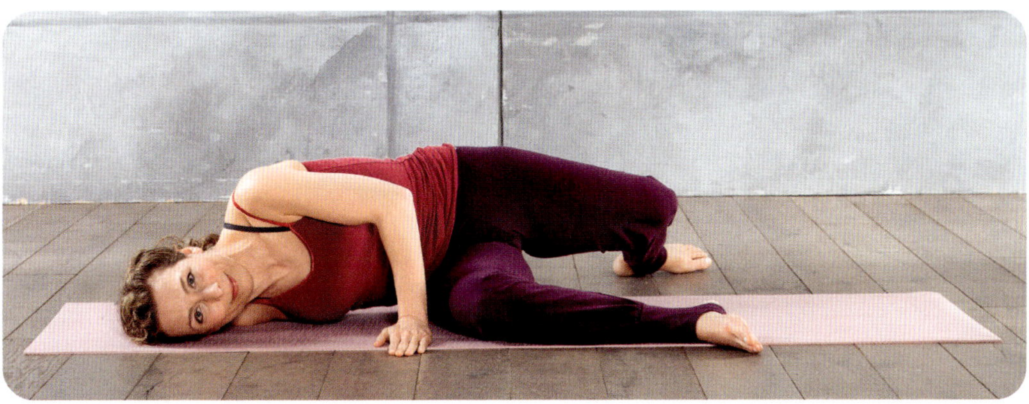

Korkenzieher
(Jathara Parivartanasana, Twisted Roots)

Die Position stimuliert die Bauchorgane durch die Drehung und die Atmung. Sie ist in meinen Augen eine der heilsamsten Übungen, die es im Yoga gegen Rückenbeschwerden gibt, da sie die Wirbelsäule und das umliegende fasziale Gewebe elastisch und geschmeidig hält. Sie kann präventiv, aber in der Regel auch im akuten Fall mit genügend Hilfsmiteln unter den Beinen ausgeführt werden. Der Korkenzieher eignet sich sehr schön zum Abschluss einer Übungsreihe, da er das Becken noch mal schließt und die Energie in den Chakras so besser gehalten werden kann.

Wirkung

Der Korkenzieher wirkt hauptsächlich auf die Meridiane von Gallenblase, Blase, Lunge, Herzbeutel und Herz.

Übungspraxis

1 Lege dich auf den Rücken, ziehe deine Knie zur Brust und lasse die gebeugten Beine dann zur linken Seite auf den Boden sinken. Deine Arme kannst du auf Schulterhöhe zur Seite oder nach oben ausgestreckt auf dem Boden ablegen. Schaue zu deiner rechten Hand, wenn du die Drehung in der Halswirbelsäule miteinbeziehen möchtest. Gib dein Gewicht ganz an den Boden ab und atme in den Bauchraum hinein, um den Massageeffekt auf deine Bauchorgane zu intensivieren.

2 Möchtest du die **Dehnung verstärken,** bietet sich folgende Variante an. Beginne wieder in der Rückenlage, setze deine Füße hüftbreit geöffnet auf der Matte auf und lasse die Knie wie oben beschrieben zur Seite sinken. Löse jetzt den unteren Fuß vom Boden und lege ihn auf der Außenseite des oberen Beins oder auf dem Knie ab.

3 Neben der Dehnung kannst du beim Korkenzieher auch die **Drehung verstärken.** Strecke dazu das linke Bein in der Rückenlage lang aus und setze den rechten Fuß auf dem Bein ab. Lasse das rechte Knie von hier aus nach links in Richtung Boden sinken, eventuell mit einem Hilfsmittel unterlagert. Du spürst die Wirkung noch intensiver, wenn du die linke Hand auf dem rechten Oberschenkel ablegst.

Bleibe 3 bis 5 Minuten in der gewählten Position. Komme dann zurück in die Mitte, fasse deine Knie und ziehe sie kurz zur Brust, schaukele einige Male hin und her und wechsle dann die Seite.

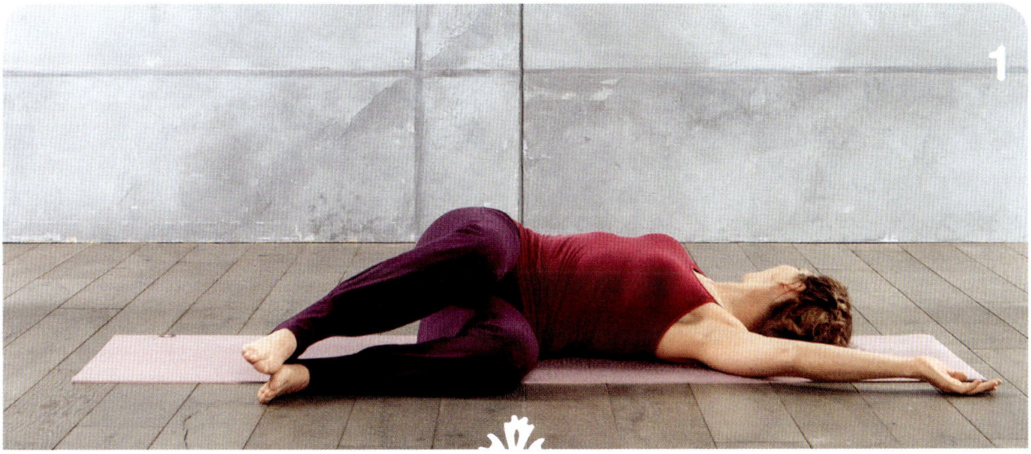
1

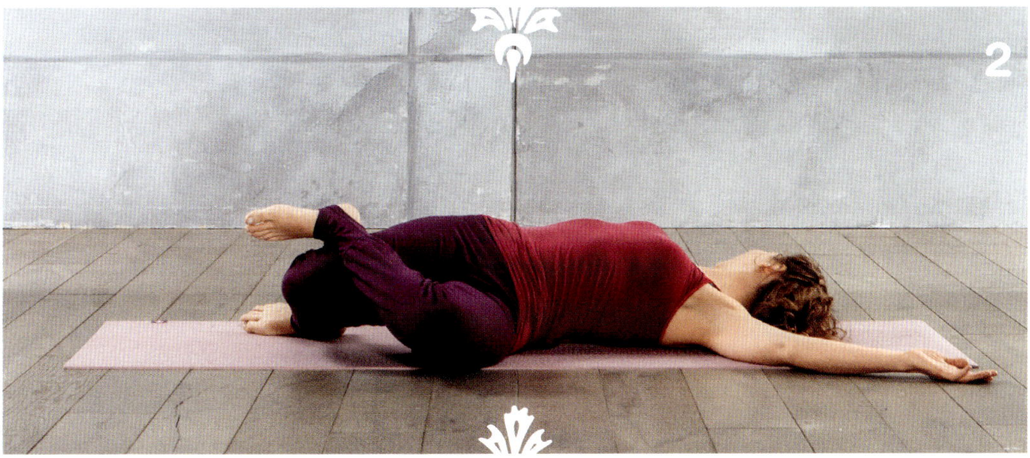
2

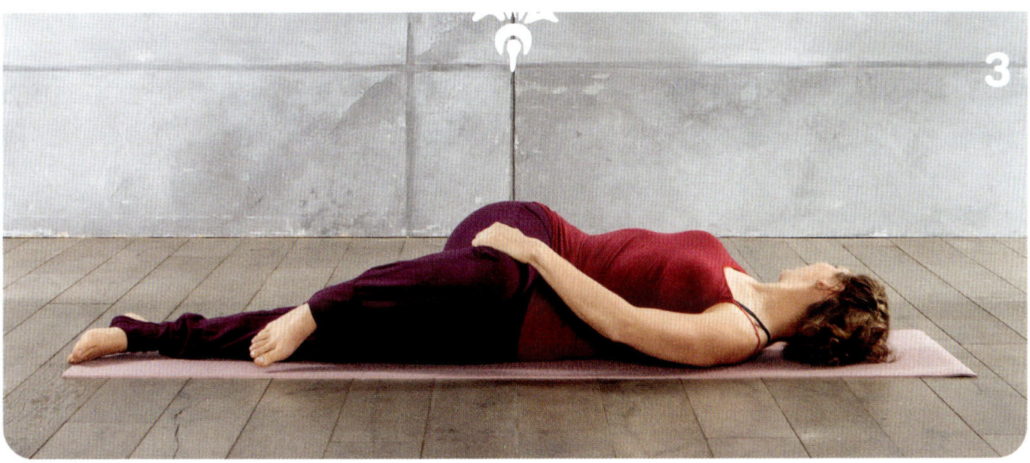
3

Kranich (Ardha Malasana, Crane Pose)

Diese Übung öffnet den Beckenraum und dehnt die Leisten sowie Innenseiten der Beine. Zudem massiert und stimuliert sie die Bauchorgane.

Wirkung

Der Kranich wirkt besonders auf die Meridiane von Leber, Nieren, Milz und Blase. In der Drehung und der Seitbeuge wird zusätzlich der Gallenblasenmeridian stimuliert, zudem spricht die Seitbeuge den Dünndarmmeridian, den Dickdarmmeridian und den Dreifachen Erwärmer an.

Übungspraxis

1 Komme in die Grundposition, dein linkes Bein wie in der Hocke gebeugt und das rechte Bein lang zur Seite ausgestreckt oder leicht im Knie gebeugt. Um die Position zu erleichtern, kannst du dich auch auf eine Yogarolle oder eine eingerollte Decke setzen. Beuge dich dann mit entspanntem Oberkörper nach vorn.

2 Komme nun in eine **Seitbeuge,** indem du dich zuerst wieder aufrichtest und deinen rechten Arm zum rechten Bein bringst. Neige jetzt deinen Oberkörper nach rechts und nimm dabei den linken Arm über deinen Kopf oder hinter deinen Rücken.

3 Richte dich wieder auf, um den Kranich mit einer **Drehung** auszuführen. Fasse dazu mit der linken Hand dein rechtes Bein oder die Yogarolle und setze deine rechte Hand mit langem Arm hinter deinem Becken auf. Deine Wirbelsäule bleibt gerade.

Bleibe 3 bis 5 Minuten im Kranich, die Seitbeuge und die Drehung eingerechnet. Drehe dich dann zurück in die Mitte und wiederhole den Ablauf auf der anderen Seite. Alternativ kannst du gern auch nur in der Vorbeuge bleiben. Begib dich zum Abschluss der Übung in die Entspannte Rückenlage (siehe Seite 41) und spüre nach.

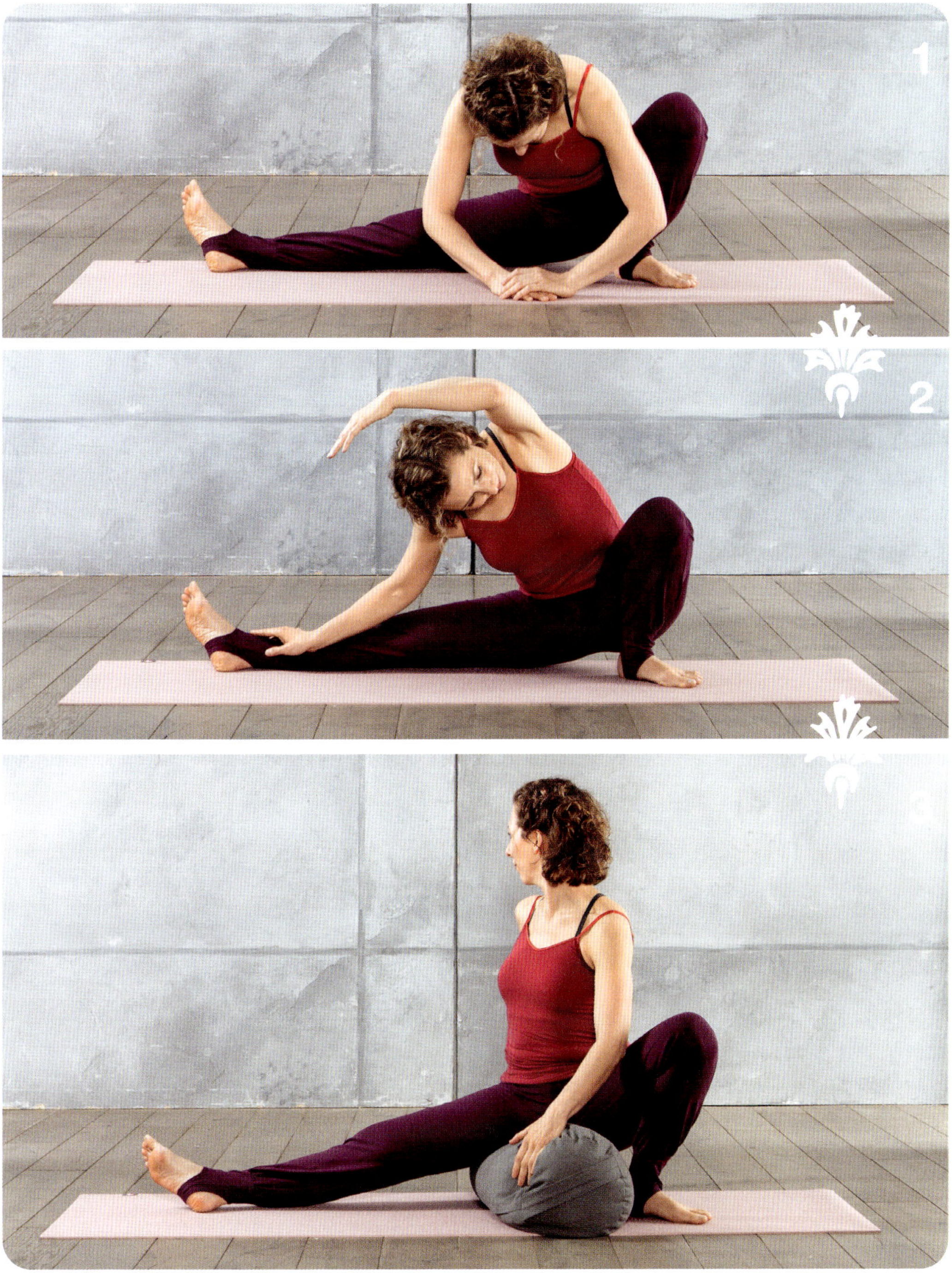
1
2
3

Libelle (Upavistha Konasana, Dragonfly)

Diese Position ist sehr wohltuend während der Menstruation, da sie den Beckenraum weit öffnet und entspannt. Sie hat einen harmonisierenden Effekt bei Unterleibs- oder hormonbedingten Beschwerden – sowohl bei Männern als auch bei Frauen. Durch den Einsatz von Hilfsmitteln kannst du so auch die Bauch- und Unterleibsorgane massieren.

Wirkung

Die Libelle wirkt hauptsächlich auf die Meridiane von Leber, Nieren, Milz und Blase. In der Drehung und der Seitbeuge wird zusätzlich der Gallenblasenmeridian stimuliert, zudem spricht die Seitbeuge den Dünndarmmeridian, den Dickdarmmeridian und den Dreifachen Erwärmer an.

Übungspraxis

1 Setze dich mit lang ausgestreckten Beinen auf die Matte und öffne deine Beine dann so weit, bis du eine angenehme Dehnung in den Beininnenseiten spürst. Nimm dir eine Yogarolle oder eine eingerollte Decke dazu und lege sie der Länge nach mittig vor dir ab, sodass dein Bauch die Rolle berührt, wenn du dich nach vorn beugst. Möchtest du eher die unteren Bauchorgane massieren, dann lasse die Rolle flach auf dem Boden liegen. Die oberen Bauchorgane erreichst du besser, wenn du noch einen oder zwei Blöcke unter dem unteren Ende der Rolle platzierst. Falls du nicht so beweglich bist, kannst du auch zusätzlich Decken oder Blöcke auf der Rolle ablegen, um sie zu erhöhen. Entspanne dich dann in deinem Rücken und in deinen Beinen und beuge dich so weit nach vorn, wie dein Körper es gerade zulässt. Dein Kopf ruht auf deinen Händen. Lenke den Atem sanft in den Bauch- und Beckenraum hinein.

2 Alternativ kannst du auch in die **Halbe Libelle** kommen, indem du ein Bein lang zur Seite ausstreckst und das andere nach innen anwinkelst und den Fuß zu deinem Becken ziehst. Wechsle dann auch die Beinhaltung.

3 Eine weitere Variante ist die Libelle mit **Seitbeuge.** Richte dich dazu wieder auf und neige deinen Oberkörper zur linken Seite. Platziere die Rolle dabei auf dem linken Bein, sodass dein Arm bequem gestützt wird. Den rechten Arm kannst du entweder hinter den Rücken nehmen oder du hebst ihn angewinkelt über deinen Kopf, um die Dehnung zu verstärken.

4 Richte dich wieder auf und strecke deine Wirbelsäule, um die Libelle mit einer **Drehung** zu kombinieren. Setze dazu deine linke Hand vor oder auf dem rechten Bein auf und deine rechte Hand hinter dem Becken. Der Blick geht über die rechte Schulter.

5 Wenn dir die Position sehr schwerfällt, dann nimm sie gern in der **Rückenlage** ein. Setze dich dazu auf eine Yogarolle oder vor eine Wand. Lege dich zurück auf den Rücken und hebe die Beine nach oben oder bringe sie an die Wand. Öffne jetzt die Beine und gib die weitere Arbeit an die Schwerkraft ab.

Bleibe 3 bis 5 Minuten in der Libelle, der Libelle in Rückenlage oder in der Halben Libelle, den Seitenwechsel eingerechnet. Die Seitbeuge kannst du 1 bis 2 Minuten je Seite halten, die Drehung etwa 5 bis 8 Atemzüge. Komme dann zurück in die Mitte und spüre in der Entspannten Rückenlage (siehe Seite 41) nach. Bleibe alternativ gern nur in der Vorbeuge.

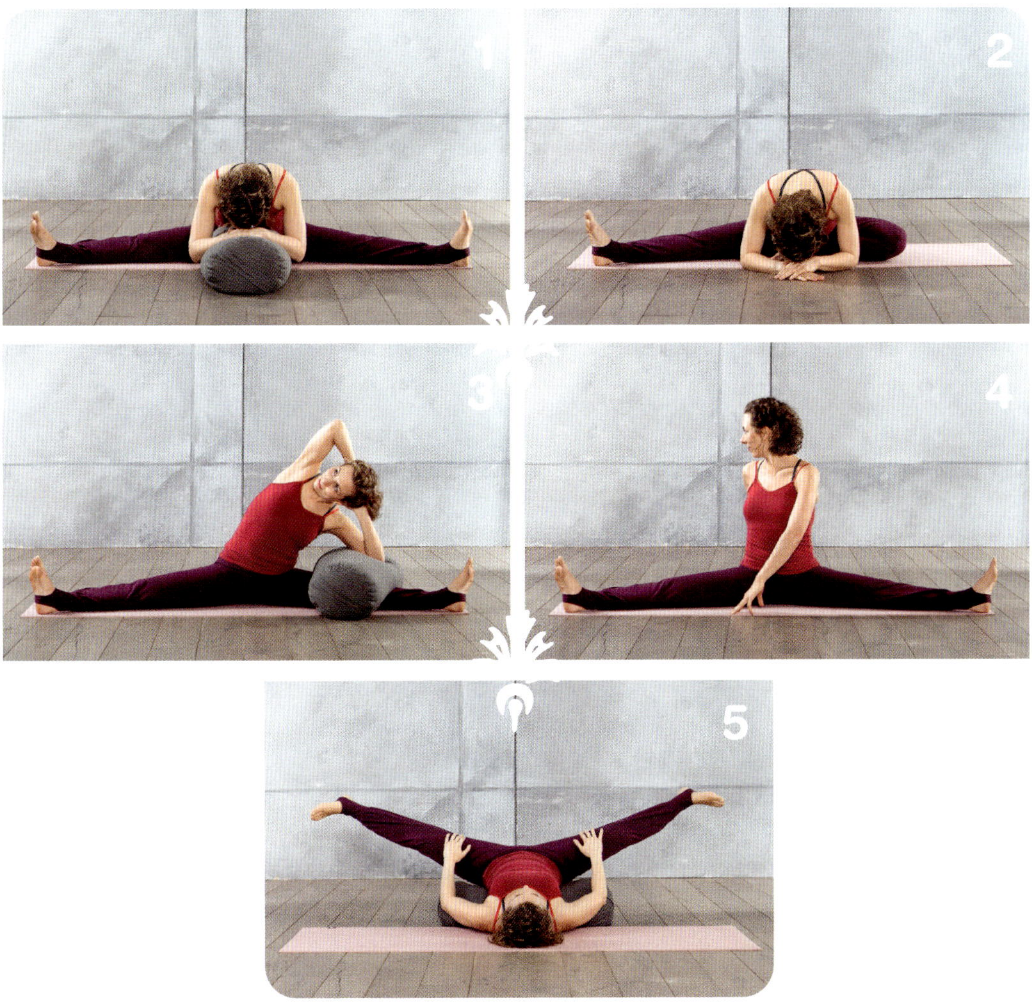

Liegende Banane (Lying Banana)

In dieser Position werden die seitlichen Bauchorgane Leber und Milz, der aufsteigende und absteigende Dickdarm sowie die Lungenflügel auf der einen Seite gedehnt und auf der anderen Seite komprimiert.

Wirkung

Die Liegende Banane wirkt auf die Meridiane von Gallenblase und je nach Armhaltung auf Dickdarm, Dünndarm und den Dreifachen Erwärmer oder Lungen-, Herzbeutel- und Herzmeridian.

Übungspraxis

Lege dir eine Yogarolle oder eine zusammengerollte Decke quer auf deine Unterlage und setze dich rechts neben die Rolle. Neige deinen Oberkörper nun nach links und lege dich entspannt auf der Rolle ab. Dein Kopf ruht auf deinem linken Arm, den du auch noch mit einer Decke abstützen kannst. Winkle deine Beine dabei bequem an oder bringe sie für etwas mehr Hüftöffnung in einen 90-Grad-Winkel. Deinen rechten Arm ziehst du lang ausgestreckt nach links über den Kopf. Gib dein Gewicht ganz nach unten ab.

Halte die Position 3 bis 5 Minuten lang, drücke dich dann wieder zurück nach oben und wechsle die Seite. Lege anschließend deine Hilfsmittel beiseite und spüre in der Entspannten Rückenlage (siehe Seite 41) nach.

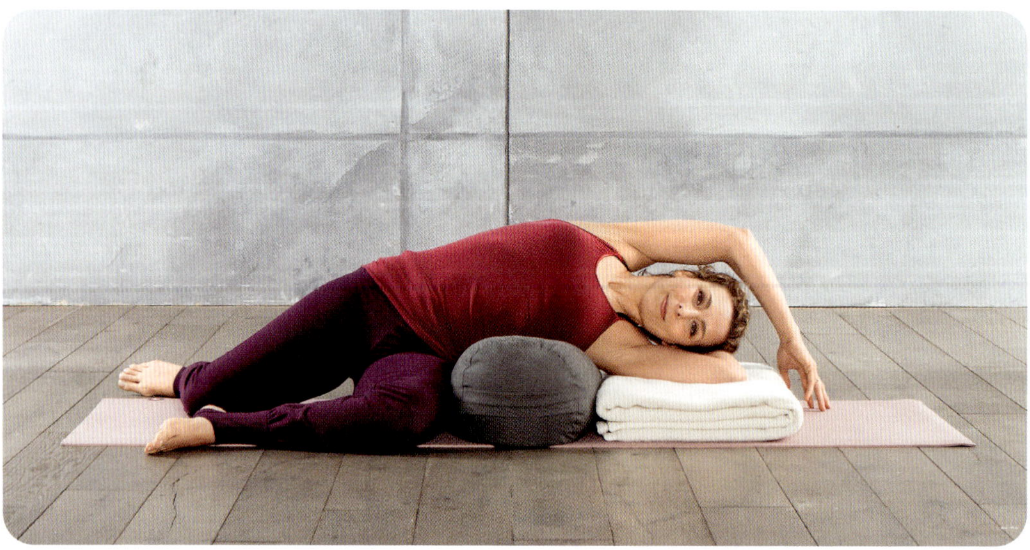

Liegender Halbmond (Lying Half Moon)

In dieser Haltung werden die seitlichen Bauchorgane Leber und Milz, der aufsteigende und absteigende Dickdarm sowie die Lungenflügel auf der einen Seite gedehnt und auf der anderen Seite komprimiert.

Wirkung

Der Liegende Halbmond wirkt auf die Meridiane von Gallenblase, Lunge, Herz und Herzbeutel und eventuell auch auf Dickdarm, Dünndarm und den Dreifachen Erwärmer.

Übungspraxis

Komme in die Rückenlage und nimm deine Arme nach oben neben deinen Kopf auf den Boden. Mit der linken Hand greifst du nun das rechte Handgelenk und bewegst dich aus dem Oberkörper heraus Stück für Stück zur linken Seite. Schiebe dann auch deine Beine langsam nach links, sodass dein Körper jetzt die Form eines liegenden Halbmondes einnimmt und du eine Dehnung auf der rechten Körperseite spürst. Lasse die Füße parallel oder kreuze sie. Achte darauf, dass das Becken auf dem Boden liegen bleibt und du nicht zur Seite kippst. Der Nacken bleibt entspannt.

Halte die Position 3 bis 5 Minuten lang, komme dann wieder zurück in die Mitte und wechsle die Seite. Spüre anschließend in der Entspannten Rückenlage (siehe Seite 41) nach.

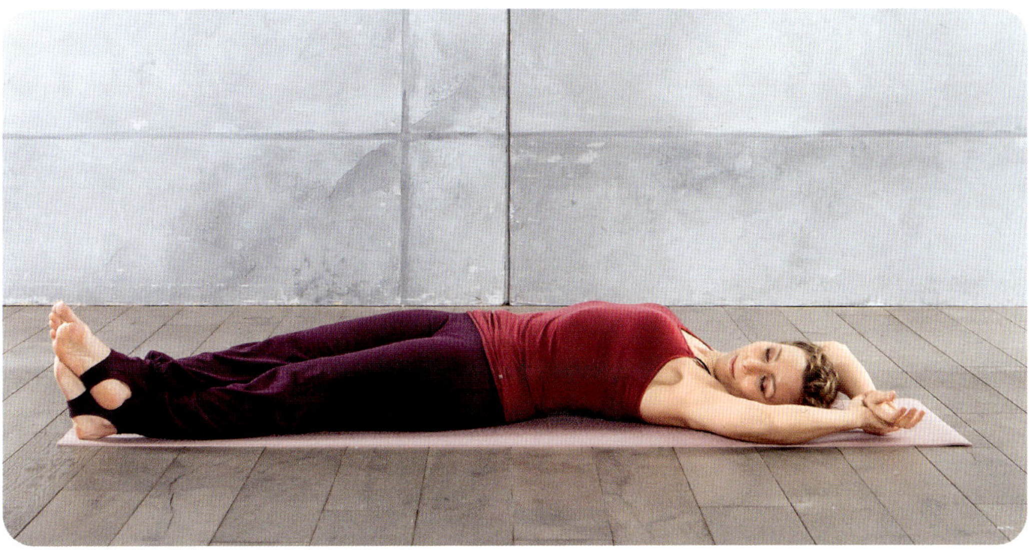

Liegende Katze (Cat Pulling its Tail)

In dieser Position werden die Bauchorgane durch die Drehung und deinen Atem sanft massiert. Sie dehnt zudem sanft die Vorderseite des Oberschenkels, die heutzutage bei vielen Menschen durch das häufige Sitzen verkürzt ist. Die leichte Drehung in der Wirbelsäule wirkt sich daneben positiv auf die Gesundheit des Rückens aus, da so auch die schmerzanfällige Faszie im unteren Rücken stimuliert wird.

Wirkung

Die Liegende Katze wirkt hauptsächlich auf die Meridiane von Magen, Milz, Gallenblase und Blase, in den Armen zusätzlich auf die Meridiane von Lunge, Herzbeutel und Herz.

Übungspraxis

Lege dich auf deine linke Seite und positioniere deinen Kopf bequem auf deinem linken Arm. Beuge dein rechtes Knie und winkle das Bein im 90-Grad-Winkel vor dem Körper an. Beuge nun auch dein linkes Knie und fasse dein linkes Fußgelenk mit der rechten Hand hinter dem Körper, sodass du in eine sanfte Drehung kommst. Alternativ kannst du auch deine Hose greifen oder einen Yogagurt einsetzen. Bleibe entweder ausbalanciert auf der Seite liegen oder verlagere dein Gewicht etwas mehr nach hinten. Lenke den Atem in deinen Bauch hinein, um den entgiftenden Effekt dieser Übung auf deine Bauchorgane zu verstärken.

Halte die Position 3 bis 5 Minuten lang, löse dann die Hand vom Fuß, drehe dich zurück in die Mitte und wechsle die Seite.

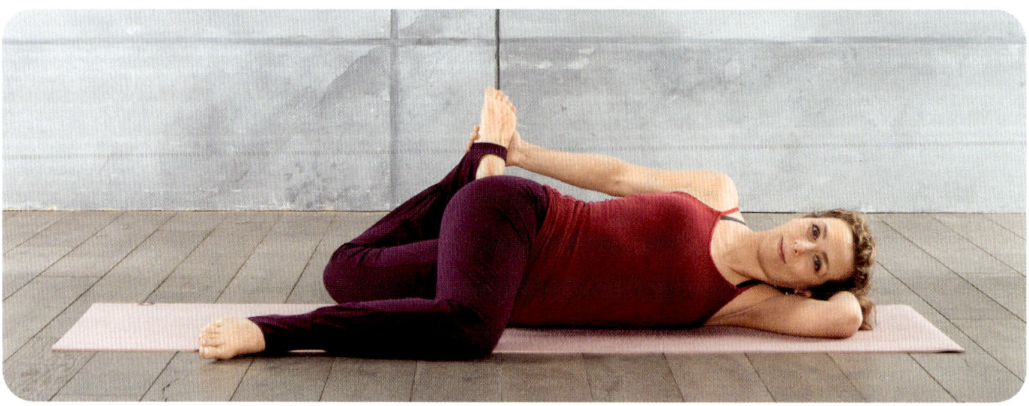

Liegender Schmetterling
(Supta Baddha Konasana, Lying Butterfly)

Diese Übung öffnet deinen Beckenraum, wirkt positiv auf die Unterleibsorgane und dehnt die Beininnenseiten. Zudem weitest du deinen Brustraum, was dich in einem tiefen Atemfluss unterstützen kann.

Wirkung

Beim Liegenden Schmetterling liegt der Fokus auf den Meridianen von Leber, Nieren und Milz, bei ausgestreckten Armen auch auf Lunge, Herzbeutel und Herz.

Übungspraxis

Lege dich rücklings auf die Matte und platziere dabei einen Yogablock unter deinem Kopf und einen zweiten in Höhe der Schulterblätter unter deiner Brustwirbelsäule. Den Kopf kannst du alternativ auf einem Kissen weich betten. Bringe deine Fußsohlen zusammen und lasse die Knie sanft nach außen sinken. Sollte die Dehnung an den Innenseiten der Beine oder in den Leisten zu intensiv sein, kannst du dir noch Blöcke oder Kissen unter deine Knie legen. Nimm die Arme lang ausgestreckt neben den Kopf oder lege sie so seitlich auf dem Boden ab, dass eine Dehnung im Brust- und Schulterbereich spürbar ist. Falls deine Fingerspitzen dabei einschlafen, verändere die Armposition, indem du die Hände mehr zur Seite oder auf den Bauch nimmst.

Bleibe 3 bis 5 Minuten in der Position. Nimm die Arme zurück neben den Körper, schließe die Beine und drücke dich mit aktiviertem Beckenboden nach oben. Lege die Hilfsmittel zur Seite und spüre in der Entspannten Rückenlage (siehe Seite 41) nach.

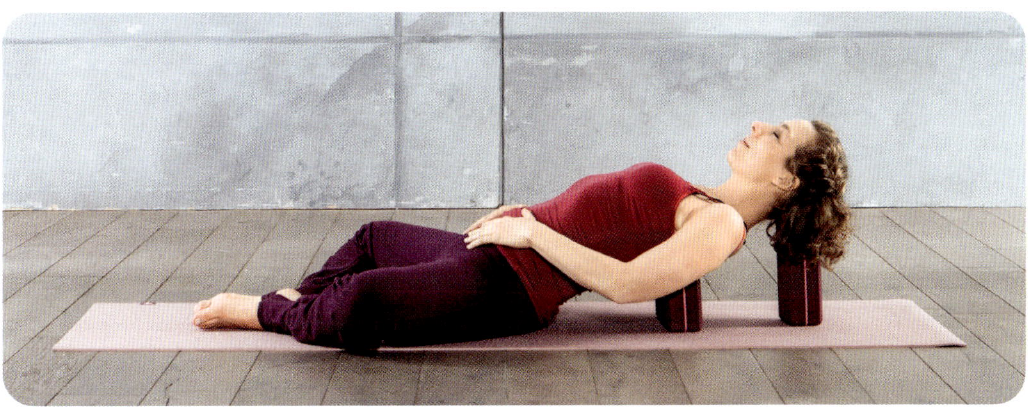

Nackendehnungen

Diese Übungen kannst du täglich ausführen, wenn du im Schulter- und Nackenbereich verspannt bist. Sie haben eine sehr wohltuende Wirkung und lösen Verspannungen sanft und effektiv.

Wirkung

Bei den Nackendehnungen liegt der Fokus auf den Meridianen von Blase, Gallenblase, Magen, Dünndarm, Dickdarm und dem Dreifachen Erwärmer, jedoch werden sie nur zu einem kleinen Teil gedehnt.

Übungspraxis

1 Vorbeuge: Setze dich mit geradem Rücken bequem auf den Boden oder auf einen Stuhl, auf dem Boden bietet sich zum Beispiel der Schneidersitz an. Lasse deinen Kopf zunächst sanft dynamisch nach vorn sinken …

2 Rückbeuge: … und nimm ihn dann behutsam zurück in den Nacken.

3 Seitbeuge: Neige den Kopf nun zur Seite, so als ob du dein oberes Ohr zum Himmel ziehen wolltest. Halte die Position einige Atemzüge und wechsle die Seite.

4 Drehung: Schaue jetzt abwechselnd über beide Schultern nach hinten und lasse den Nacken dabei ganz lang. Schließe nun noch eine seitliche Bewegung an, indem du dein Kinn Richtung Schlüsselbein sinken lässt und den Kopf dann sanft von Seite zu Seite hin und her schwingst. Komme zurück in die Mitte, wiederhole den Ablauf auf der anderen Seite und spüre im Nacken- und Schulterbereich nach.

Mache so viele Wiederholungen, wie dir guttun.

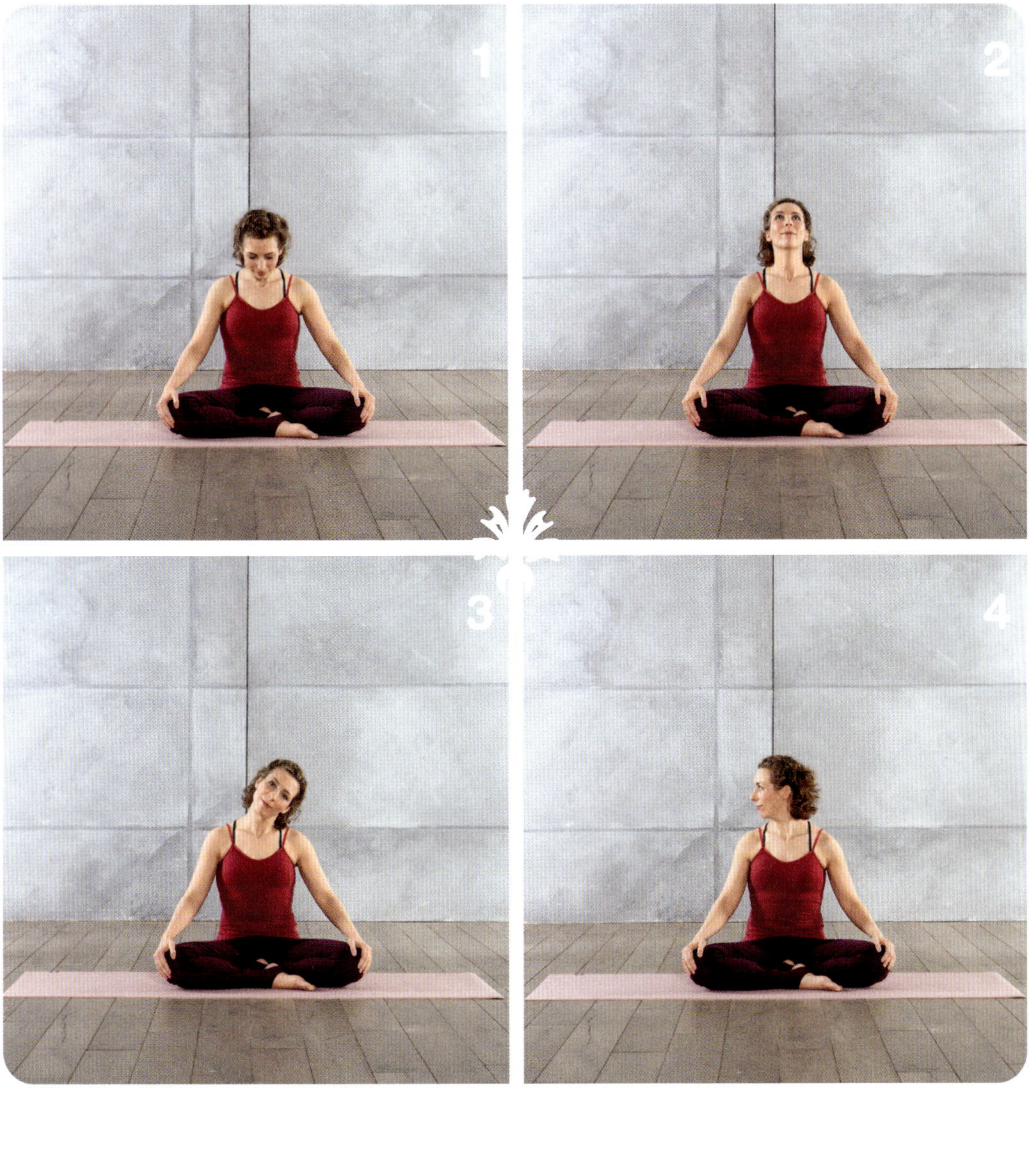
1
2
3
4

Nadelöhr
(Sucirandhrasana, Eye of the Needle Pose)

Diese Position mobilisiert die Hüftgelenke und massiert sanft den Bauchraum. Bei der Variante mit ausgestrecktem Bein dehnst du zusätzlich die Beinrückseite, in Kombination mit einer Drehung werden die Bauchorgane stimuliert.

Wirkung

Beim Nadelöhr liegt der Fokus auf den Meridianen von Gallenblase und Blase, eventuell auch auf Leber, Nieren und Milz. In den Armen werden zusätzlich Lungen-, Herz- und Herzbeutelmeridian stimuliert.

Übungspraxis

1 Setze dich auf eine Yogarolle oder eine eingerollte Decke und lege deinen Oberkörper nach hinten auf dem Boden ab. Die Arme befinden sich lang ausgestreckt neben deinem Kopf. Löse die Füße vom Boden und kreuze das rechte Bein über das linke, lasse die Knie zur Brust sinken. Durch die leichte Erhöhung des Beckens lässt sich die Position ganz mühelos halten.

2 Alternativ kannst du dein linkes Bein auch lang ausstrecken, wenn die Position so angenehmer für dich wird.

3 Lege die Rolle beiseite, um das Nadelöhr mit einer **Drehung** zu kombinieren. Halte die Beine dazu in der gekreuzten Position und lasse dann das linke Knie und den rechten Fuß zur linken Seite sinken. Drehe deinen Kopf zur rechten Seite, wenn du etwas mehr Dehnung spüren möchtest, deine Arme bleiben dabei entspannt auf dem Boden. Lasse deinen Atem ruhig und gleichmäßig fließen.

Bleibe 3 bis 5 Minuten in der Position, die gedrehte Variante eingerechnet. Löse die Beine voneinander und wechsle dann die Seite. Spüre zum Schluss in der Entspannten Rückenlage (siehe Seite 41) nach.

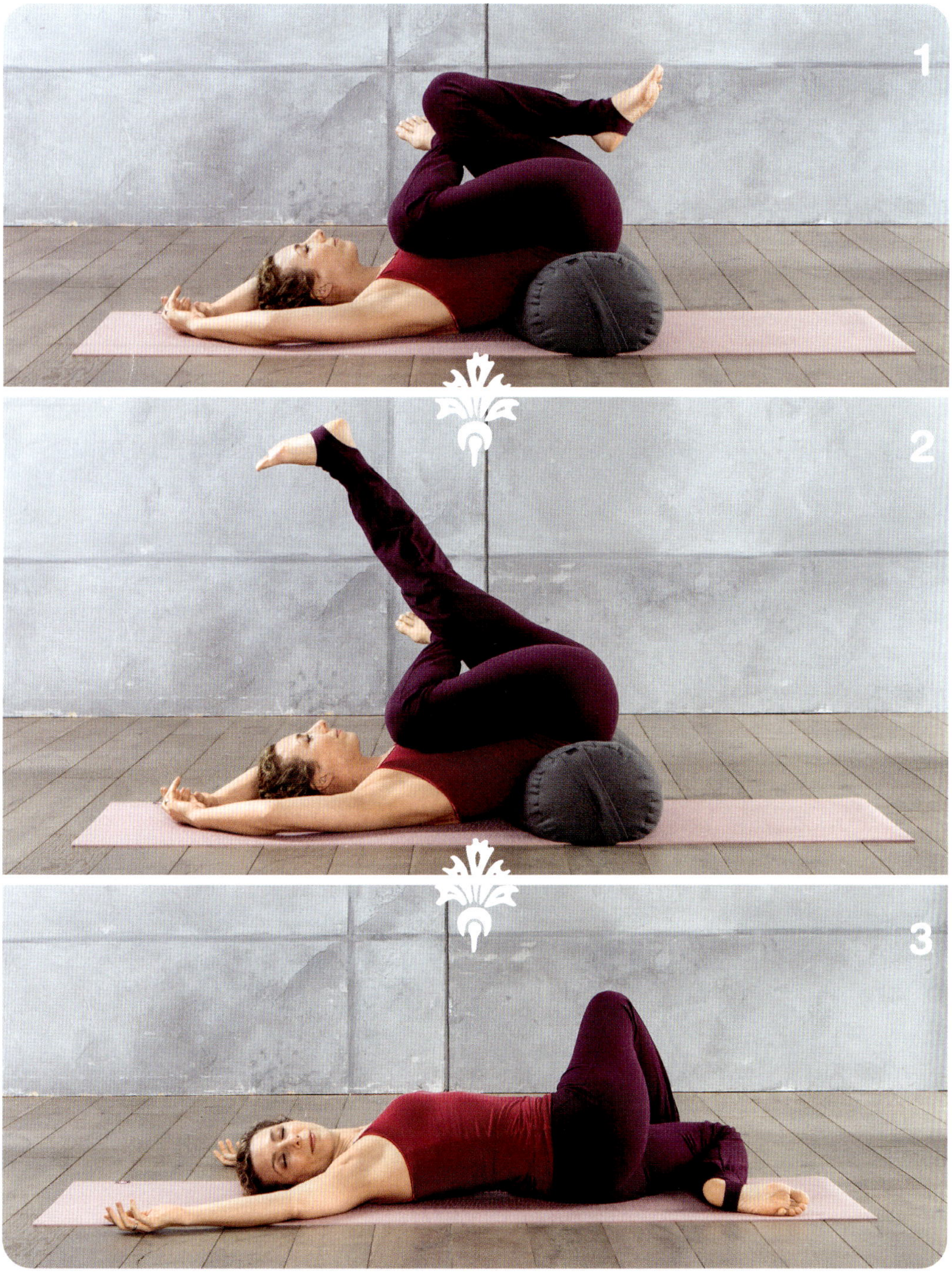
1
2
3

90-90-Position (Deer Pose)

In dieser Position öffnest du die Hüftgelenke einmal in eine Innen- und einmal in eine Außenrotation. Werden die Beine jeweils im 90-Grad-Winkel gebeugt, ist die Hüftöffnung am intensivsten, mit etwas weniger Beugung kann sie aber auch sanfter ausfallen. Zusätzlich stimuliert die 90-90-Position die Bauchorgane.

Wirkung

Der Fokus liegt hier auf den Meridianen von Gallenblase und Blase, eventuell auch auf Leber, Nieren und Milz.

Übungspraxis

1 Setze dich so auf den Boden, dass deine Beine jeweils einen 90-Grad-Winkel bilden. Das heißt, der Oberschenkel des rechten Beins zeigt gerade nach vorn und du beugst den Unterschenkel in einem rechten Winkel an. Das linke Bein nimmst du gerade zur Seite und beugst auch hier den Unterschenkel rechtwinklig an. Wenn dir das nicht möglich ist, kannst du den Kniewinkel natürlich entsprechend verkleinern. Beuge dich mit dem Oberkörper entspannt nach vorn. Nimm eventuell eine Decke oder Rolle dazu, um dich abzustützen.

2 Richte dich für die Variante mit **Drehung** wieder auf, drehe deinen Oberkörper nach rechts und beuge dich nun über den rechten Oberschenkel nach vorn.

Bleibe 3 bis 5 Minuten in der Position, die gedrehte Variante eingerechnet. Komme zurück in die Mitte, setze beide Füße auf und lockere deine Beine, indem du sie einige Male hin und her bewegst. Wiederhole die Übung dann mit dem linken Bein vorn. Begib dich anschließend in die Entspannte Rückenlage (siehe Seite 41) zum Nachspüren.

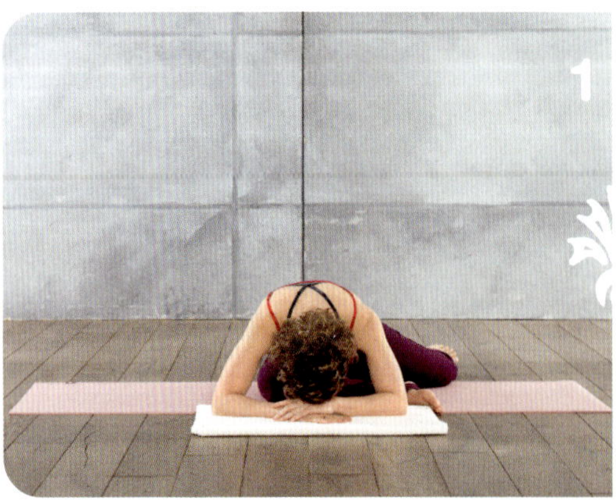

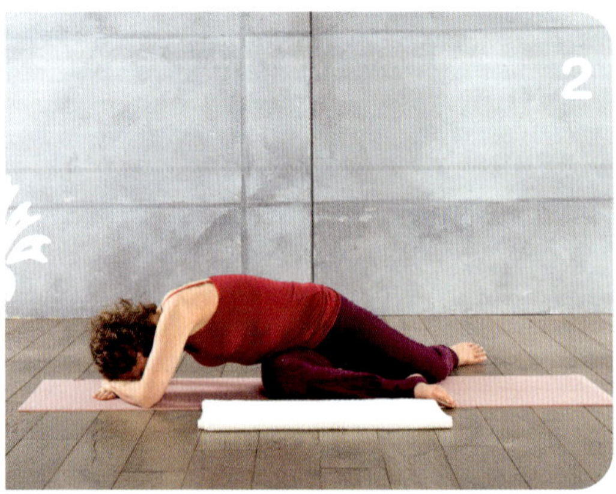

Öffnende Herzstellung
(Anahatasana, Quarter Dog Pose)

Diese Position dehnt die Körpervorderseite wie die Arme und stimuliert dabei die Bauchorgane. Daneben weitet sie die Lungenflügel und unterstützt so eine tiefe Atmung.

Wirkung

Die Öffnende Herzstellung spricht speziell die Meridiane von Magen, Milz, Nieren, Leber, Lunge, Herzbeutel und Herz an. In der gedrehten Variante erreichst du außerdem die Meridiane von Dickdarm, Dreifacher Erwärmer und Dünndarm.

Übungspraxis

1 Komme in den Vierfüßlerstand und wandere mit deinen Händen so weit wie möglich nach vorn. Deine Knie und dein Becken befinden sich auf einer Höhe, deine Hände sind deutlich vor den Schultern platziert. Lasse dein Brustbein passiv in Richtung Boden sinken und schiebe dein Steißbein aktiv nach oben. Lege deine Stirn nun auf dem Boden ab und lenke deinen Atem in den Rücken hinein.

2 Als Variante kannst du diese Position auch mit einer **Drehung** ausführen. Lasse dazu den rechten Arm lang ausgestreckt und führe den linken Arm unter dem rechten hindurch. Drehe deinen Kopf mit nach rechts und lege ihn seitlich auf dem Boden ab, um in der gedrehten Haltung zu entspannen. Wechsle danach die Seite.

Bleibe 3 bis 5 Minuten in der Position, die Drehung nach rechts und links eingerechnet. Lasse dein Gesäß zum Auflösen zu den Fersen sinken und nimm die Arme neben die Beine, sodass du in die Kindshaltung (siehe Seite 58) kommst.

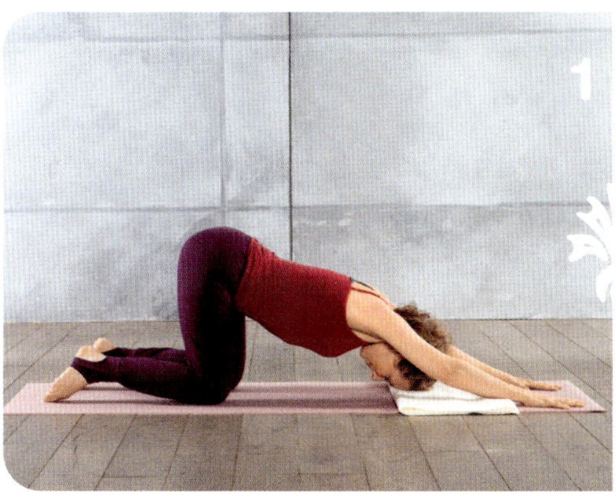

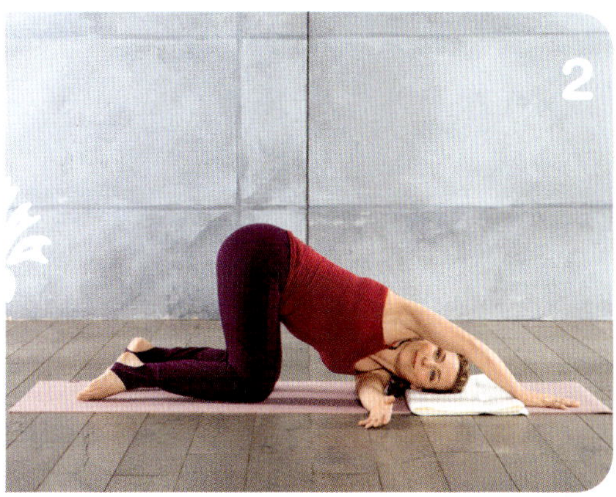

Quadrat (Agnisthambasana, Square Pose)

Diese Position öffnet die Hüftgelenke, dehnt den unteren Rücken und mobilisiert die Wirbelsäule. Sie dehnt zudem die äußere Oberschenkelfaszie, die naturgemäß sehr straff ist. Deshalb fällt diese Dehnung vielen Menschen häufig schwerer als die Hüftöffner, die eher die Innenseiten der Beine fokussieren.

Wirkung

Das Quadrat stimuliert die Meridiane von Gallenblase und Blase, eventuell auch den Lebermeridian und den Nierenmeridian. In der Drehung und der Seitbeuge wirkt es verstärkt auf den Gallenblasenmeridian sowie in der Seitbeuge zudem auf die Meridiane von Dünndarm, Dickdarm und den Dreifachen Erwärmer.

Übungspraxis

1 Komme in einen Schneidersitz, nimm dir eventuell ein Kissen unter dein Gesäß. Wenn deine Hüftgelenke die Öffnung zulassen, dann positioniere deinen linken Unterschenkel parallel zum vorderen Mattenrand und lege den rechten Unterschenkel bündig darüber. Falls du dabei ein unangenehmes Gefühl im Knie wahrnimmst, kannst du den rechten Fuß auch weiter unten auf dem Unterschenkel ablegen oder im Schneidersitz bleiben. Stütze dein rechtes Knie gern mit einem Kissen ab. Führe nun die Handflächen zusammen, lege die Unterarme auf den Beinen ab, beuge den Oberkörper entspannt nach vorn und senke den Kopf. Alternativ können die Arme oder Hände auf dem Boden oder einem Hilfsmittel ruhen.

Zusätzlich zur Dehnung kannst du hier auch den **Akupressurpunkt** *Mächtiger Ansturm* aktivieren, einen Punkt auf dem Lebermeridian, der einen Daumenbreit zwischen dem großen und dem zweiten Zeh in einer Vertiefung des Fußrückens liegt. Er mobilisiert gestaute Leberenergie und beruhigt die Leber und den Geist. Zudem fördert die Stimulation den Fluss des Chi und des Bluts im ganzen Körper. Presse diesen Punkt so lange und so fest, wie es dir guttut. Schwangere halten ihn bitte nur ganz sanft.

2 Für eine noch sanftere Variante kannst du deine Unterschenkel auch ganz klassisch kreuzen und deine Knie zum Beispiel mit zwei Yogablöcken abstützen. Setze deine Hände seitlich neben den Knien auf und beuge dich dann mit rundem Rücken und entspanntem Nacken nach vorn.

3 Richte dich wieder auf, um das Quadrat mit einer **Seitbeuge** zu kombinieren. Setze dazu deine linke Hand seitlich neben dir auf und neige deinen Oberkörper zur linken Seite. Nimm dabei den rechten Arm lang über den Kopf oder lasse ihn hinter deinem Rücken.

4 Komme zurück in die Mitte und schließe jetzt noch eine **Drehung** an. Lege die linke Hand an dein rechtes Knie, stütze dich mit der rechten Hand hinter deinem Becken ab und drehe dich so mit aufgerichteter Wirbelsäule nach rechts.

Bleibe 3 bis 5 Minuten in der Position, die Seitbeuge nach links und die Drehung nach rechts eingerechnet. Löse und lockere dann deine Beine, kreuze die Unterschenkel nun andersherum und wiederhole die Übung mit der Seitbeuge nach rechts und der Drehung nach links. Bleibe alternativ gern nur in der Vorbeuge.

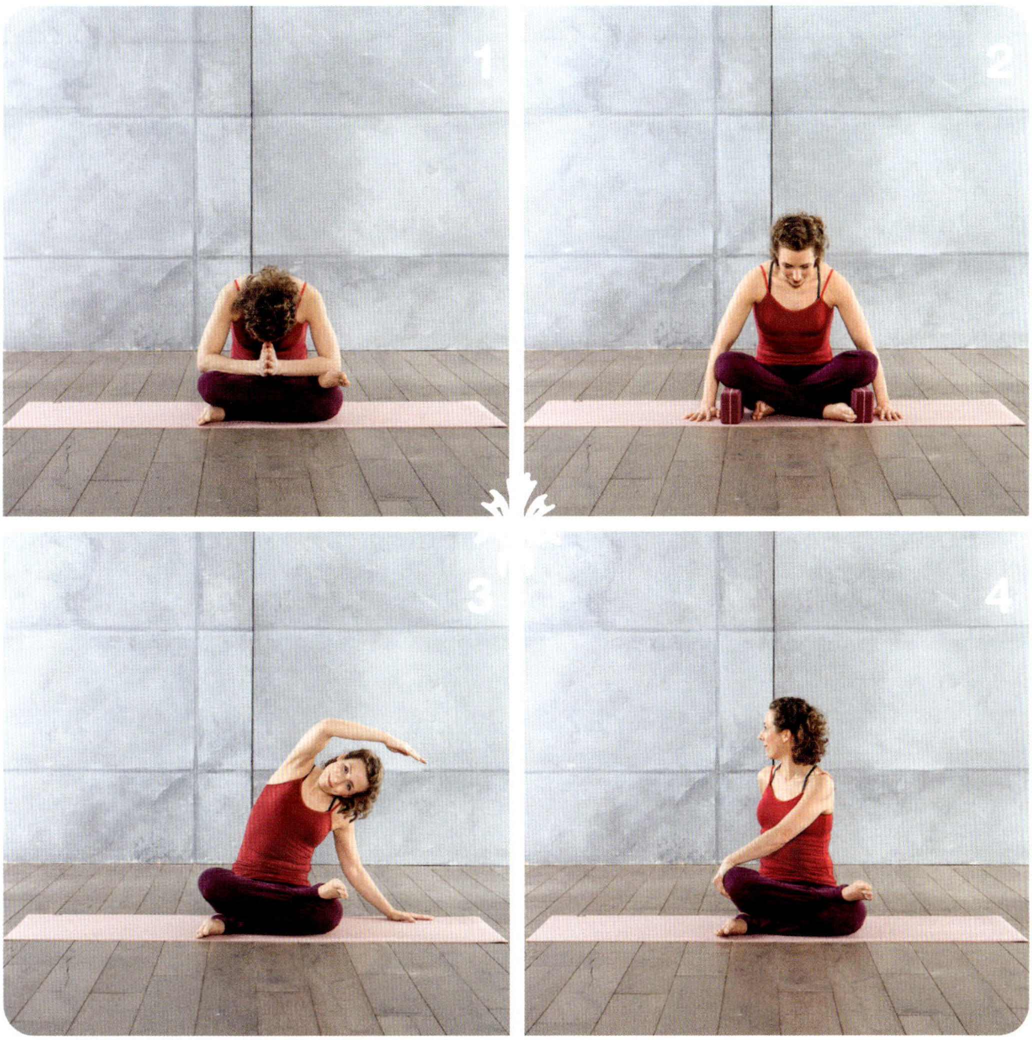

Raupe und Kutscher
(Paschimottanasana, Caterpillar)

Diese Übung dehnt die gesamte Körperrückseite und drückt die vorderen Bauchorgane sanft zusammen, was wie eine Massage wirkt und die Verdauung unterstützt. Sie ist eine Schlüsselposition im Yin Yoga, da sie die gesamte Wirbelsäule in der Vorbeuge und auch die langen Faszienketten auf der Körperrückseite anspricht. Zudem fokussiert sie die Kyphosen der Wirbelsäule.

Wirkung

Die Raupe wirkt sich intensiv auf den Blasenmeridian aus.

Übungspraxis

1 Setze dich für die **Raupe** auf den Boden oder auf ein Kissen und strecke die Beine lang nach vorn aus. Halte die Füße ganz locker. Entspanne deinen Rücken und neige deinen Oberkörper nach vorn. Bitte ziehe dabei nicht nach, sondern lasse dich mit rundem Rücken nur sanft einsinken. Lege deine Hände dort ab, wo sie natürlicherweise landen. Für eine sanftere Variante kannst du auch eine Yogarolle unter deine Kniekehlen legen oder die Beine stärker beugen. Wenn dir die Dehnung im Nacken zu stark ist, dann bewege ihn zwischendurch hin und her oder auf und ab.

2 Du kannst hier zusätzlich zur Dehnung den **Akupressurpunkt** *Sprudelnde Quelle* aktivieren, den Nierenpunkt an deiner Fußsohle, der sich mittig direkt unterhalb des Fußballens befindet. Er wirkt gegen Ängste und Erschöpfung, klärt und beruhigt den Geist und erdet. Beuge deine Beine gern ein bisschen, falls du diesen Punkt sonst nicht mit deinen Fingern erreichen kannst.

3 Alternativ kannst du den **Akupressurpunkt** *Blase 40* stimulieren, der gegen Schmerzen und Steifheit im unteren Rücken wirkt. Er liegt in der Kniekehle zwischen den Sehnen, etwas näher an der inneren Sehne. Diesen Punkt erreichst du am besten in der Position **Kutscher**, einer Variante der Raupe. Öffne dazu deine Füße etwa hüftbreit, beuge deine Knie leicht und neige den Oberkörper entspannt nach vorn. In der klassischen Kutscherhaltung, die dir noch an der einen oder anderen Stelle in diesem Buch begegnen wird, verschränkst du deine Unterarme locker und lässt die Ellenbogen auf deinen Oberschenkeln ruhen.

Bleibe 3 bis 5 Minuten in der Raupe. Die Akupressurpunkte presst du ganz sanft und so lange, wie es dir guttut.

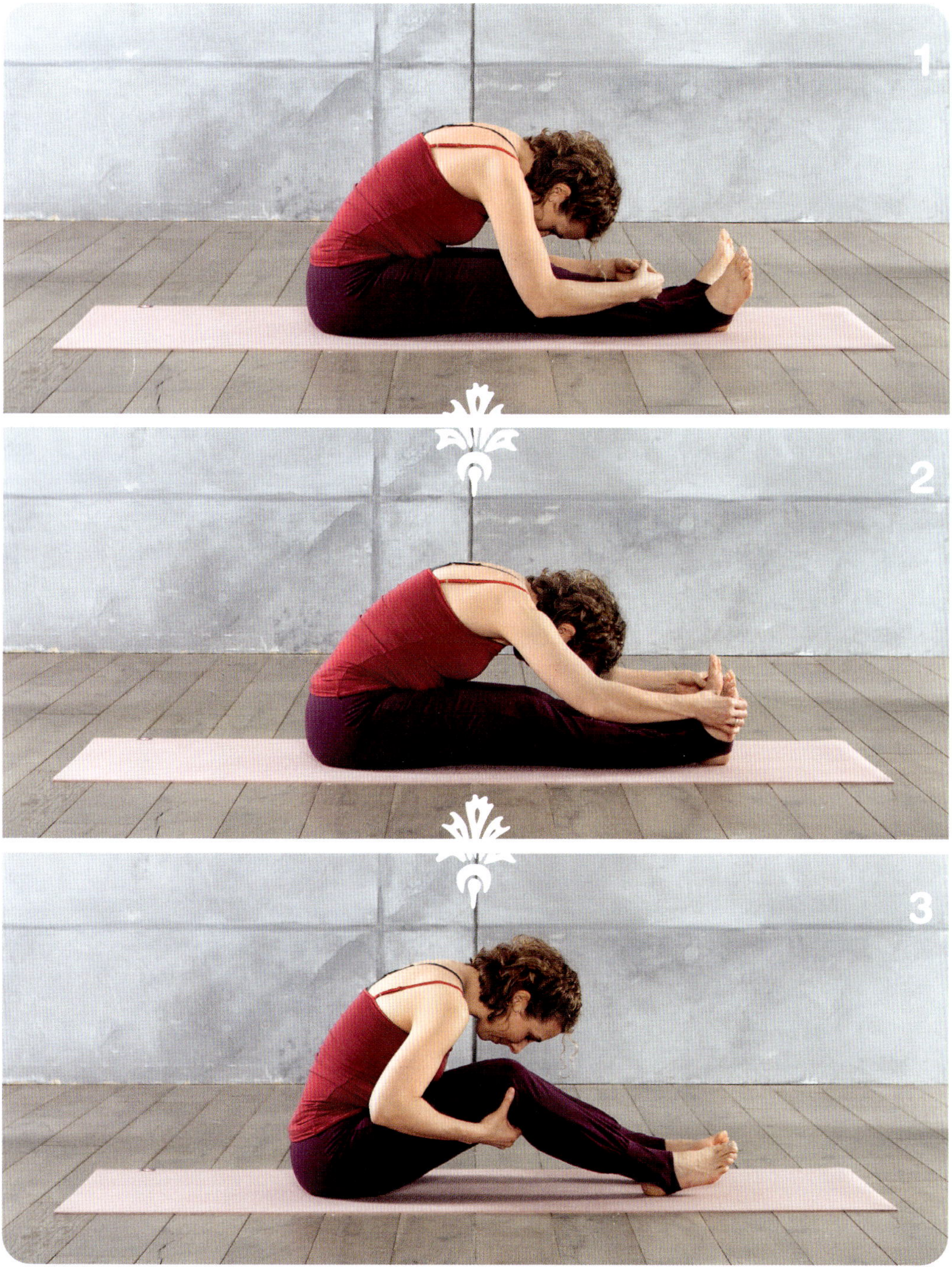
1
2
3

Regenbogenbrücke
(Urdhva Dhanurasana, Golden Gate Bridge)

Diese Position mobilisiert die Brustwirbelsäule, sie öffnet den Herzraum und dehnt die Schultern und die Arminnenseiten.

Wirkung

Die Dehnung wirkt sich besonders auf die Meridiane von Magen, Milz, Nieren, Leber, Lunge, Herzbeutel und Herz aus.

Übungspraxis

Platziere eine Yogarolle und eine eingerollte Decke quer auf deiner Matte. Lege dich dann so mit dem Rücken auf der Rolle ab, dass sie dein Becken und die Lendenwirbelsäule stützt. Deine Schulterblätter kommen auf der Decke auf, deine Arme liegen lang neben dem Kopf. Wenn du die Dehnung verstärken möchtest, kannst du deine Beine strecken, für eine sanftere Variante lasse die Füße aufgesetzt.

Bleibe 3 bis 5 Minuten in der Regenbogenbrücke. Richte dich dann entweder mit aktivierter Beckenbodenmuskulatur wieder auf oder rolle dich seitlich aus der Position heraus. Komme in die Entspannte Rückenlage (siehe Seite 41) zum Nachspüren.

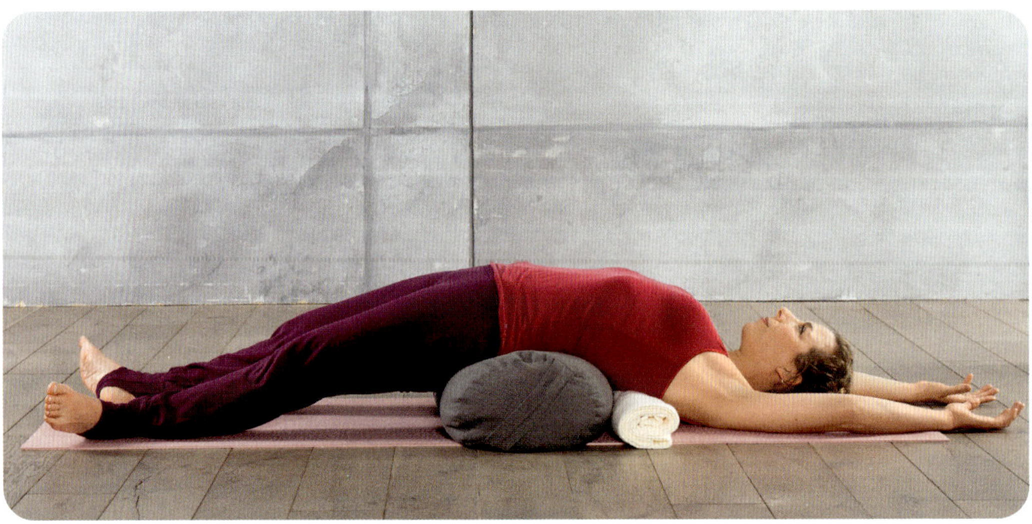

Scheibenwischer mit Herzöffnung (Jathara Parivartanasana, Twisted Roots Heart Opener)

Diese Übung öffnet den Brustraum und die Schultern, sie mobilisiert die Wirbelsäule und dehnt die Körperseiten.

Wirkung

Der Scheibenwischer mit Herzöffnung wirkt besonders auf die Meridiane von Gallenblase, Milz, Magen, Niere, Leber, Lunge, Herzbeutel und Herz.

Übungspraxis

Rolle dir eine Decke oder ein Handtuch zu einer schmalen Rolle zusammen und platziere sie quer auf deiner Matte. Lege dich nun so auf den Rücken, dass sich die Rolle unterhalb deiner Schulterblätter befindet. Setze die Füße hüftbreit geöffnet auf und lasse die Knie zur linken Seite sinken. Nimm die Arme nach oben neben deinen Kopf auf den Boden. Neige den Kopf entspannt zur rechten Seite. Für eine sanftere Variante kannst du auch eine Yogarolle unter dein unteres Bein legen, für mehr Dehnung löse den unteren Fuß und lege ihn auf der Außenseite des oberen Beins ab.

Bleibe 3 bis 5 Minuten in der Position. Komme zum Lösen in die Päckchenhaltung (siehe Seite 114), schaukele dich ein paarmal hin und her und wechsle dann die Seite. Lege die Rolle zum Schluss beiseite und spüre in der Entspannten Rückenlage (siehe Seite 41) nach.

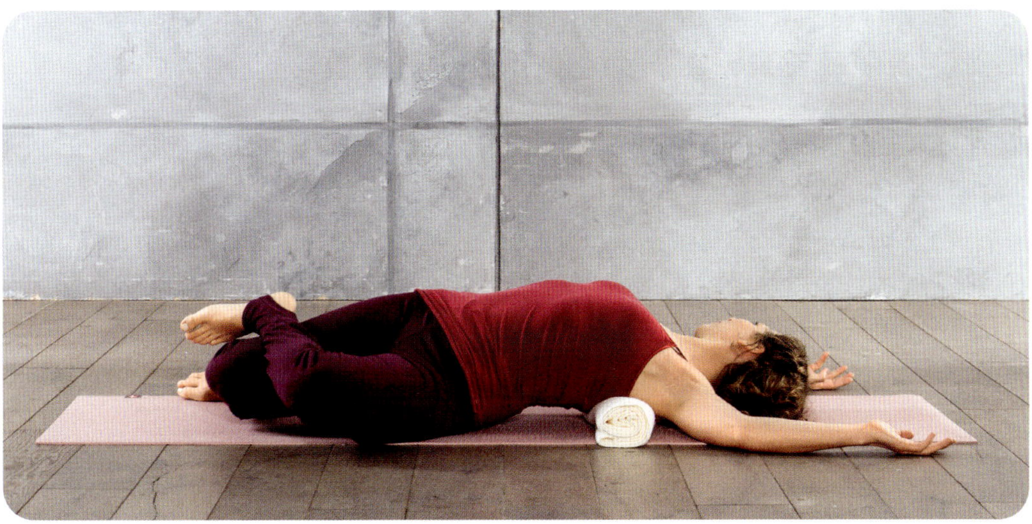

Sattel (Supta Virasana, Saddle Pose)

Diese Position dehnt die Körpervorderseite von den Oberschenkeln bis zu den Schultern und stimuliert dabei die Bauchorgane. Zudem komprimiert sie sanft die Wirbel, wodurch die Produktion des Knochengewebes angeregt werden kann. Sie ist eine Schlüsselposition im Yin Yoga, da sie die gesamte Wirbelsäule in der Rückbeuge und auch die langen Faszienketten auf der Körpervorderseite anspricht. Zudem fokussiert sie die Lordosen der Wirbelsäule. Für viele ist der Sattel eine der herausforderndsten Übungen in der Yin-Yoga-Praxis, sie kann aber durch den Einsatz von Hilfsmitteln deutlich gemildert werden.

Wirkung

Der Sattel harmonisiert die Meridiane von Magen, Milz, Leber und Nieren, mit ausgestreckten Armen ebenso die Meridiane von Lunge, Herzbeutel und Herz.

Übungspraxis

1 Platziere eine Yogarolle längs auf deiner Matte und setze dich vor die Rolle – entweder im Fersensitz, also mit dem Gesäß auf deinen Fersen, oder im Heldensitz, bei dem du mit dem Gesäß zwischen deinen Unterschenkeln zum Sitzen kommst. Wenn diese Sitzpositionen Druck in den Knien erzeugen, kannst du auch auf einem Yogablock Platz nehmen. Bei viel Spannung in den Fußrücken lege dir zwei kleine eingerollte Gästehandtücher unter die Fußgelenke oder polstere deine Fußrücken mit einer Decke. Lege dich nun zurück auf die Rolle, die Arme bequem neben den Kopf. Falls dir die Position noch zu schwierig ist, dann positioniere die Rolle etwas höher, indem du zum Beispiel ein Kissen oder eine Decke darunter- oder darüberlegst.

2 Wenn du die Position intensiver spüren möchtest, kannst du auf sämtliche Hilfsmittel verzichten und den Sattel direkt auf der Matte ausführen.

3 Für den Einstieg bietet sich auch der **Halbe Sattel** an. Dabei beugst du nur ein Bein im Fersen- oder Heldensitz an und lässt das andere Bein lang ausgestreckt oder setzt den Fuß vor dir auf. Wenn du zu sehr zur Seite kippst, dann lege dir zum Beispiel einen Block unter die Gesäßhälfte, mit der du im Ungleichgewicht bist. Wie in der klassischen Sattelposition kannst du natürlich auch hier die Rolle verwenden.

Bleibe 3 bis 5 Minuten in der Position, denke beim Halben Sattel auch an den Seitenwechsel. Richte dich dann mit Spannung im Beckenboden wieder auf und komme anschließend in die Kindshaltung (siehe Seite 58) oder in die Entspannte Rückenlage (siehe Seite 41) zum Nachspüren.

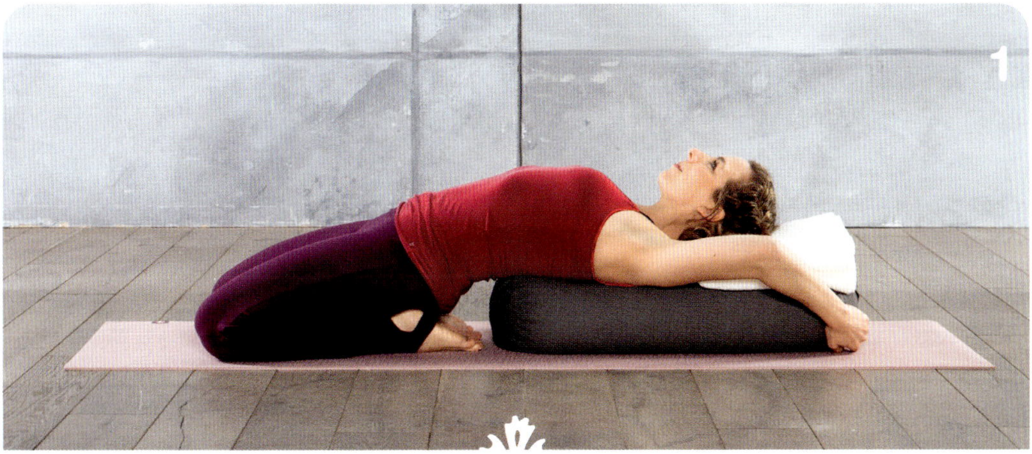
1

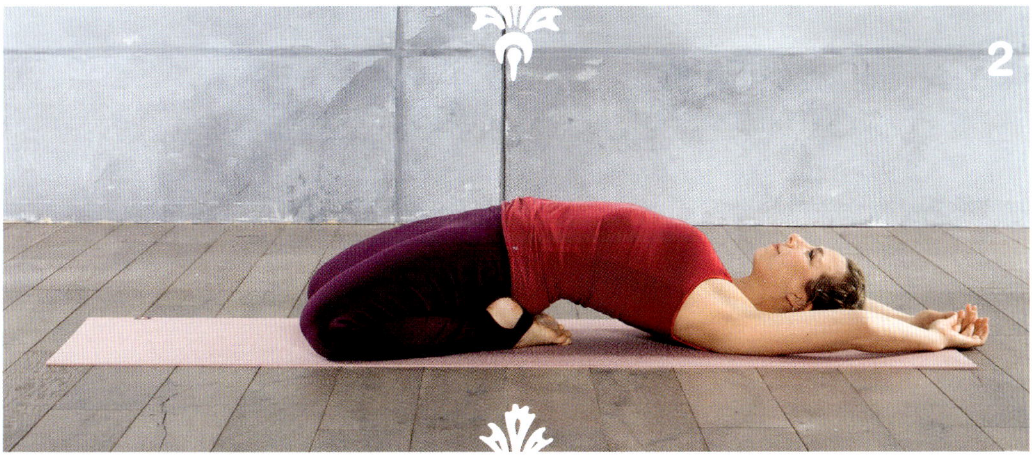
2

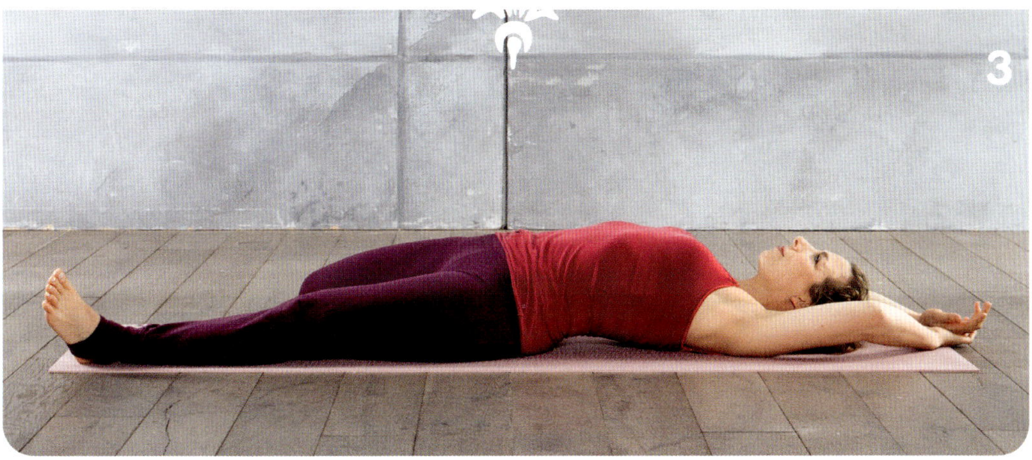
3

Schildkröte (Kurmasana, Turtle)

Diese Position öffnet die Hüften und dehnt den unteren Rücken. Sie hat durch die weite Beckenöffnung eine regulierende Wirkung auf die Unterleibsorgane.

Wirkung

Die Schildkröte wirkt auf die Meridiane von Leber, Nieren, Milz, Gallenblase und Blase.

Übungspraxis

1 Setze dich auf die Matte und lege deine Fußsohlen aneinander. Die Füße sind dabei so weit vom Becken entfernt, dass deine Beine eine Raute bilden. Neige dich im Oberkörper nach vorn und führe die Arme unter den Unterschenkeln hindurch, sodass du deine Füße umfassen kannst. Lasse deinen Rücken so rund werden, wie der Panzer einer Schildkröte ist. Ziehe deine Sinne nach innen – genauso, wie sich eine Schildkröte in ihren Panzer zurückzieht.

2 In dieser Haltung kannst du auch den **Akupressurpunkt** *Niere 3* stimulieren, der Nierenenergie aufbaut und gegen Erschöpfung, Menstruationsstörungen und Schmerzen im unteren Rücken hilft. Er liegt zwischen dem Knöchel und der Achillessehne an der Innenseite des Beins. Achtung: Dieser Punkt ist nicht empfehlenswert für Schwangere!

Bleibe 3 bis 5 Minuten in der Schildkröte, den Akupressurpunkt kannst du dabei so lange stimulieren, wie es dir guttut. Rolle dich dann langsam wieder auf und spüre in der Entspannten Rückenlage (siehe Seite 41) nach.

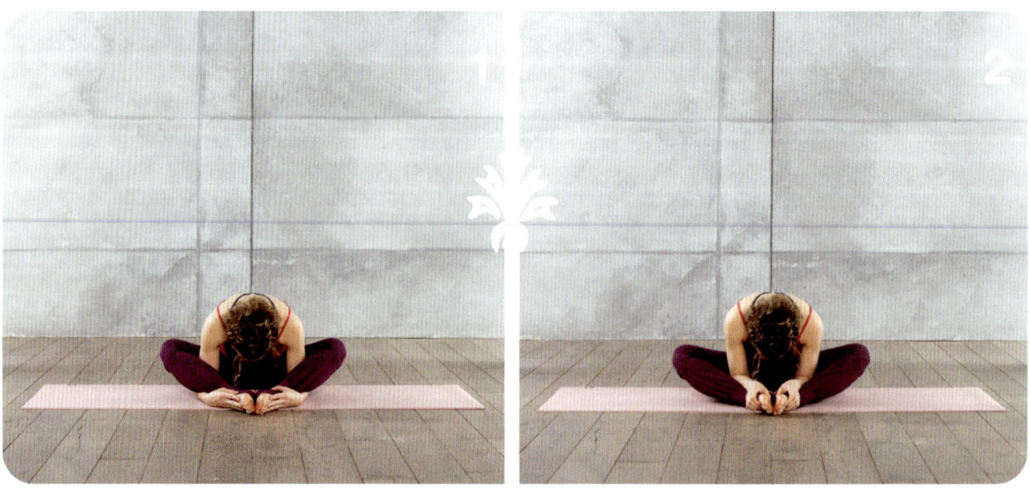

Schneidersitz mit Arm- und Schulterdehnung (Sukhasana, Easy Pose)

Diese Position öffnet die Hüften, dehnt den gesamten Rücken sowie die Arme und Schultern.

Wirkung

Der Schneidersitz mit Arm- und Schulterdehnung wirkt auf die Meridiane von Gallenblase, Blase, Lunge, Herz, Herzbeutel, Dünndarm, Dickdarm und den Dreifachen Erwärmer.

Übungspraxis

1 Komme in einen Schneidersitz, dein rechtes Bein kreuzt vor dem linken. Um die Position angenehmer zu gestalten, kannst du auch gern ein Kissen unter dein Gesäß legen und deine Knie mit einer Erhöhung abstützen. Beuge dich mit rundem Rücken entspannt nach vorn und kreuze deine Arme so, dass der rechte Arm vor dem linken liegt und die Handflächen nach oben zeigen. Alternativ kannst du jeweils die gegenüberliegende Schulter fassen.

2 Verändere danach die Armhaltung, indem du die Handflächen nach unten richtest und jeweils auf das gegenüberliegende Knie legst.

Bleibe 3 bis 5 Minuten im Schneidersitz, beide Armpositionen eingerechnet. Richte dich dann wieder auf, löse die Arme und die Beine und bewege sie einige Male locker hin und her. Wechsle dann die Seite – kreuze also das linke Bein vor dem rechten und den linken Arm vor dem rechten – und wiederhole den Ablauf.

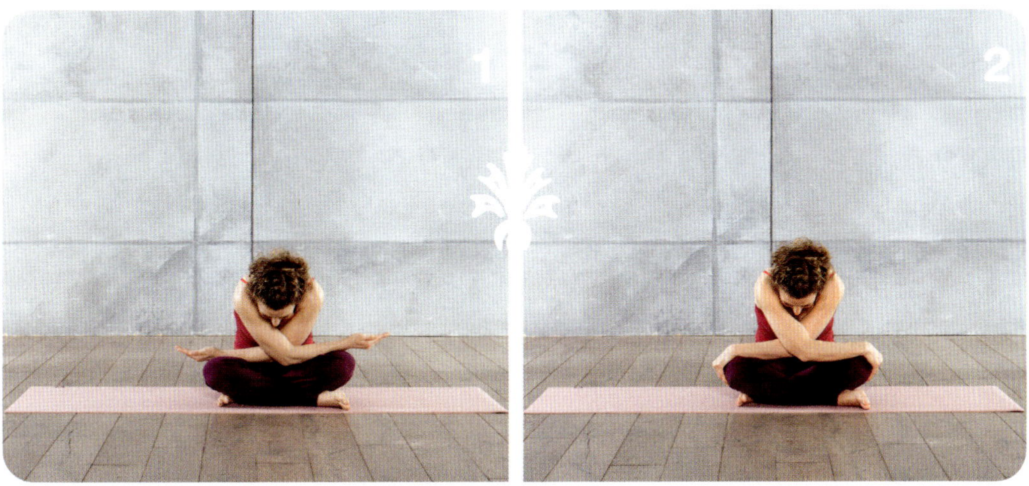

Schlafender Schwan
(Eka Pada Raja Kapotanasana, Sleeping Swan)

Diese Position öffnet die Hüften und wirkt entspannend auf den unteren Rücken. In der Drehung dehnt sie zudem die Seiten des Oberkörpers.

Wirkung

Der Schlafende Schwan hat einen Effekt auf die Meridiane von Gallenblase und Blase. In der Drehung stimuliert er zusätzlich den Dickdarmmeridian, den Dreifacher-Erwärmer-Meridian und den Dünndarmmeridian.

Übungspraxis

1 Komme in den Vierfüßlerstand und ziehe dein rechtes Knie nach vorn zum rechten Handgelenk. Beuge das Bein nun so, dass dein Fuß zur linken Seite zeigt und du das Bein mit der Außenseite am Boden ablegen kannst. Für die größte Hüftöffnung bringst du Ober- und Unterschenkel in einen 90-Grad-Winkel, fällt dir das schwer, verkleinerst du den Winkel entsprechend. Setze dich gern höher, wenn diese Position im Knie schmerzt oder wenn dir ein mögliches Ungleichgewicht auf den beiden Körperseiten unangenehm ist – zum Beispiel mit dem Gesäß und dem Knie auf eine längs positionierte Yogarolle. Dein hinteres Bein bleibt lang am Boden. Lege den Oberkörper nun entspannt auf dem gebeugten Bein ab und bette deinen Kopf auf deinen Händen oder einer Yogarolle.

2 Für eine seitliche Dehnung kannst du ein leichte **Drehung** anschließen. Wandere dazu mit deinen Armen Stück für Stück nach rechts an die Außenseite des gebeugten Beins, bis du eine angenehme Dehnung in der linken Oberkörperseite spürst.

Bleibe 3 bis 5 Minuten in der Position, die seitliche Drehung eingerechnet. Alternativ kannst du auch gerne nur in der vorgebeugten Haltung bleiben. Richte dich wieder auf, komme in den Herabschauenden Hund (siehe Seite 110) und wechsle dann die Seite. Begib dich zum Neutralisieren und Nachspüren in die Entspannte Bauchlage (siehe Seite 40) oder Kindshaltung (siehe Seite 58).

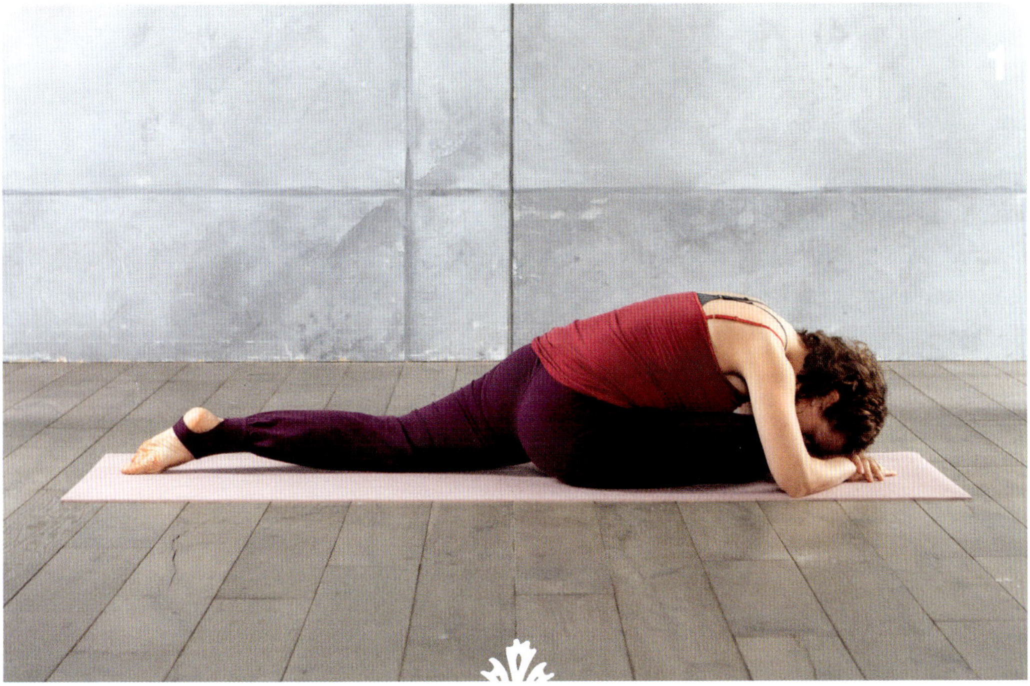
1

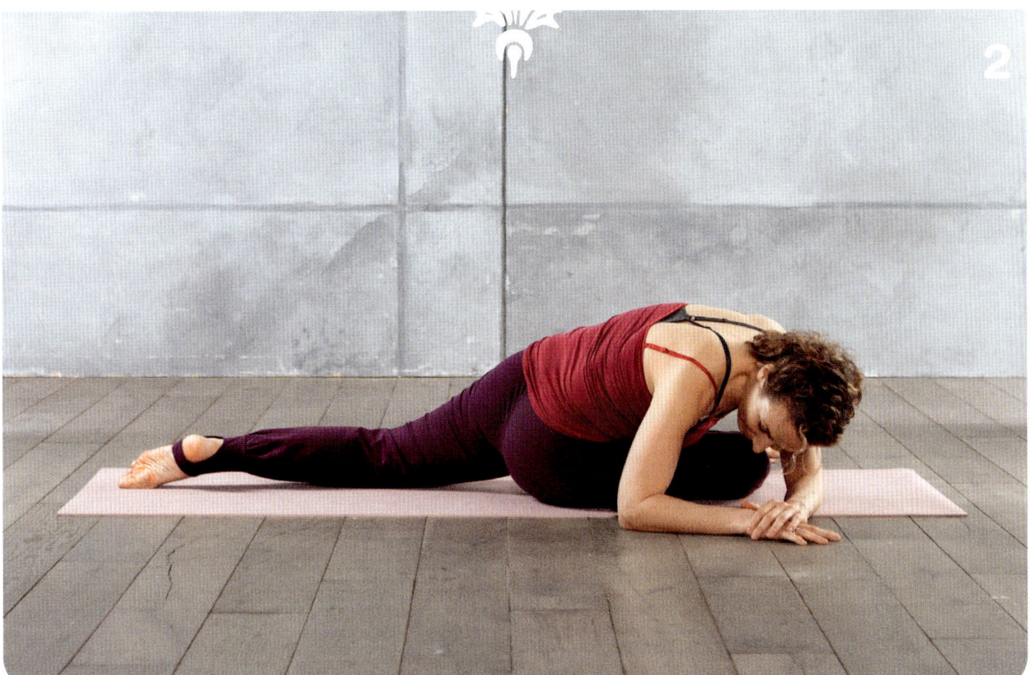
2

Schmetterling (Baddha Konasana, Butterfly)

Die Position dehnt den gesamten Rücken und die Beininnenseiten. Sie ist besonders wohltuend während der Menstruation und eignet sich ebenfalls sehr gut für die Yogapraxis in der Schwangerschaft.

Wirkung

Der Schmetterling wirkt auf die Meridiane von Leber, Nieren, Milz und Blase. In der Seitbeuge und der Drehung stimuliert er zusätzlich den Gallenblasenmeridian sowie in der Seitbeuge zudem den Dickdarm-, Dreifacher-Erwärmer- und Dünndarmmeridian.

Übungspraxis

1 Setze dich auf die Matte, lege deine Fußsohlen aneinander und ziehe die Füße nah ans Becken heran. Lasse die Knie dabei locker nach außen sinken oder unterstütze die Beinaußenseiten mit zwei Blöcken, wenn diese Dehnung zu intensiv für dich ist. Du kannst dich auch auf eine Decke oder ein Kissen setzen. Entspanne den Rücken, lasse deinen Oberkörper ganz passiv nach vorn sinken und lege die Arme dort ab, wo es für dich angenehm ist.

2 Richte dich wieder auf und komme in eine **Seitbeuge.** Dazu setzt du die linke Hand neben deinem linken Knie auf und lehnst dich mit deinem Oberkörper nach links. Lasse den rechten Arm hinter deinem Rücken oder nimm ihn für mehr Dehnung über den Kopf. Wechsle dann die Seite und führe die Seitbeuge nach rechts aus.

3 Du kannst den Schmetterling jetzt noch mit einer aktiven **Drehung** kombinieren. Fasse dazu mit der linken Hand dein rechtes Knie, setze deine rechte Hand hinter deinem Becken auf und drehe dich so mit aufgerichteter Wirbelsäule nach rechts. Wechsle dann die Seite und führe die Drehung nach links aus.

4 Du kannst hier zusätzlich zur Dehnung über deine Finger gern den **Akupressurpunkt** *Sprudelnde Quelle* aktivieren, den Nierenpunkt an deiner Fußsohle, der sich mittig direkt unterhalb des Fußballens befindet. Er wirkt gegen Ängste und Erschöpfung, klärt und beruhigt den Geist und hat einen erdenden Effekt.

Bleibe 3 bis 5 Minuten im Schmetterling, die Drehung und die Seitbeuge eingerechnet. Alternativ kannst du auch gerne nur in der Vorbeuge bleiben. Drücke den Akupressurpunkt so lange sanft, wie es dir guttut. Komme zurück in die Mitte und strecke beide Beine wieder aus. Spüre dann in der Entspannten Rückenlage (siehe Seite 41) nach.

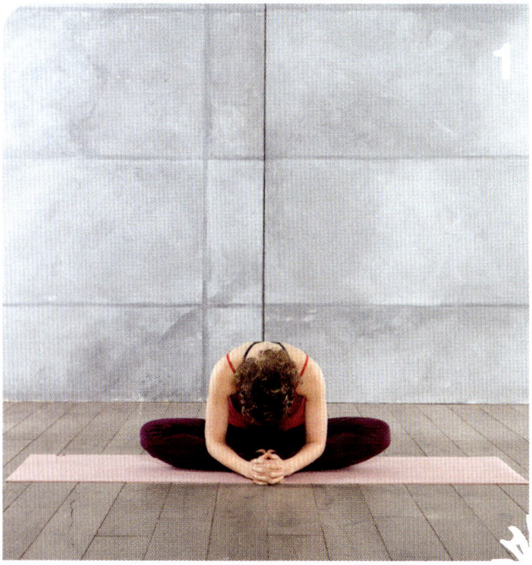
1

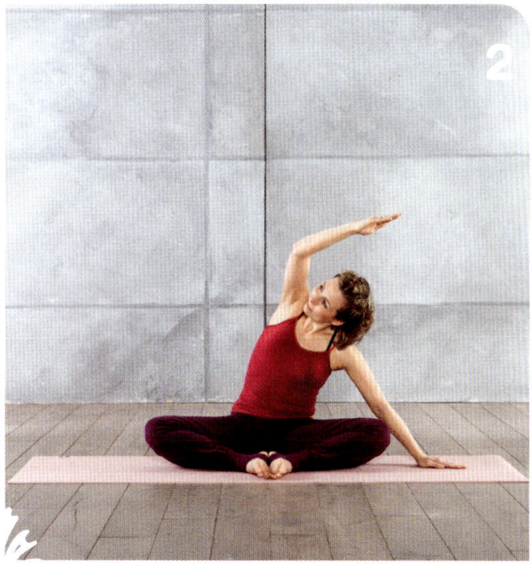
2

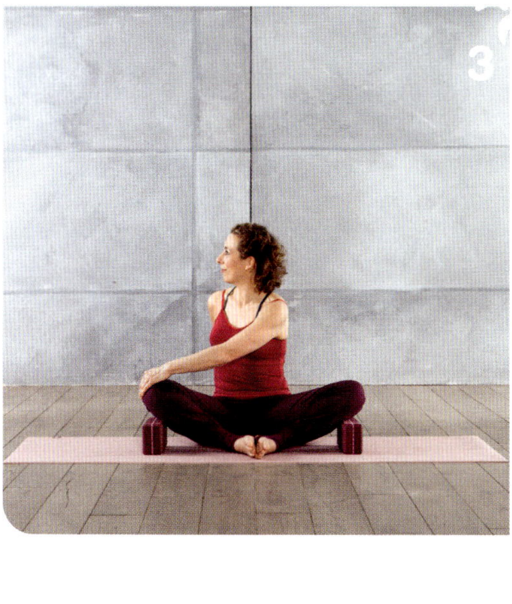
3

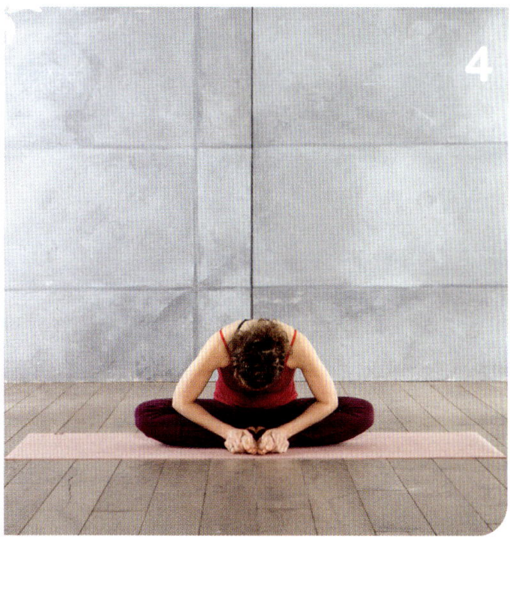
4

Schnürsenkel (Gomukhasana, Shoelace Pose)

Diese Position mobilisiert den Lendenwirbelbereich und öffnet die Hüften. Dabei können sich beide Seiten durchaus unterschiedlich anfühlen, da die Hüftgelenke bei den meisten Menschen kleine Unterschiede aufweisen. Zudem dehnt sie die äußere Oberschenkelfaszie, die naturgemäß sehr straff ist. Daher fällt diese Dehnung oft etwas schwerer als Positionen, die eher die Oberschenkelinnenseiten fokussieren, sie kann aber gut mit Hilfsmitteln unterstützt werden. Darüber hinaus massiert der Schnürsenkel durch die Vorbeuge die Bauchorgane und regt so den Stoffwechsel an.

Wirkung

Der Schnürsenkel wirkt auf die Meridiane von Gallenblase und Blase, eventuell auch auf Leber, Nieren und Milz. Bei der Variante mit Schulterdehnung stimuliert er zusätzlich den Dickdarm-, Dreifacher-Erwärmer- und Dünndarmmeridian.

Übungspraxis

1 Setze dich auf den Boden oder auf eine gefaltete Decke und kreuze dein rechtes Bein so über dem linken, dass deine Knie übereinanderliegen. Wenn dir diese Position Knieschmerzen bereitet oder deine Hüftgelenke die Bewegung nicht zulassen, dann strecke das linke Bein lang nach vorn aus oder setze dich längs auf eine Yogarolle, damit auch deine Knie aufliegen. Ebenso kannst du die Auflagefläche deiner Beine mit einer kleinen Decke oder einem Handtuch abpolstern, um schmerzhaften Druck zu vermeiden. Lasse deinen Oberkörper jetzt mit rundem Rücken entspannt nach vorn sinken und lege deine Hände locker auf dem rechten Knie, einem Hilfsmittel oder auf dem Boden ab.

2 Für eine zusätzliche **Schulterdehnung** kannst du in dieser Position mit einem Block arbeiten, den du vor deinen Knien absetzt. Beuge dazu deine Ellenbogen und lege den linken Oberarm in deine rechte Armbeuge. Entspanne dich im Oberkörper und lasse dich rund nach vorn zum Block sinken. Alternativ kannst du die gekreuzten Arme auch auf deinem Knie ablegen.

3 Richte dich langsam wieder auf und komme nun in die **Seitbeuge.** Setze dazu die linke Hand seitlich neben deinem linken Fuß auf und neige den Oberkörper nach links. Nimm den rechten Arm dabei lang über deinen Kopf.

4 Kombiniere den Schnürsenkel anschließend noch mit einer **Drehung.** Richte dazu deine Wirbelsäule auf und lege deine linke Hand an die Außenseite des rechten Knies. Nimm die rechte Hand hinter dein Becken und drehe dich so mit aufgerichteter Wirbelsäule nach rechts.

Ob du den Schürsenkel mit oder ohne Schulterdehnung ausführst, bleibt dir überlassen. Bleibe 3 bis 5 Minuten in der Position, die Seitbeuge nach links und die Drehung nach rechts eingerechnet. Komme dann zurück in die Mitte, strecke die Beine lang nach vorn aus und bewege sie ein paarmal hin und her. Wechsle jetzt die Seite und führe die Position mit dem linken Bein oben aus, dabei neigst du dich nach rechts und drehst dich nach links. Bleibe alternativ auch gern nur in der Vorbeuge. Strecke deine Beine zum Schluss wieder und spüre in der Entspannten Rückenlage (siehe Seite 41) nach.

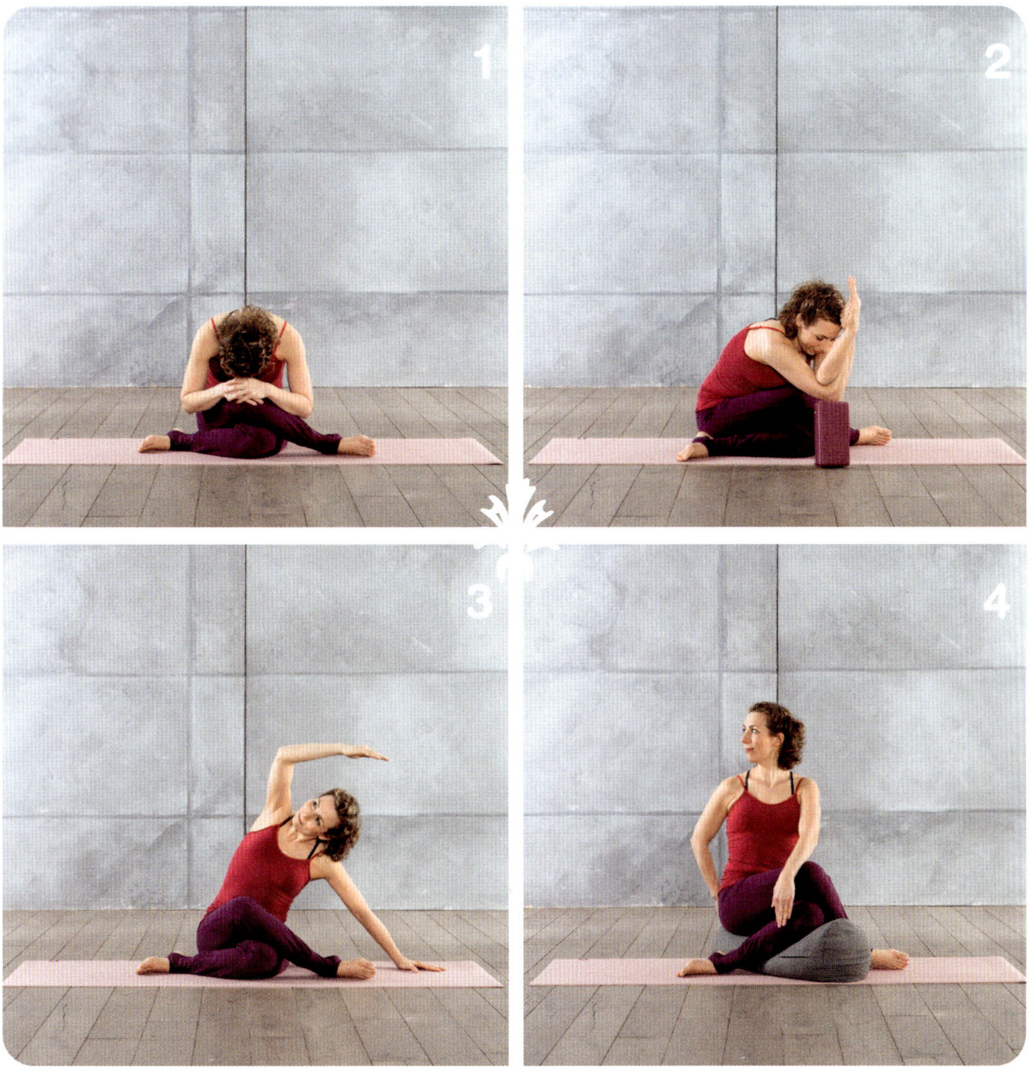

Schüttelübung

Diese Übung baut Spannungen ab und wirkt gleichzeitig vitalisierend. Viele Asiaten praktizieren sie bis zu 20 Minuten täglich als Gesundheitsvorsorge.

Wirkung

Die Schüttelübung regt den gesamten Chi-Fluss an. Verbrauchtes Chi fließt in den Meridianen nach unten und wird über die Füße an die Erde abgegeben, wo es wieder neutralisiert werden kann.

Übungspraxis

Stelle dich aufrecht hin, öffne die Füße etwa schulterbreit und lasse die Arme locker hängen. Sei ganz weich und durchlässig in deinem Körper. Beginne nun aus den Knien heraus mit wippenden Bewegungen. Lasse die Impulse durch deinen ganzen Körper gehen und komme, wenn du möchtest, allmählich in eine lebhafte Schüttelbewegung. Du kannst aber auch gern nur in der sanften Variante bleiben. Wenn möglich, dann verlängere deinen Ausatem, um das verbrauchte Chi noch effektiver auszuleiten.

Schüttele deinen Körper so lange, wie es dir guttut. Spüre anschließend in einem ruhigen Stand einige Atemzüge lang nach.

Sitzender Korkenzieher
(Jathara Parivartanasana, Sitting Twisted Roots)

Diese Position massiert sanft die Bauchorgane und mobilisiert die Wirbelsäule.

Wirkung

Der Sitzende Korkenzieher wirkt auf die Meridiane von Blase und Gallenblase.

Übungspraxis

Platziere eine Yogarolle oder eine zusammengerollte Decke längs auf der Matte und setze dich links davon auf den Boden. Die Beine winkelst du ganz bequem nach links an, wenn du etwas mehr Hüftöffnung integrieren möchtest, auch gern im 90-Grad-Winkel. Setze deine Fingerspitzen auf und presse sie in den Boden, um Länge in die Wirbelsäule zu bringen. Drehe dich jetzt mit dem Oberkörper nach rechts und lege dich entspannt auf der Rolle ab. Beuge die Arme und lege deinen Kopf so darauf ab, dass du zur rechten Seite schaust. Lenke den Atem sanft in den Bauchraum hinein.

Halte die Position 3 bis 5 Minuten, drücke dich wieder nach oben und wechsle dann die Seite. Lege anschließend die Hilfsmittel zur Seite und spüre noch in der Entspannten Bauchlage (siehe Seite 40) oder in der Entspannten Rückenlage (siehe Seite 41) nach.

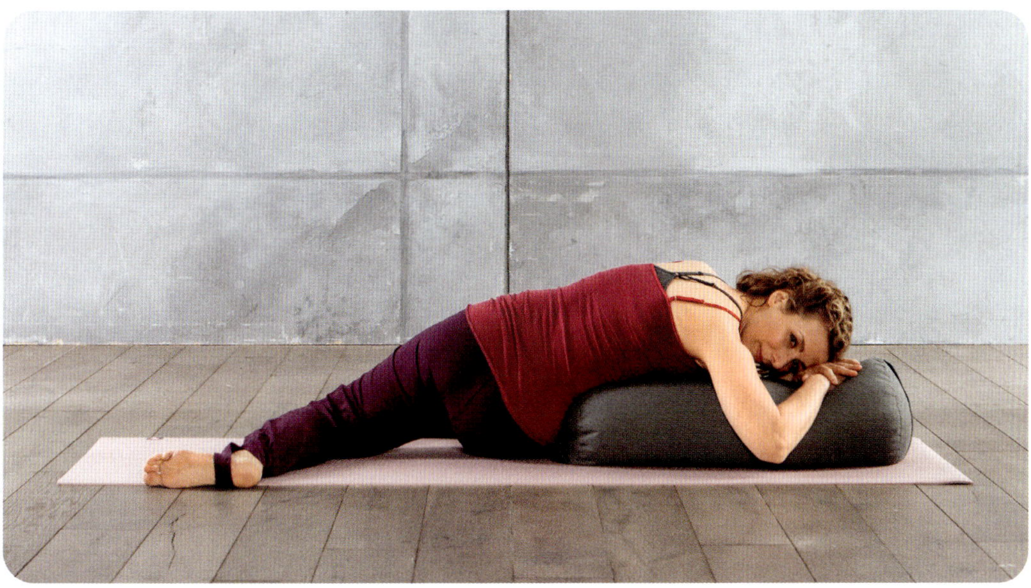

Sphinx (Bhujangasana, Sphinx) und Große Kobra (Urdhva Mukha Svanasana, Seal)

Diese Position öffnet den Brustkorb, dehnt und stimuliert die Bauchorgane und komprimiert dabei sanft die Nieren.

Wirkung

Der Fokus liegt hier auf den Meridianen von Magen, Milz, Nieren und Leber. Bei der Variante mit Schulterdehnung werden zusätzlich der Dickdarm-, Dreifacher-Erwärmer- und Dünndarmmeridian stimuliert.

Übungspraxis

1 Komme in die Bauchlage, lege deine Unterarme auf dem Boden ab und richte deinen Oberkörper auf. Für eine sanfte Variante der **Sphinx,** die dich beim Loslassen in dieser Position unterstützt, kannst du eine Yogarolle oder eingerollte Decke quer unterhalb deiner Rippenbögen positionieren.

2 Für eine zusätzliche **Schulterdehnung** bringst du deine Arme vor dem Körper in eine verschränkte Haltung. Beuge dazu die Ellenbogen, lege den rechten Oberarm in die linke Armbeuge und stütze die gekreuzten Ellenbogen auf – wenn du möchtest, auch auf einer Decke oder zwei Blöcken. Bette deinen Kopf auf deine Arme und lasse dich passiv in die Dehnung hineinsinken. Wechsle dann auch die Armhaltung.

3 Für mehr Rückbeuge stütze deine Hände auf und drücke deinen Oberkörper mit gestreckten Armen nach oben, um in die **Große Kobra** zu kommen. Atme tief aus und lasse dich dabei in der Wirbelsäule nach unten einsinken, so wie eine Hängebrücke. Du kannst die Beine leicht geöffnet lassen, um die Lendenwirbelsäule zu entlasten.

Wenn du eine etwas stärkere Rückbeuge haben möchtest, dann beuge deine Knie, sodass die Fußsohlen zur Decke zeigen. Während der Schwangerschaft bietet es sich an, mit zwei Yogarollen zu arbeiten. Sie werden dann oberhalb und unterhalb des Bauchs platziert, um jeglichen Druck darauf zu vermeiden.

Bleibe 3 bis 5 Minuten in der Sphinx oder der Großen Kobra, die Schulterdehnung bei der Sphinx eingerechnet. Löse die Position auf und wiege dein Becken etwas hin und her. Spüre anschließend in der Entspannten Bauchlage (siehe Seite 40) nach, für Schwangere empfiehlt sich die Kindshaltung (siehe Seite 58) mit geöffneten Beinen.

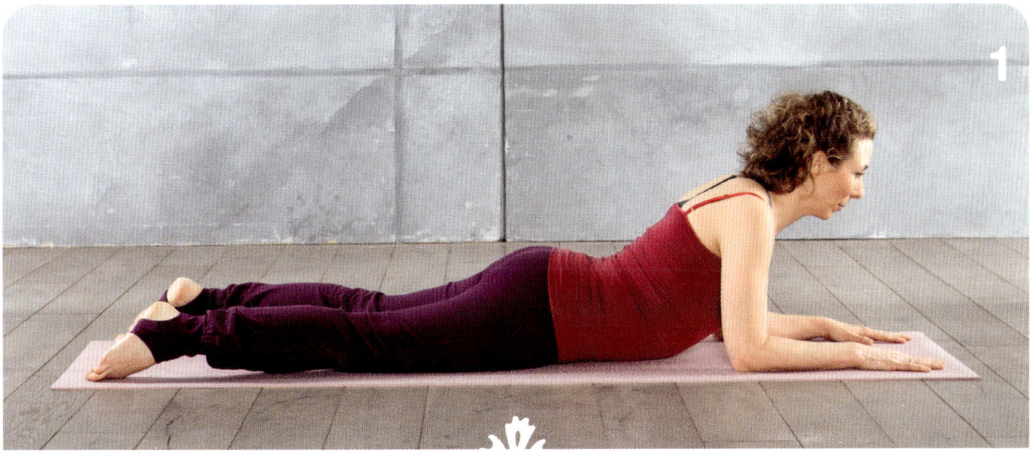
1

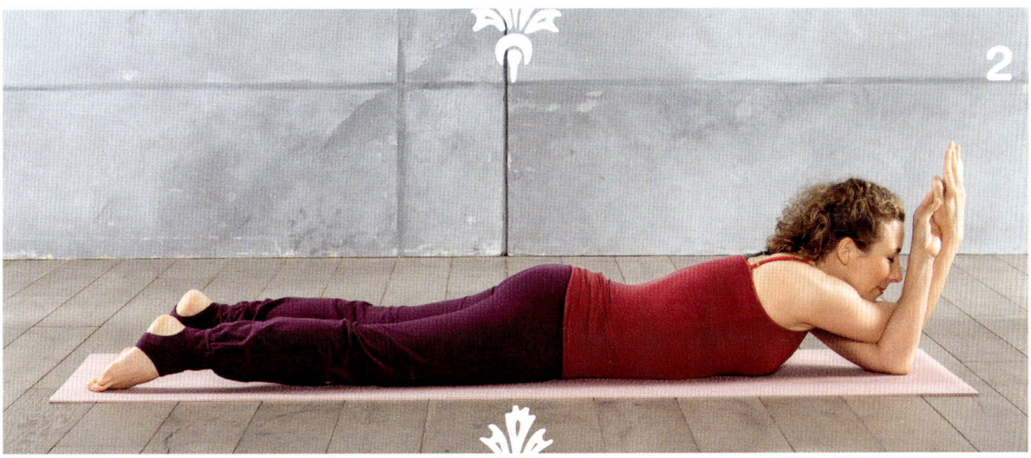
2

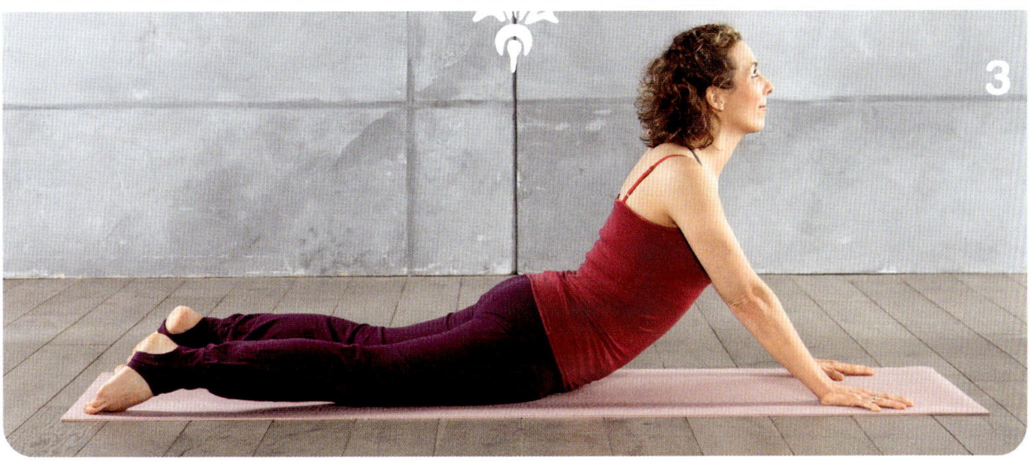
3

Stehende Vorbeuge
(Uttanasana, Dangling Pose)

Diese Übung dehnt die gesamte Körperrückseite und drückt gleichzeitig sanft die Bauchorgane zusammen, was wie eine Massage wirkt und die Verdauung unterstützt. Ähnlich wie die Raupe (siehe Seite 78 f.) spricht sie die gesamten langen Faszienketten auf der Körperrückseite an und entlastet durch das Aushängen zudem wunderbar den Nacken.

Wirkung

Die Stehende Vorbeuge stimuliert intensiv den Blasenmeridian und spricht daneben auch den Dickdarm-, Dreifacher-Erwärmer- und Dünndarmmeridian an, sobald du die Arme miteinbeziehst.

Übungspraxis

1 Stelle dich aufrecht hin, öffne die Beine hüftbreit, entspanne deinen Rücken und beuge dich mit rundem Oberkörper runter zu deinen Oberschenkeln. Ziehe dabei bitte nicht nach, sondern lasse dich einfach nur sanft nach unten einsinken. Falls dir die Dehnung der Oberschenkelrückseiten zu stark ist, kannst du deine Knie gern leicht beugen. Lasse deine Arme entweder lang nach unten hängen oder verschränke sie locker. Kopf und Nacken sind in der Position ganz entspannt. Für eine sanftere Variante kannst du auch eine Yogarolle zwischen deinen Oberkörper und die Beine nehmen.

2 Alternativ kannst du die Stehende Vorbeuge auch mit einer **Armdehnung** kombinieren. Fasse dazu deine Hände hinter dem Rücken und lasse die Arme lang ausgestreckt Richtung Kopf nach vorn sinken.

Bleibe 3 bis 5 Minuten in der Position. Beuge dann die Beine und rolle deinen Oberkörper langsam wieder auf. Komme zum Neutralisieren und Nachspüren in die Entspannte Rückenlage (siehe Seite 41).

Wichtig: Bitte verzichte auf diese Haltung, wenn du einen erhöhten Augeninnendruck hast. Besondere Achtsamkeit ist auch bei Bluthochdruck geboten, bei zu niedrigem Blutdruck solltest du dich zum Auflösen nicht aufrollen, sondern besser hinsetzen. In beiden Fällen gilt: Fühlst du dich nicht wohl in dieser Position, ist die Raupe (siehe Seite 78 f.) eine gute Alternative.

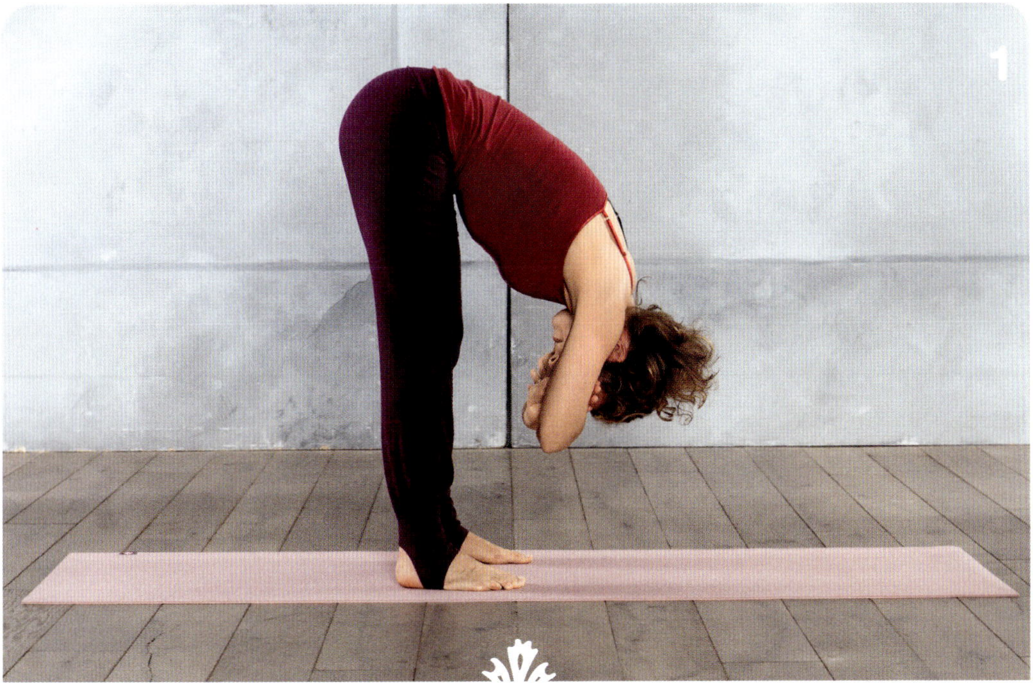
1

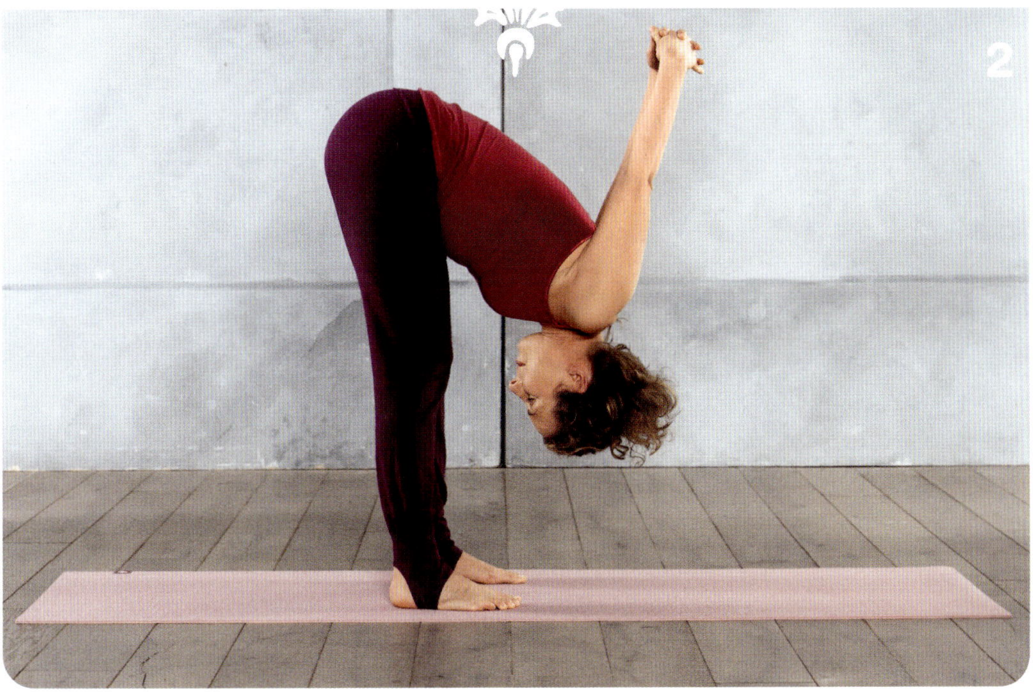
2

Stuhlübungen

Diese sanften Varianten der klassischen Übungen können wunderbar von Menschen mit Bewegungseinschränkungen oder Senioren ausgeführt werden.

Übungspraxis

1 Sanfte Vorbeuge: Setze dich an den vorderen Rand der Stuhlkante, beuge deine Knie und stelle die Füße hüftbreit geöffnet fest auf den Boden. Stütze deine Unterarme auf den Oberschenkeln ab und beuge dich mit runder Wirbelsäule nach vorn. Entspanne den Schulter- und Nackenbereich. Rolle dich wieder auf und spüre nach.

2 Lange Vorbeuge: Die lange Vorbeuge ist intensiver als die sanfte Variante. Bleibe dazu auf der vorderen Stuhlkante sitzen und strecke deine Beine lang aus. Beuge dich nun wieder nach vorn, lasse deine Unterarme dabei entweder auf den Oberschenkeln liegen oder nimm den Oberkörper zwischen deine Beine und führe die Hände zum Boden. Rolle dich langsam wieder auf und spüre nach.

3 Seitbeuge: Setze dich seitlich auf den Stuhl, sodass du deinen rechten Arm auf der Stuhllehne ablegen kannst. Die Füße stehen wieder hüftbreit auseinander, die Knie sind gebeugt. Neige nun deinen Oberkörper nach rechts und nimm den linken Arm dazu lang über den Kopf. Lasse den Kopf ganz locker, sodass du auch die seitlichen Nackenbereiche mitdehnen kannst. Wechsle dann die Seite. Komme zurück in die Mitte und spüre nach.

4 Rückbeuge: Stelle dich hinter den Stuhl, sodass du die Stuhllehne mit deinen Händen greifen kannst. Gehe nun Schritt für Schritt zurück, bis dein Rücken eine gerade Linie bildet. Wenn dir das schwerfällt, dann beuge die Knie so weit, bis du die Dehnung im Rücken und in den Schultern spüren kannst. Lasse den Atem tief und ruhig fließen. Komme wieder näher heran zum Stuhl, richte dich auf und lasse die Schultern einige Male in beide Richtungen kreisen.

5 Drehung: Setze dich auf die vordere Kante der Sitzfläche, sodass deine Füße sicher auf dem Boden stehen. Richte dich in der Wirbelsäule auf und drehe dich zur rechten Seite, indem du mit der rechten Hand die Stuhllehne greifst. Die rechte Schulter zieht zurück und die linke nach vorn, dein Scheitel strebt nach oben. Lasse den Atem tief und ruhig fließen. Wechsle dann die Seite und spüre anschließend nach.

6/7 Hüftöffner innen: Setze dich auf den Stuhl und öffne deine Beine so weit zur Seite, wie es dir möglich ist. Beuge dich im Oberkörper mit rundem Rücken nach vorn zwischen deine Beine. Platziere eventuell eine Erhöhung vor dem Stuhl, um dich darauf abzustützen. Entspanne den Schulter- und Nackenbereich, lasse den Kopf locker nach vorn fallen. Rolle dich wieder auf und spüre nach.

8 Hüftöffner außen: Setze dich auf die vordere Kante des Stuhls, beuge dein linkes Knie und setze den linken Fuß fest auf. Lege nun dein rechtes Bein angewinkelt auf dem linken Oberschenkel ab, das rechte Knie zeigt nach außen. Beuge dich mit rundem Rücken nach vorn und lege die Arme auf deinen Beinen ab. Entspanne den Schulter- und Nackenbereich. Wechsle dann die Seite. Rolle dich wieder auf und spüre nach.

9 Entspannte Rückenlage: Lege dich auf den Rücken, bringe dein Gesäß nah an den Stuhl heran, beuge deine Knie und lege die Unterschenkel auf der Sitzfläche ab. Nimm die Hände auf den Bauch oder lege sie lang ausgestreckt neben den Körper. Gib dein Gewicht ganz ab und entspanne dich. Alternativ kannst du die Position auch auf dem Bett oder einer Couch liegend einnehmen und eine Yogarolle unter deinen Kniekehlen platzieren.

Bleibe jeweils so lange in den Haltungen, wie es dir guttut.

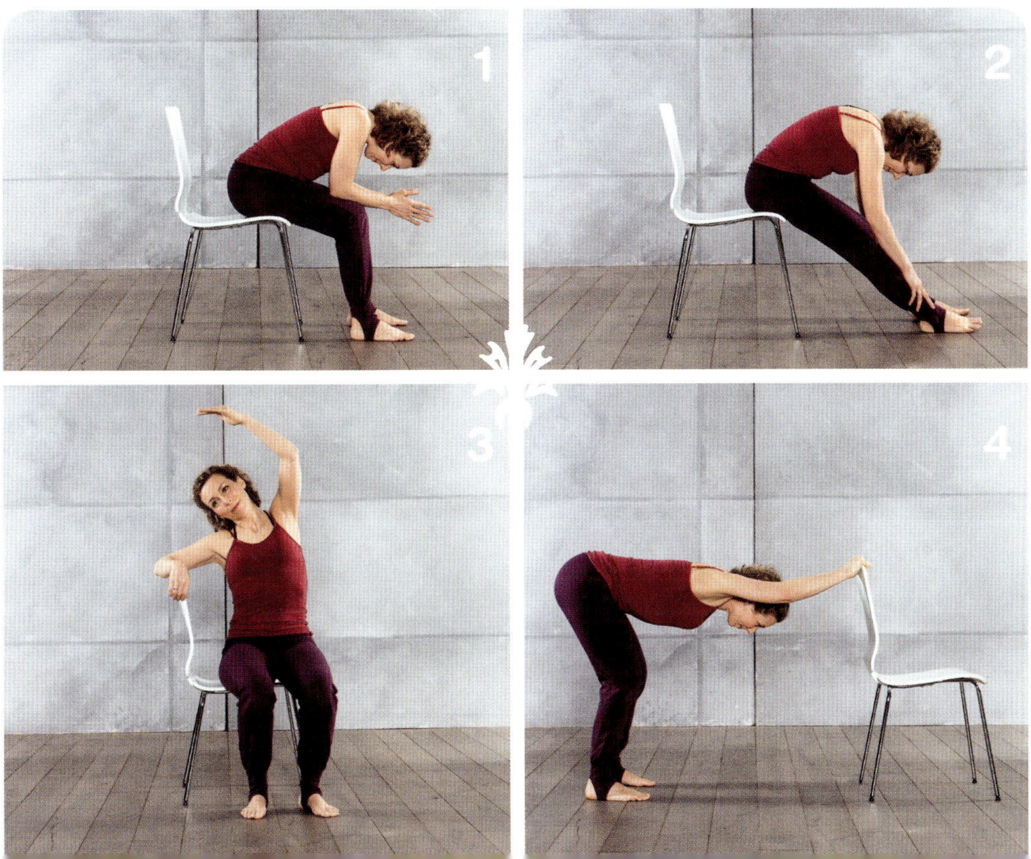

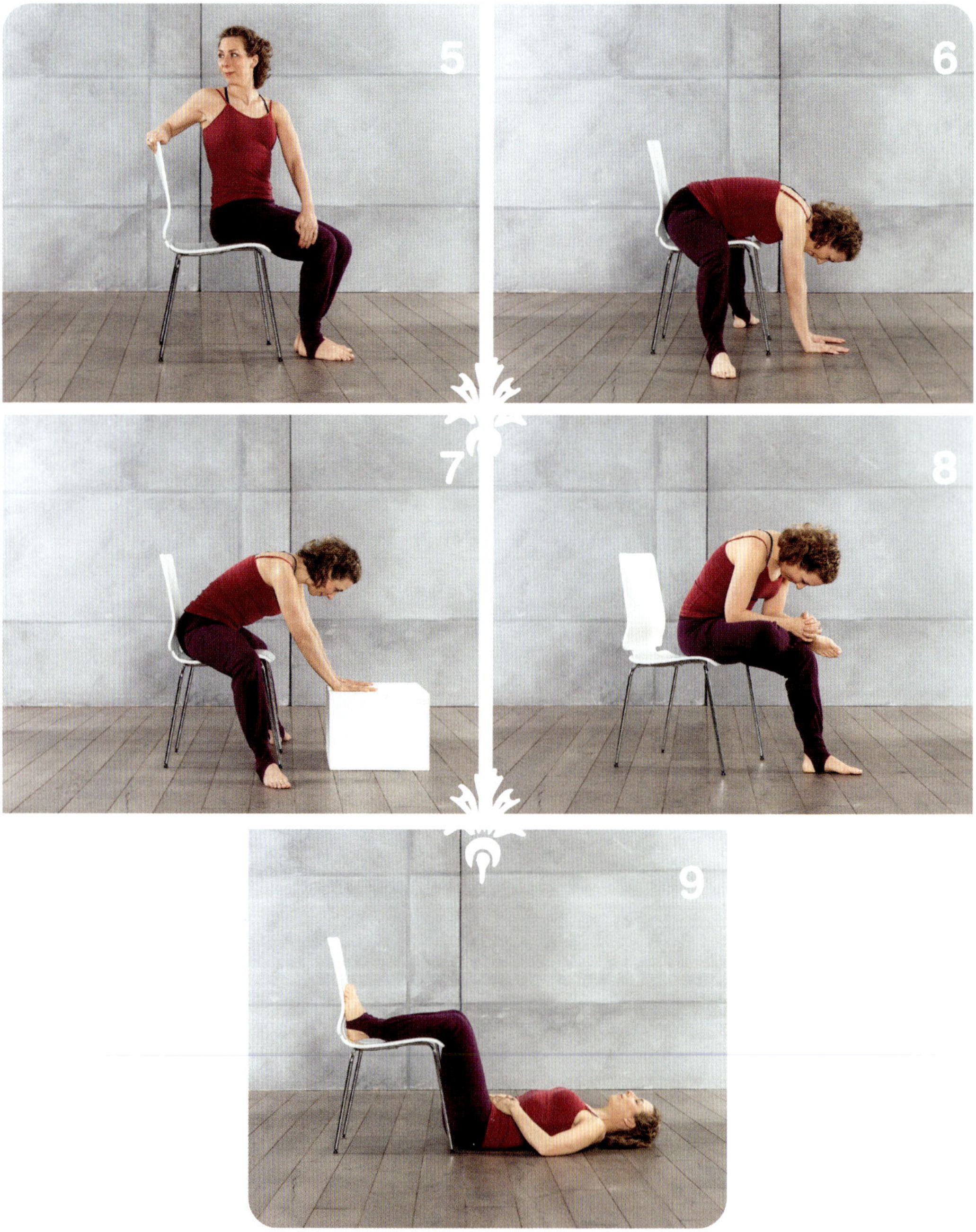
5
6
7
8
9

Umarmende Flügel (Embracing Wings)

Diese Position dehnt die Arme und Schultern. Sie ist eine der wenigen Yin-Yoga-Übungen, die die Außenseiten der Arme und damit die dort verlaufenden Meridiane erreicht.

Wirkung

Die Umarmenden Flügel wirken besonders auf die Meridiane von Dünndarm, Dickdarm und den Dreifachen Erwärmer.

Übungspraxis

Komme in die Bauchlage und kreuze deine lang ausgestreckten Arme auf Schulterhöhe unter dem Körper. Dabei liegt der rechte Arm vor dem linken und die Handflächen zeigen nach oben. Lege dir eventuell einen Block oder eine gefaltete Decke unter deine Stirn oder eine Yogarolle unter deinen Brustkorb. Gib dein Gewicht an den Boden ab. Falls die Fingerspitzen in dieser Haltung einschlafen, sollte sie auf jeden Fall verändert werden, zum Beispiel durch eine höhere Lagerung des Kopfes oder ein Versetzen der Arme um einige Zentimeter nach oben oder unten.

Bleibe 2 bis 3 Minuten in der Position und wechsle dann die Seite. Löse wieder die Arme und spüre schließlich in der Entspannten Bauchlage (siehe Seite 40) nach.

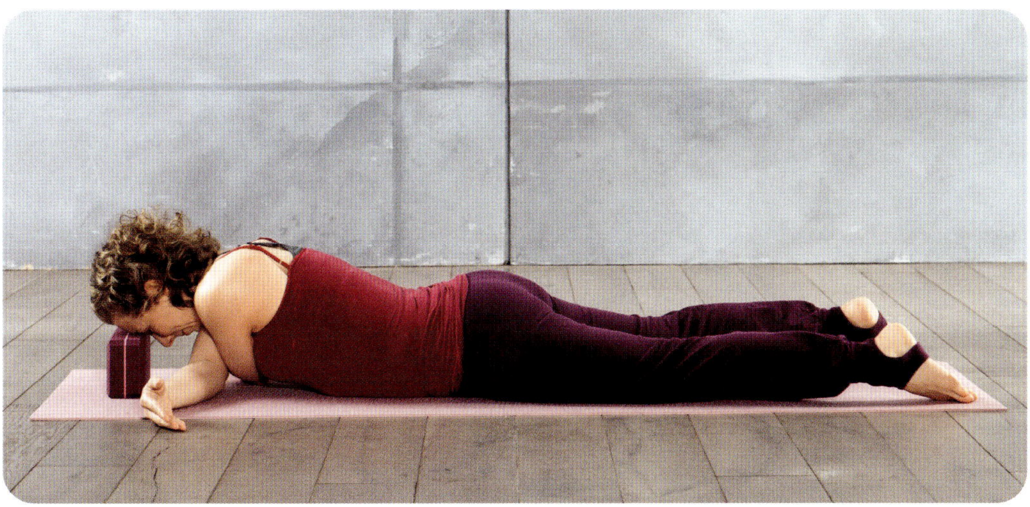

Verdrehte Arme (Twisted Arms)

Diese Position dehnt Arme und Schultern und mobilisiert den gesamten Schultergürtel. Wie die Umarmenden Flügel (siehe Seite 101) ist sie eine der wenigen Yin-Yoga-Übungen, die die Außenseiten der Arme und die dort verlaufenden Meridiane erreicht.

Wirkung

Die Verdrehten Arme wirken besonders auf die Meridiane von Dünndarm, Dickdarm und den Dreifachen Erwärmer.

Übungspraxis

Komme in die Rückenlage und verlagere dein Gewicht auf die linke Seite, sodass du deinen rechten Arm hinter dem Rücken anwinkeln kannst. Drehe dich zurück und lege dich auf den angewinkelten Arm. Den linken Arm kannst du zur Seite oder nach oben ausstrecken. Atme ruhig in den Bauch hinein. Bitte achte darauf, dass deine Fingerspitzen nicht einschlafen – dann solltest du die Haltung auf jeden Fall verändern, zum Beispiel durch eine höhere Lagerung des Kopfes oder ein Versetzen des gedehnten Arms um einige Zentimeter nach oben oder unten.

Bleibe 2 bis 3 Minuten in der Position. Drehe dich dann wieder ein Stück nach links, sodass du den Arm lösen kannst, und wechsle die Seite. Spüre anschließend in der Entspannten Rückenlage (siehe Seite 41) nach.

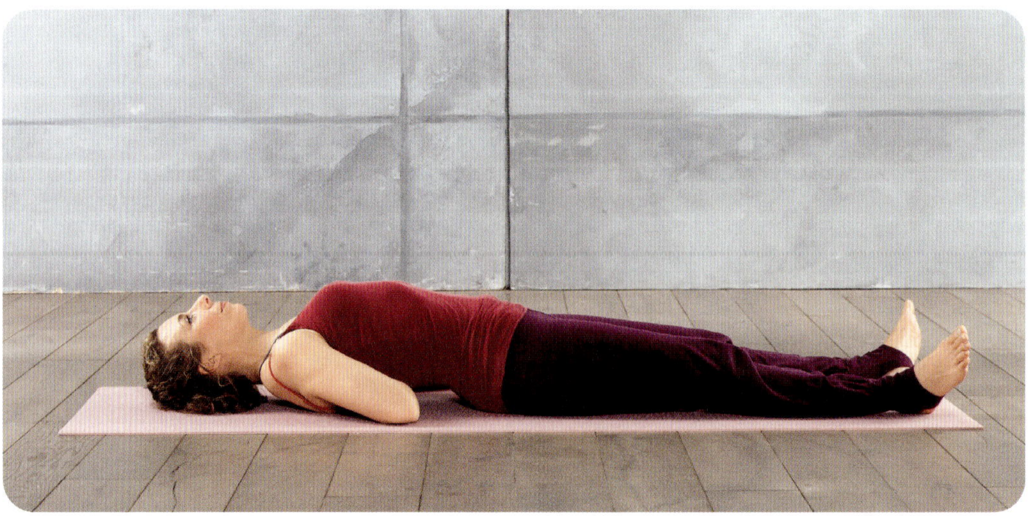

Verdrehte Wurzeln
(Jathara Parivartanasana, Twisted Roots)

In dieser Position werden die Bauchorgane durch die Drehung stimuliert. Sie mobilisiert auch die Wirbelsäule und dehnt die umliegenden Faszien.

Wirkung

Die Verdrehten Wurzeln wirken hauptsächlich auf die Meridiane von Gallenblase, Blase, Lunge, Herzbeutel und Herz.

Übungspraxis

Komme in die Rückenlage und setze deine Füße auf. Schlage die Beine nun so übereinander, wie du es auf einem Stuhl sitzend tun würdest. Lege deine Arme lang neben dem Kopf ab und lasse die gekreuzten Beine zur linken Seite fallen. Schaue zur rechten Seite, wenn du die Drehung in der Halswirbelsäule miteinbeziehen möchtest. Bringe die Knie zurück in die Mitte, lasse die Beine in dieser Position und lege sie nun auf der rechten Seite ab. Komme erneut zurück in die Mitte und ziehe die Knie zur Brust. Hebe dabei den Kopf an und verweile kurz in der Päckchenhaltung. Lege dich wieder ab, kreuze die Beine nun andersherum und wiederhole den Ablauf.

Bleibe 3 bis 5 Minuten in der Position und wechsle dann die Beinhaltung. Spüre zum Schluss in der Entspannten Rückenlage (siehe Seite 41) nach.

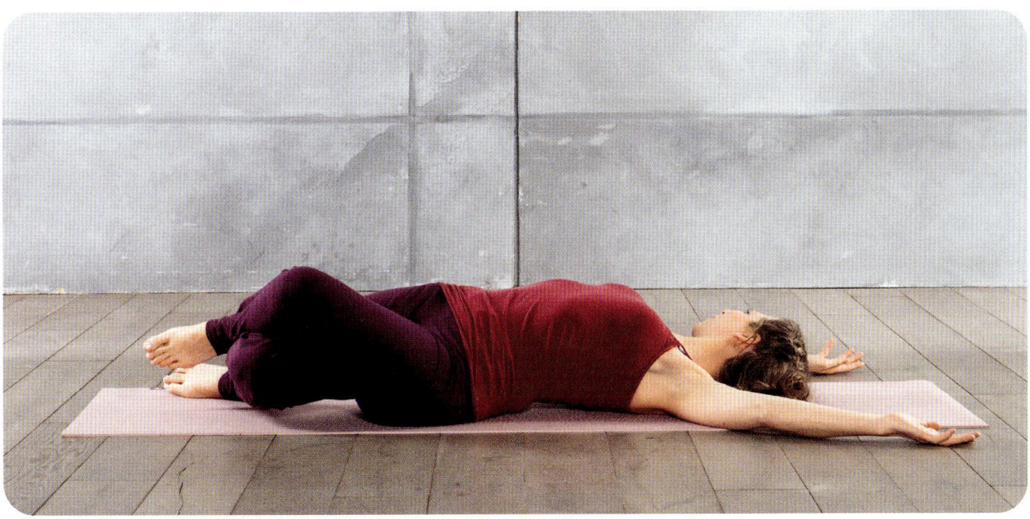

Die Yang-Yoga-Positionen

Diese Übungen sind dazu gedacht, zwischendurch wieder Hitze oder Yang in deinen Körper zu bringen, wenn du merkst, dass du zu sehr auskühlst oder du zu müde wirst. Du kannst sie jederzeit zwischen den Yin-Übungen ausführen. Halte die Positionen jeweils 5 bis 8 Atemzüge, gern aber auch kürzer oder länger. Da der Effekt in den kurzen Kraftübungen nicht so groß ist wie in den lang gehaltenen Yin-Übungen, findest du hier keine Angaben zur Wirkung auf einzelne Meridiane.

Aktive Schulterbrücke (Setu Bandha Sarvangasana, Bridge Pose)

Die Schulterbrücke dehnt die Vorderseite und stärkt die Rückseite des Körpers. Die Lungenflügel weiten sich, was sich positiv auf eine tiefe Atmung auswirken kann.

Übungspraxis

Komme in die Rückenlage und setze die Füße hüftbreit geöffnet auf. Hebe dein Becken leicht an und fasse die Hände unter dem Gesäß. Nimm jetzt die Schultern und Oberarme näher zusammen und drücke dein Becken ganz nach oben. Halte die Position entweder statisch oder führe sie dynamisch aus, indem du das Gesäß bei der Ausatmung absenkst und beim Einatmen wieder anhebst.

Bleibe für 5 bis 8 Atemzüge in der Position. Rolle dich Wirbel für Wirbel wieder zurück auf den Boden und komme als Ausgleich in die Päckchenhaltung (siehe Seite 114).

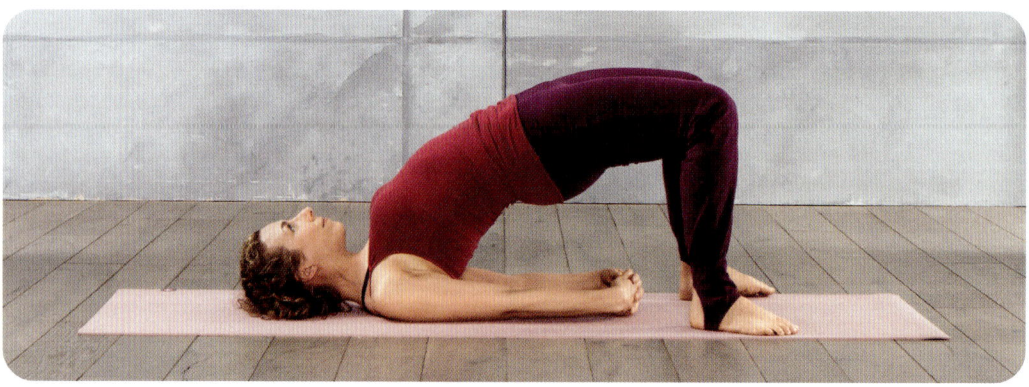

Boot (Paripurna Navasana, Boat Pose)

Diese Position kräftigt die Körpermitte, den Rücken und die Beine. Zudem fördert sie den Gleichgewichtssinn und produziert Yang in Form von Hitze im Körper. Du kannst diese Übung auch in deine Sequenz einbauen, wenn du viele Vorbeugen praktiziert und die Wirbelsäule dabei stark gedehnt hast. Dadurch wird sie muskulär wieder zusammengezogen und es kommt zu einem ausgleichenden Effekt.

Übungspraxis

1 Setze dich auf die Matte, lehne deinen Oberkörper mit geradem Rücken leicht zurück und hebe gleichzeitig mit gebeugten Beinen die Unterschenkel an, sodass sie parallel zum Boden sind. Aktiviere deinen Beckenboden, richte deinen Blick geradeaus und strecke die Arme in Schulterhöhe nach vorn.

2 Du kannst die Position entweder statisch halten oder in eine dynamische Variante übergehen. Dazu streckst du deine Beine lang nach vorn und lehnst deinen Oberkörper weiter nach hinten, während du einatmest, und kommst bei der Ausatmung wieder zurück nach oben. Experimentiere hier gern mit deinem Atem. Möglicherweise ist es für dich auch andersherum besser. Wenn du mit der Position noch nicht vertraut bist, kann sie zu Beginn recht anstrengend sein. Taste dich also langsam an diese Kraftübung heran.

Bleibe für 5 bis 8 Atemzüge in der Position. Im Anschluss kannst du noch einen Moment in der klassischen Kutscherhaltung (siehe Seite 78 f.) entspannen.

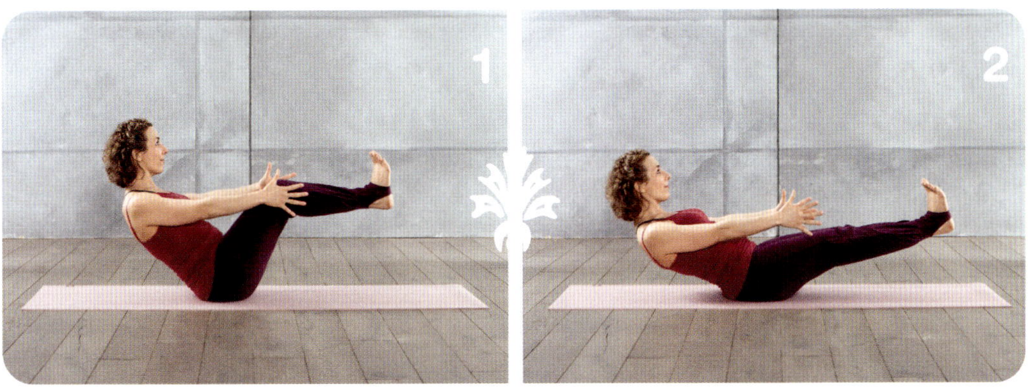

Brett (Chaturanga Dandasana, Plank Pose)

Diese Position bringt Kraft in den gesamten Körper und produziert Yang in Form von Hitze. Sie stärkt besonders die Muskulatur in den Armen und im Rücken und aktiviert zudem die Kraft in der Körpermitte.

Übungspraxis

1 Komme in einen Vierfüßlerstand mit den Händen unter deinen Schultern und den Knien unter deinem Becken. Strecke nun beide Beine nacheinander nach hinten aus, stelle deine Zehen auf, spanne deine Rumpfmuskulatur an und halte deinen Kopf in Verlängerung der Wirbelsäule. Dein Körper bildet eine Linie. Aktiviere deine Körpermitte, halte die Position und lasse den Atem weiter fließen.

2 Für eine dynamische Variante beugst du bei der Ausatmung deine Arme so weit, dass dein Körper knapp über dem Boden schwebt. Beim Einatmen drückst du dich wieder zurück nach oben. Wenn du mit der Übung noch nicht vertraut bist, kann sie zu Beginn recht anstrengend sein. Steigere dich also langsam bei dieser Kraftübung oder setze zu Beginn die Knie ab.

Bleibe 5 bis 8 Atemzüge in der Position. Komme von hier aus in die Entspannte Bauchlage (siehe Seite 40) oder in die Kindshaltung (siehe Seite 58) und beruhige deinen Atem langsam wieder.

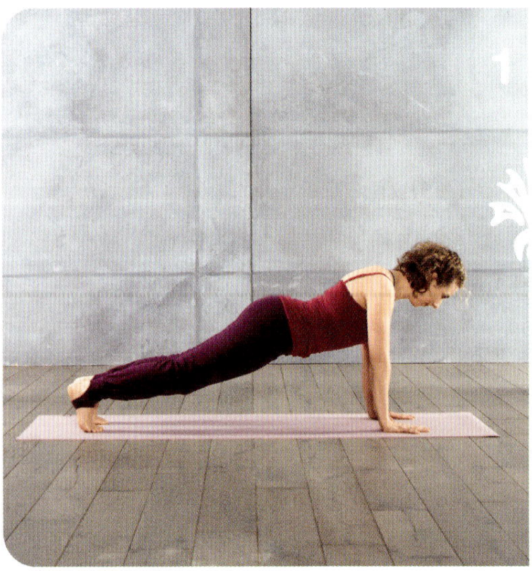

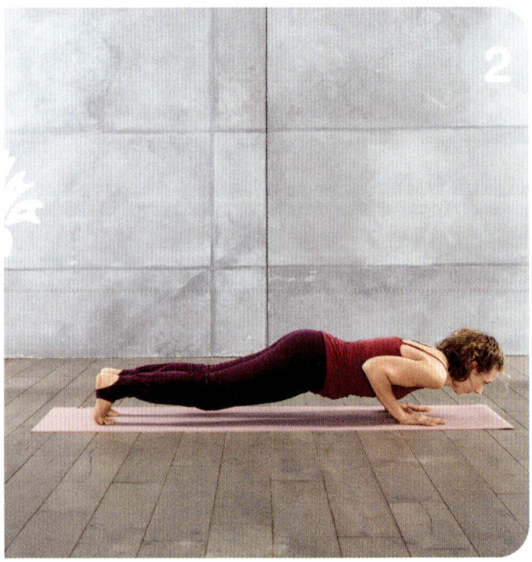

Dreibein (Camatkarasana, Tripod)

Diese Übung stärkt den Rücken und die Arme. Daneben dehnt sie den Schulter- und Brustbereich sowie den Bauchraum.

Übungspraxis

Setze dich mit lang ausgestreckten Beinen auf die Matte. Stütze die linke Hand hinter deinem Becken ab und setze den rechten Fuß auf, das linke Bein bleibt lang. Presse nun die drei Punkte der linken Ferse, des rechten Fußes und der linken Hand in den Boden und hebe dadurch dein Becken nach oben. Strecke den rechten Arm zur Decke und richte deinen Blick entweder nach oben zur rechten Hand oder nach unten zur linken. Halte die Position entweder statisch oder praktiziere sie dynamisch, indem du dein Gesäß beim Ausatmen wieder nach unten sinken lässt und dich beim Einatmen mit Körperspannung zurück nach oben drückst.

Halte die Position 5 bis 8 Atemzüge lang und wechsle dann die Seite. Lasse anschließend deine Handgelenke einige Male kreisen.

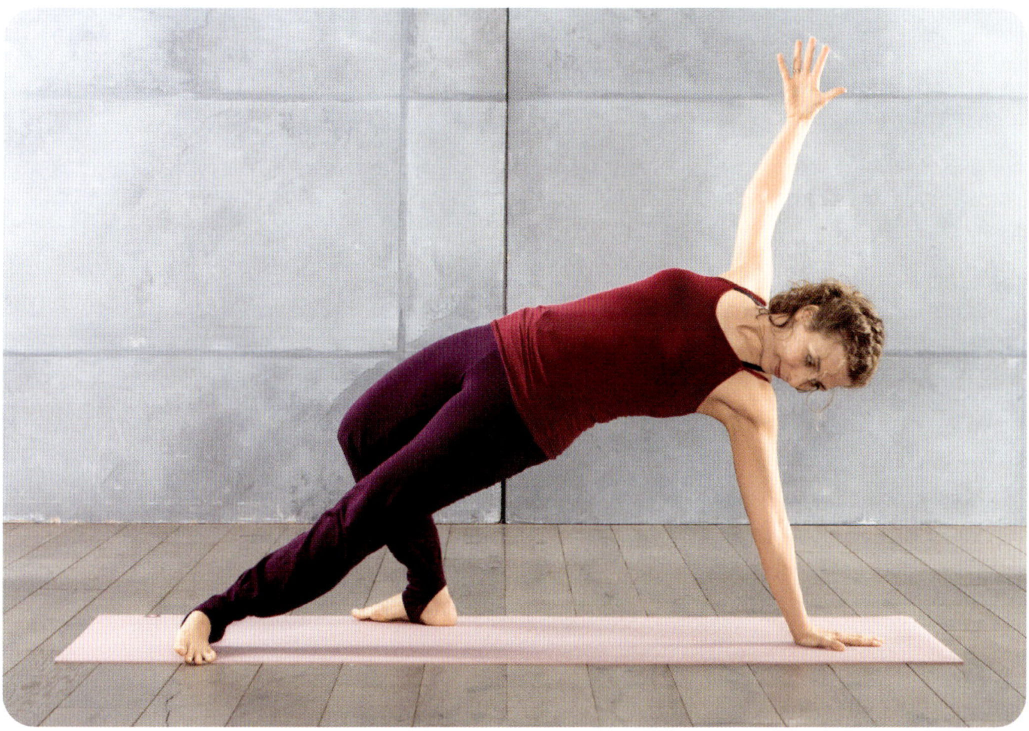

Dynamischer Scheibenwischer
(Jathara Parivartanasana, Windshield Wiper)

Diese Übung lockert die Hüftgelenke und entspannt den unteren Rücken. Sie eignet sich besonders zum Neutralisieren nach Positionen, die die Hüfte öffnen. Sie kann im Liegen oder mit aufgesetzten Unterarmen ausgeführt werden und bietet sich auch immer wieder zwischen den Übungen an, um den Rücken zu entlasten und die Hüftgelenke zu neutralisieren, ohne dabei zu viel Hitze aufzubauen. Genauso kannst du sie einige Male praktizieren, bevor du zum Scheibenwischer mit Herzöffnung (siehe Seite 81) übergehst.

Übungspraxis

Komme in die Rückenlage und setze die Füße mit einem hüftbreiten Abstand zueinander auf. Strecke deine Arme lang aus und lasse sie entspannt neben deinem Kopf ruhen. Bewege deine Knie jetzt dynamisch von einer Seite zur anderen – wie ein Scheibenwischer. Wenn du möchtest, kannst du dich dabei auch auf deinen Unterarmen abstützen und den Oberkörper etwas anheben.

Bewege die Beine einige Male hin und her.

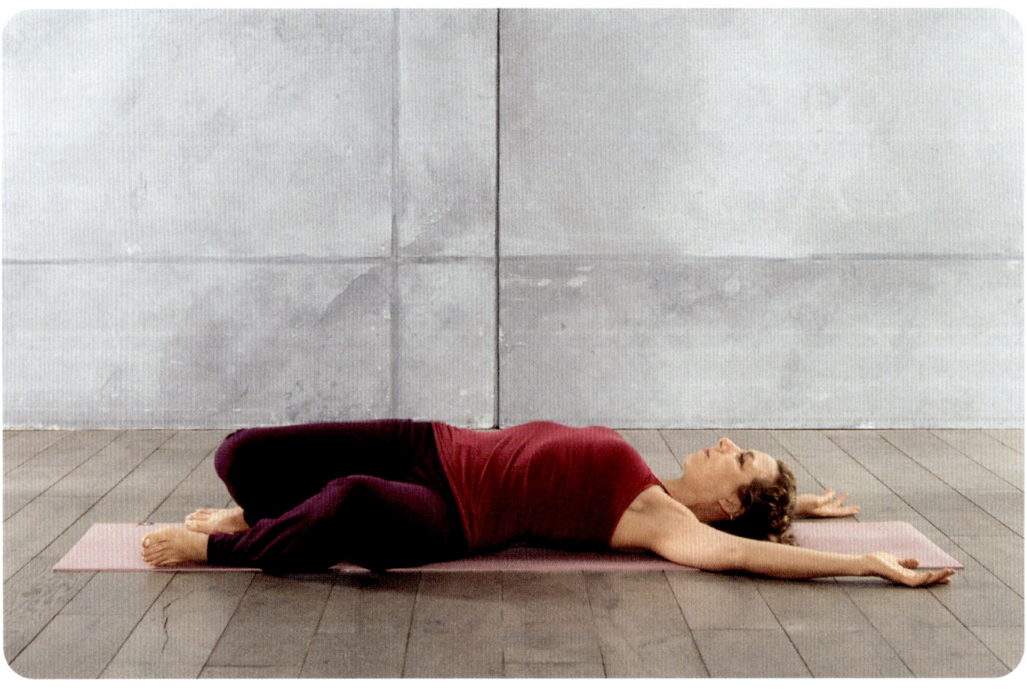

Gestreckte Beine
(Urdhva Prasarita Padasana, Hinge)

Diese Übung bringt Kraft in den Rücken, in den Bauch und stärkt die Hüftbeuger. Sie wirkt ausgleichend nach vielen oder intensiven Vorbeugen.

Übungspraxis

Lege dich auf den Rücken, setze die Füße auf und nimm die Hände unter deine Lendenwirbelsäule oder unter das Gesäß, um den unteren Rücken zu stabilisieren. Hebe nun den Kopf leicht vom Boden ab und strecke deine Beine senkrecht nach oben aus. Ziehe dabei die Zehen an. Aktiviere deinen Beckenboden und lasse die gestreckten (für weniger Intensität auch gern leicht gebeugten) Beine langsam Richtung Boden sinken. Kurz über dem Boden kannst du die Position noch kurz halten oder die Beine direkt wieder zurück nach oben bringen.

Führe 3 bis 5 Wiederholungen aus. Lege den Kopf dann wieder ab und senke die Beine. Zur Entspannung kannst du die Knie noch zur Brust ziehen, sie umfassen und einige Male hin und her schaukeln.

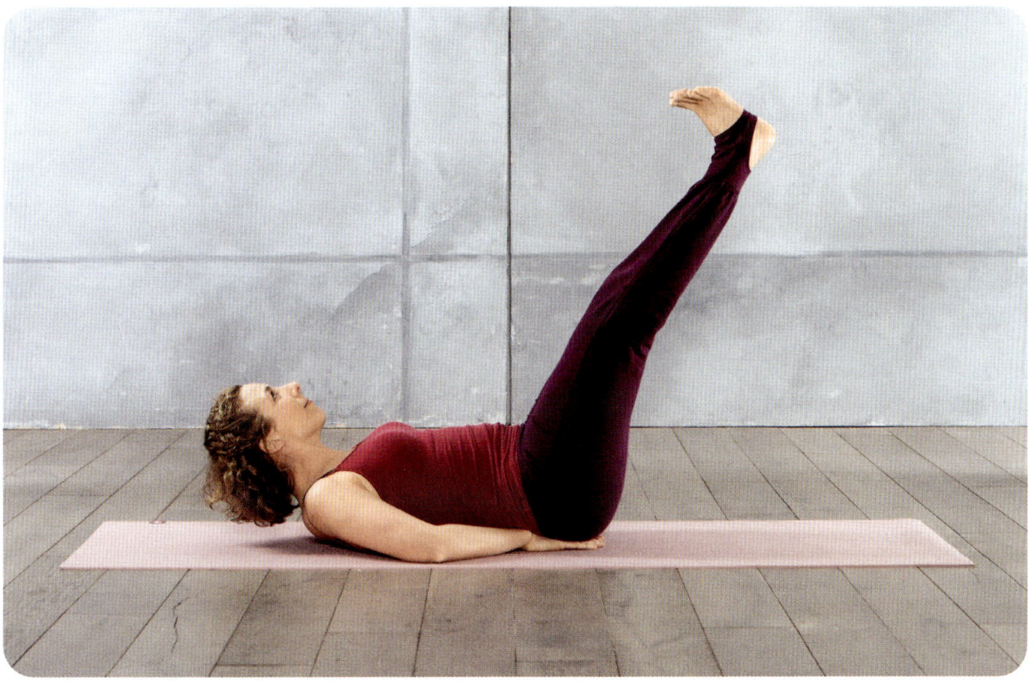

Herabschauender Hund
(Adho Mukha Svanasana, Downward Facing Dog)

In dieser Position wird die gesamte Körperrückseite gedehnt, sie kräftigt zudem die Körpervorderseite und die Arme. Der Herabschauende Hund ist eine sanfte Umkehrhaltung, die sich sehr wohltuend bei Rückenschmerzen, verspannten Schultern und verkürzten Oberschenkelrückseiten auswirken kann.

Übungspraxis

Komme in einen Vierfüßlerstand mit den Händen unter deinen Schultern und den Knien unter deinem Becken. Strecke dann die Beine und nimm deinen Kopf entspannt zwischen die Arme, sodass dein Körper ein umgekehrtes V bildet. Wenn dir das schwerfällt oder es sich nicht gut für dich anfühlt, dann beuge die Beine oder versetze die Hände oder Füße etwas. Als intensivere Variante kannst du bei der Einatmung ein Bein lang nach hinten strecken, es einige Atemzüge halten und bei der Ausatmung wieder sinken lassen. Hebe und senke in dem Fall immer das rechte und das linke Bein im Wechsel.

Bleibe 5 bis 8 Atemzüge in der Position. Komme dann wieder zurück auf die Knie und verweile in der Kindshaltung (siehe Seite 58).

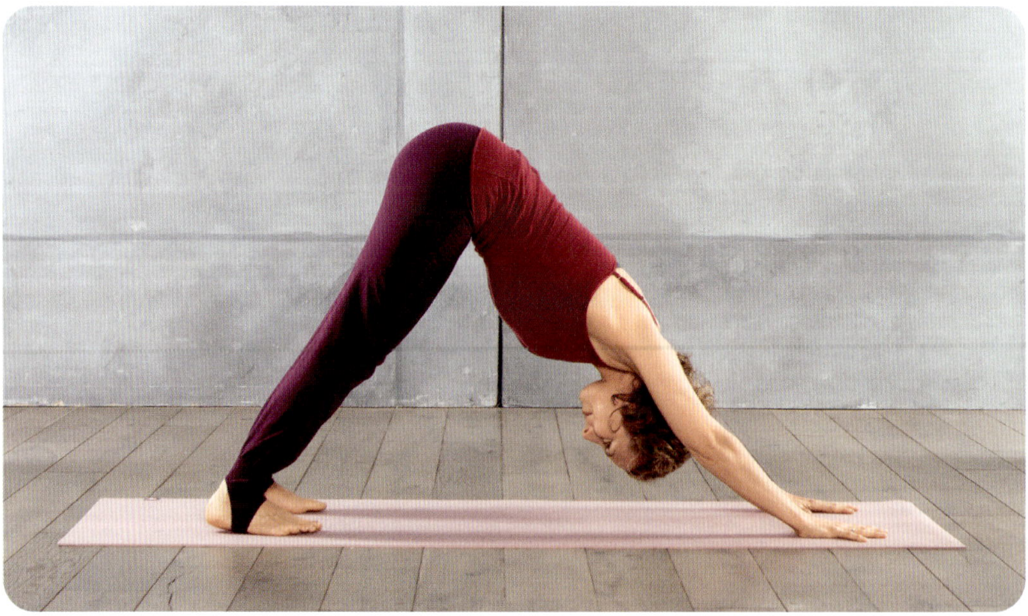

Kamel (Ustrasana, Camel Pose)

Diese Übung kräftigt die Körperrückseite und dehnt die Körpervorderseite. Sie eignet sich auch gut als Vorbereitung für die Sattelposition (siehe Seite 82 f.).

Übungspraxis

Komme in einen Kniestand. Dein Oberkörper ist dabei aufgerichtet und die Beine sind hüftbreit geöffnet. Falls du generell empfindliche Knie hast oder dir der Druck spontan unangenehm ist, kannst du deine Knie mit einer weichen Decke abpolstern. Schiebe jetzt dein Becken und deine Oberschenkel nach vorn und beuge die Wirbelsäule im Brustbereich nach hinten. Strecke deine Arme und stütze dich mit den Händen auf deinen Fersen ab. Halte die Position entweder statisch oder führe sie dynamisch aus, indem du dich bei der Einatmung aufrichtest und das Gesäß bei der Ausatmung zurück nach unten sinken lässt. Da es sich um eine Yang-Position handelt, solltest du ein starkes Hohlkreuz vermeiden und die Spannung im Nacken halten. Wenn deine Wirbelsäule die Öffnung nicht zulässt, kannst du deine Arme »verlängern«, indem du Blöcke unter deinen Händen platzierst. Bei Nackenbeschwerden bleibt die Halswirbelsäule in der Rückbeuge lang.

Bleibe 5 bis 8 Atemzüge in der Position und spüre anschließend in der Kindshaltung (siehe Seite 58) nach.

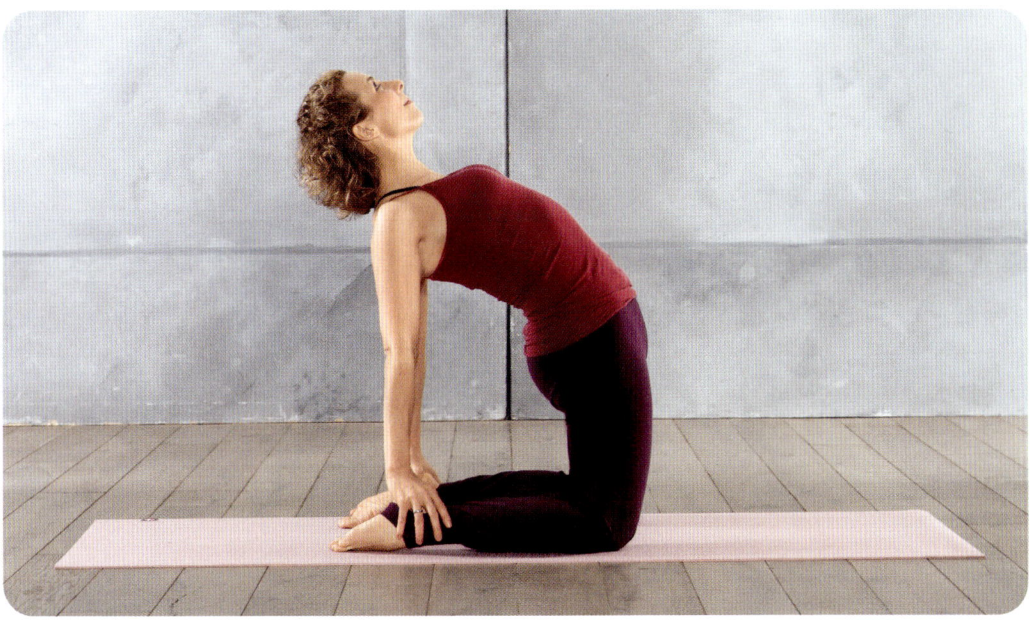

Katze und Kuh (Chakravakasana, Cat and Cow)

Diese Bewegungsabfolge mobilisiert sanft die Wirbelsäule und sie hat eine ausgleichende Wirkung auf den Oberkörper.

Übungspraxis

1 Komme in einen Vierfüßlerstand und bewege deine Wirbelsäule sanft auf und ab. Wenn du dich nicht auf den Boden knien kannst, bewege die Wirbelsäule im Stand. Lasse deinen Rücken beim Ausatmen ganz rund werden wie einen Katzenbuckel. Öffne die Schulterblätter weit und schaue zu deinem Bauchnabel.

2 Drücke die Wirbelsäule nun wieder nach unten und lasse den Rücken durchhängen wie eine Hängebrücke, wenn du einatmest. Ziehe dabei die Schulterblätter zusammen und richte den Blick leicht nach oben.

Führe 5 bis 8 Wiederholungen aus. Lasse eine sanft-dynamische und fließende Bewegung entstehen. Komme anschließend in die Kindshaltung (siehe Seite 58) und spüre in der Wirbelsäule nach.

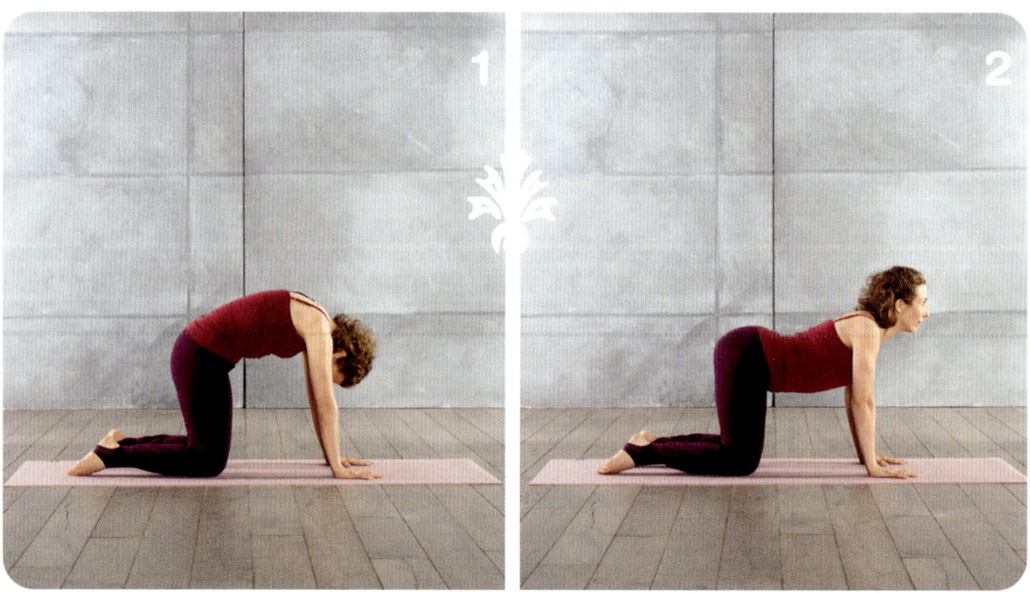

Kleinkind (Shalabasana, Infant Pose)

Diese Übung kräftigt den gesamten Rücken und die Gesäßmuskulatur. Sie dehnt die Vorderseite des Oberkörpers und massiert den Bauchraum. Sie kann auch als kleine aktive Übung vor passiven Rückbeugen eingesetzt werden oder zwischen Positionen mit Vorbeuge.

Übungspraxis

Komme in die Bauchlage und lege deine Arme lang nach hinten ausgestreckt auf dem Boden ab. Zentriere die Kraft in deinem Körper und hebe nun gleichzeitig den Oberkörper, die Arme und die Beine an. Für mehr Intensität kannst du die Arme nach vorn ausstrecken. Für eine sanftere Variante lasse die Beine am Boden oder hebe nur ein Bein und einen Arm diagonal an.

Bleibe 5 bis 8 Atemzüge in der Position. Neutralisiere anschließend deinen Rücken in der Entspannten Bauchlage (siehe Seite 40) und bewege dein Becken ein paarmal sanft hin und her.

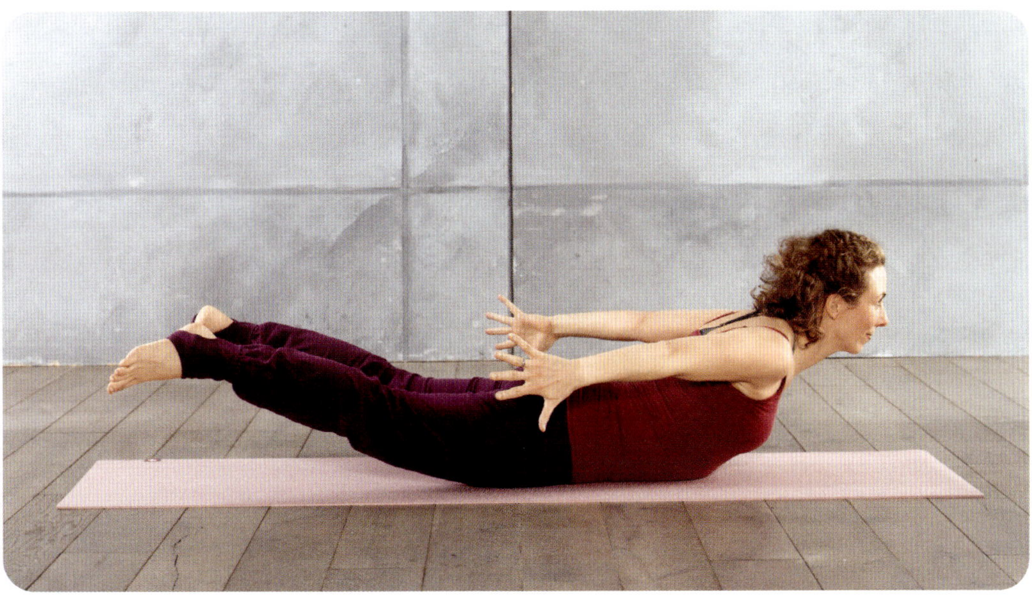

Päckchen (Apanasana, Folded Pose)

Diese Position dehnt sanft die Wirbelsäule, den ganzen Rücken und den Nacken. Sie massiert zudem die Bauchorgane und eignet sich sehr gut zum Neutralisieren nach intensiven Rückbeugen. Sie bietet sich auch gut für Menschen an, die sich in der Kindshaltung eingeengt fühlen oder dabei ein Druckgefühl verspüren. In der schaukelnden Variante eignet sie sich, um den Rücken zwischendurch schnell entlasten zu können.

Übungspraxis

Komme in die Rückenlage, beuge die Beine und ziehe sie nah zum Oberkörper heran. Lege deine Arme um die Unterschenkel, um den Druck noch etwas zu verstärken. Halte die Beine geöffnet oder geschlossen, hebe den Kopf vom Boden ab und rolle ihn leicht nach vorn ein. Wenn du möchtest, schaukele dich in der Haltung gern sanft hin und her oder vor und zurück.

Bleibe 5 bis 8 Atemzüge in der Position.

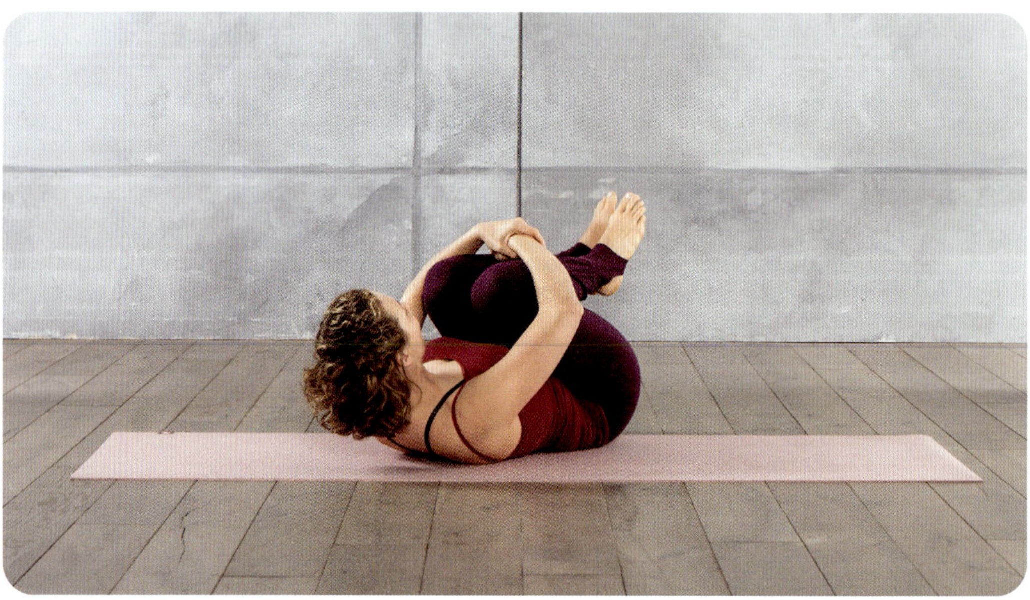

Tisch (Purvottanasana, Tabletop)

Diese Übung wirkt wie ein umgekehrter Liegestütz und kräftigt den Körper. Der Brust- und der Schulterbereich werden dabei gedehnt.

Übungspraxis

Setze dich auf die Matte, stelle die Füße hüftbreit geöffnet auf und positioniere deine Hände hinter dem Körper, die Fingerspitzen zeigen zum Gesäß. Bringe Kraft in deinen Körper und hebe dein Becken nun so weit nach oben, dass Beine und Oberkörper eine gerade Linie bilden. Halte den Nacken kraftvoll. Bleibe statisch in der Position oder führe sie dynamisch aus, indem du das Gesäß beim Ausatmen absinken lässt und beim Einatmen wieder hebst. Alternativ kannst du auch die Arme beugen und strecken.

Bleibe für 5 bis 8 Atemzüge in der Position. Lasse die Handgelenke zum Neutralisieren einige Male kreisen und komme für ein paar Atemzüge in die klassische Kutscherhaltung (siehe Seite 78 f.).

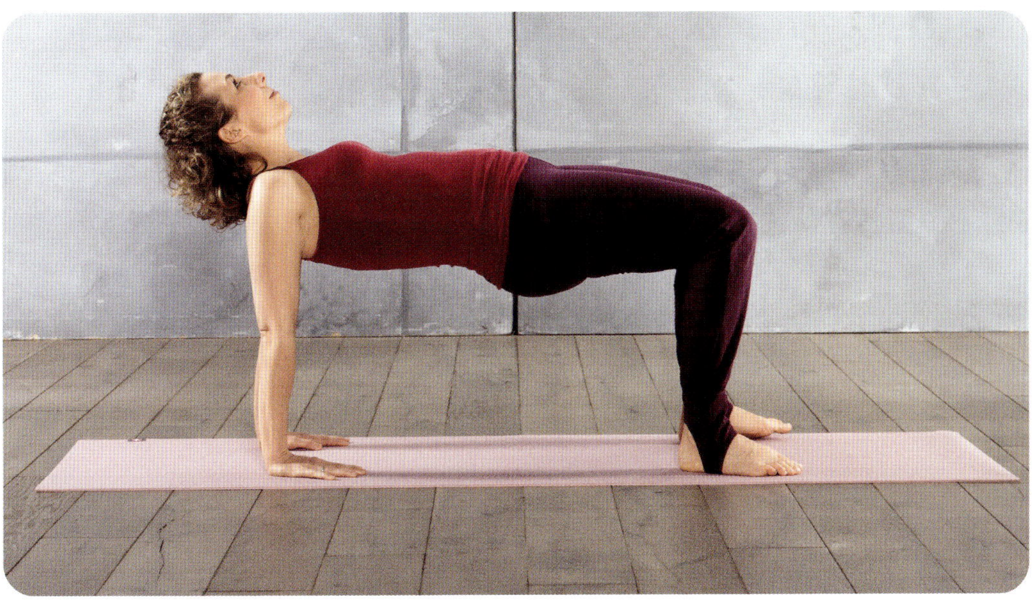

Die heilenden **Atemtechniken**

Der Atem ist unser Lebenselixier – ohne ihn können wir nur wenige Minuten überleben. Auf der energetischen Ebene sind bewusst gelenkte Atemtechniken ein wunderbares Werkzeug, um den Körper mit dem Geist zu verbinden. Da der Atem immer in der Gegenwart stattfindet, eignen sich diese Techniken sehr gut, um den Geist zur Ruhe zu bringen und ablenkende Gedanken zu reduzieren. Die ausgewählten Übungen sind alle sehr sanft und du kannst sie auch unabhängig von den Sequenzen ausüben, zum Beispiel in stressigen Situationen oder abends vor dem Schlafengehen. Der positive Effekt der bewussten Atmung wird sich gewiss sehr schnell bemerkbar machen – selbst wenn du noch nicht mit gezielten Atemtechniken vertraut bist und sie nun das erste Mal praktizierst.

Vierteiliger Atem des Tao

Den vierteiligen Atem des Tao kannst du einzeln, vor oder nach der Yin-Praxis ausführen. Diese Atemtechnik symbolisiert den Energiefluss von Yin und Yang. Sie bringt Ruhe und Entspannung und lässt den Geist klar werden. Praktiziere sie jeweils so lange, bis du dich innerlich ruhig fühlst.

Übungspraxis

1/2 Komme in einen Fersen- oder Zehensitz, alternativ in den Schneidersitz. Lege die Handflächen aneinander, nimm die Hände in dieser Gebetsposition vor dein Herz und atme ein. Schiebe die Hände nun beim Ausatmen wie in Zeitlupe nach vorn.

3/4 Drehe mit langen Armen die Handflächen nach oben und beginne vom kleinen Finger bis zum Daumen hin einen Finger nach dem anderen einzurollen. Bleibe in einer fließenden Bewegung und beuge auch die Handgelenke und die Ellenbogen an.

5/6/7 Schiebe die Arme nun in Schulterhöhe zur Seite, öffne die Handflächen nach oben und rolle die Hände wieder ein.

8 Führe die Hände dann wieder nach vorn und lasse eine ganz fließende und weiche Bewegung entstehen. Stelle dir vor, wie du in der Einatmung über deine Hände Energie in dir aufnimmst und das Chi in der Ausatmung in dein Energiefeld bringst.

Nimm anschließend die Hände auf deine Beine und spüre nach.

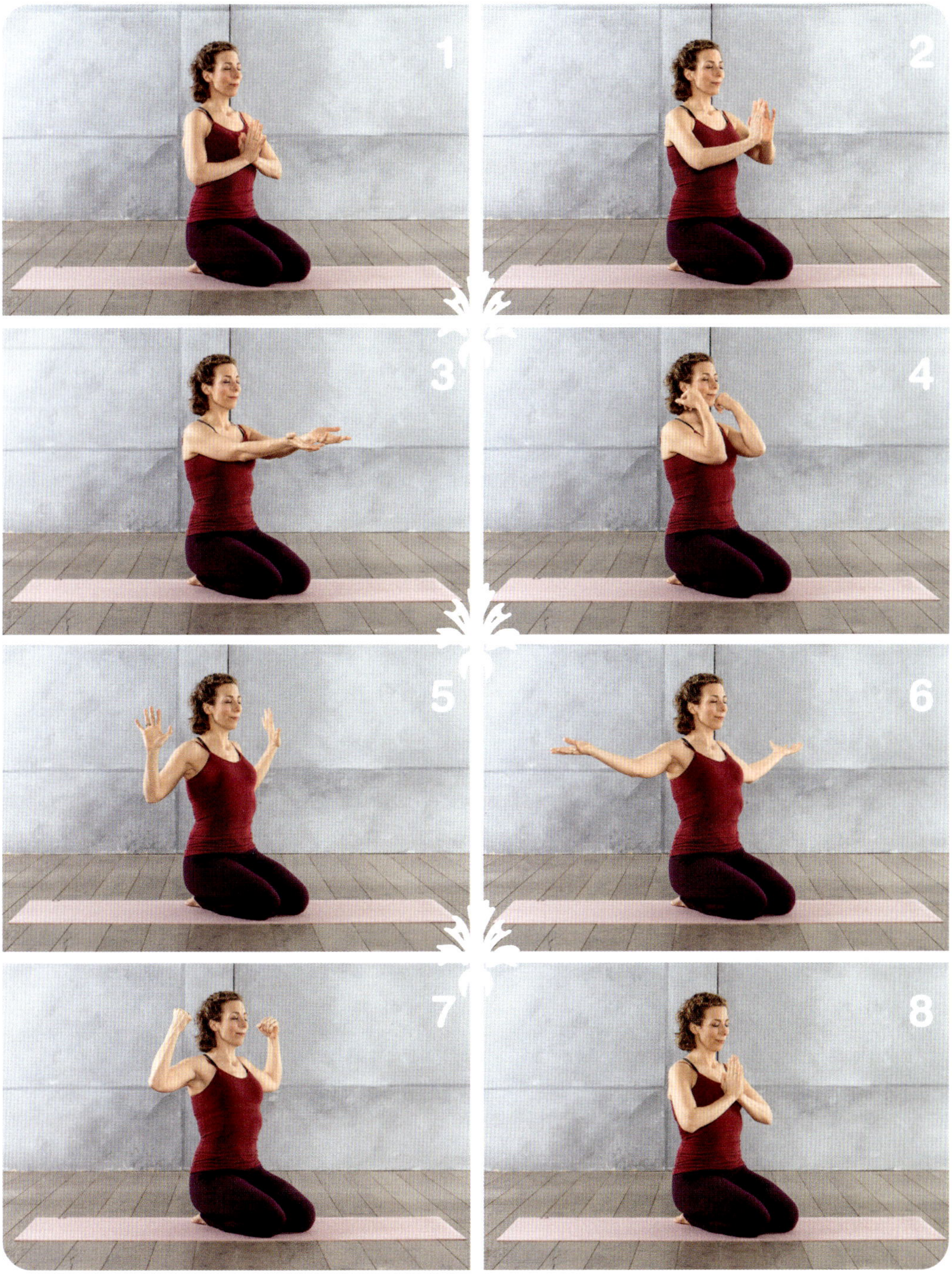
1
2
3
4
5
6
7
8

Energieatmung

Diese Atemtechnik hat einen sehr beruhigenden und harmonisierenden Effekt. Du kannst sie wahlweise im Stehen oder im Sitzen ausführen. Führe so viele Zyklen aus, wie es für dich richtig ist.

Übungspraxis

1 Stelle dich mit hüftbreit geöffneten Beinen hin und richte deine Wirbelsäule auf. Atme ein und hebe deine Arme dabei seitlich nach oben, bis sich deine Hände über deinem Kopf berühren.

2 Atme wieder aus und führe deine Hände dabei über dein Herz zum Kraftzentrum unterhalb deines Bauchnabels. Dazu kannst du die Hände entweder übereinanderlegen oder links und rechts neben deinen Bauchnabel nehmen. Halte einen Moment inne, bevor du den nächsten Zyklus beginnst. Bei der Einatmung kannst du dir vorstellen, wie du Energie sammelst, und bei der Ausatmung, wie du das Chi zu deinem Kraftzentrum bringst.

Bleibe anschließend mit deinen Händen auf dem Bauch stehen und spüre nach.

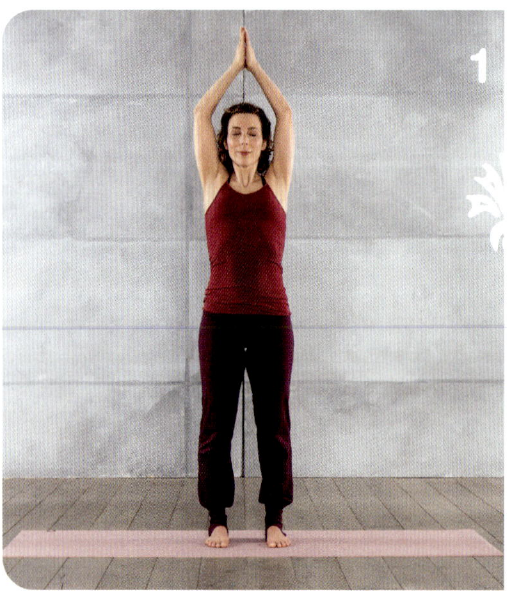

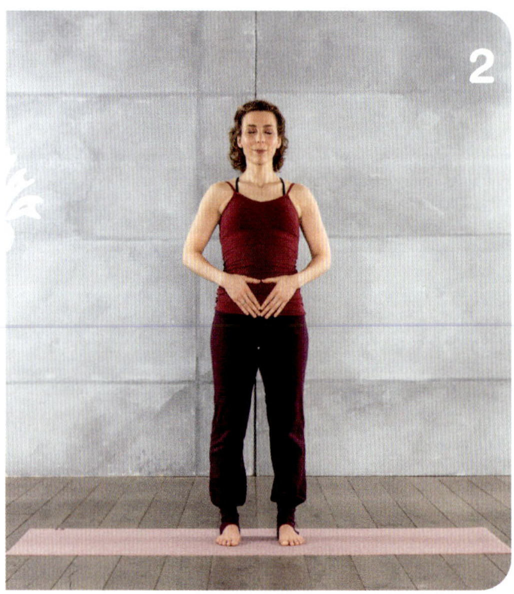

Ujjayi-Atmung

Die Ujjayi-Atmung kann Hitze im Körper entstehen lassen, aber genauso beruhigend wirken. So eignet sie sich auch gut für den Beginn deiner Übungspraxis, wenn du dich noch eher unruhig fühlst oder den Kopf sehr voll hast. Ujjayi wird mit »Die Siegreiche Atmung« übersetzt, da sie über den flachen Atem siegt. Atme so lange in Ujjayi, wie du dich damit wohlfühlst. Im Yang Yoga wird der Ujjayi-Atem auch gern mit der Ausführung der Positionen verbunden.

Übungspraxis

Setze dich im Schneidersitz auf die Matte, richte deine Wirbelsäule auf und lege deine locker gefassten Hände auf deinen Beinen ab. Lasse nun deine Stimmritzen aus einem tiefen Atemfluss heraus im Kehlraum eng werden, so als ob du mit geschlossenem Mund einen Flüsterton entstehen lassen oder einen Spiegel anhauchen wolltest. Der Klang der Ujjayi-Atmung erinnert an ein fernes Meeresrauschen. Mit diesem Rauschton in der Kehle atmest du ruhig und gleichmäßig tief ein und aus.

Komme zurück in einen natürlichen Atemfluss und spüre nach.

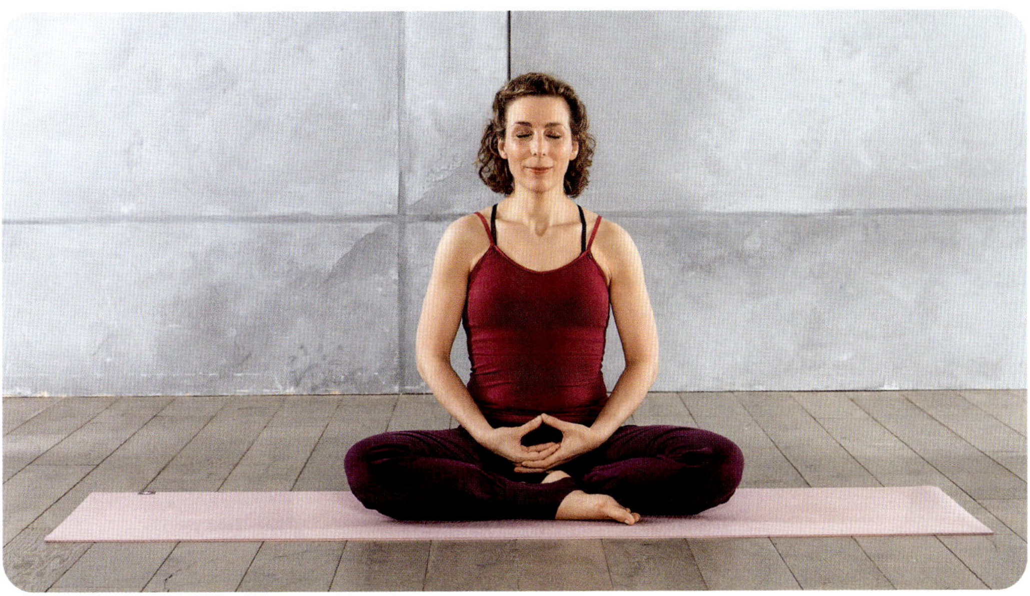

Vollatmung

Diese Atemtechnik ist sehr sanft, beruhigend und auch für Anfänger gut ausführbar. Bleibe so lange in der Vollatmung, wie du dich damit wohlfühlst.

Übungspraxis

Setze dich im Schneidersitz auf die Matte und richte deine Wirbelsäule auf. Nimm deinen natürlichen Atemfluss wahr. Lasse ihn mit jedem Atemzug tiefer werden. Lege deine Hände links und rechts neben den Bauchnabel auf deinen Bauch und lenke den Atem ganz bewusst dorthin. Nimm die Hände dann an die unteren Rippenbögen und atme in deinen Brustraum. Lege deine Hände danach unter deine Schlüsselbeine und atme in die oberen Lungenspitzen hinein. Wenn du einatmest, heben sich die Hände dabei nach oben oder nach vorn, und wenn du ausatmest, senken sie sich wieder ab. Verbinde das Atmen über alle drei Ebenen miteinander. Nimm dabei auch einmal die kleinen Atempausen nach jeder Ein- und Ausatmung wahr und dehne sie noch ein Stück weit aus. Atme nun entweder mit einer verlängerten Einatmung, ganz gleichmäßig oder mit einer verlängerten Ausatmung – je nachdem, was für dich stimmig ist. Atme jedoch immer nur so, dass der Atem noch mühelos fließen kann.

Komme zurück in deinen natürlichen Atemfluss und beobachte, ob sich etwas verändert hat. Alternativ kannst du die Vollatmung auch im Liegen ausführen. Setze dazu deine Füße auf und lasse die Hände auf dem Bauch ruhen. Diese Variante eignet sich zum Beispiel vor dem Einschlafen oder wenn du nachts wach wirst und nicht mehr einschlafen kannst.

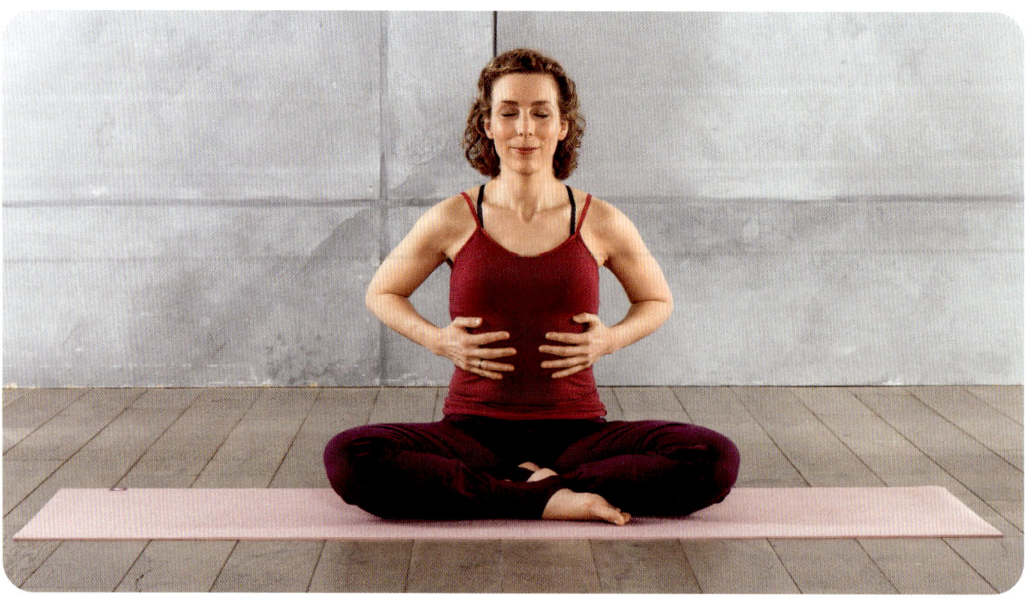

Wechselatmung

Die Wechselatmung hat eine ausgleichende Wirkung, da sie die beiden Hauptenergiekanäle *Ida* und *Pingala* harmonisiert, die Yin und Yang entsprechen. Atme so lange in der Wechselatmung, bis du dich ausgeglichen fühlst.

Übungspraxis

Setze dich im Schneidersitz auf die Matte und richte deine Wirbelsäule auf. Beuge Zeige- und Mittelfinger der rechten Hand (Linkshänder nehmen gern die linke) zur Handfläche hin und strecke den Ringfinger und den kleinen Finger locker aus. Du kannst den Zeige- und den Mittelfinger auch an dein Stirnchakra (siehe Seite 19) legen. Verschließe nun mit dem Ringfinger das linke und mit dem Daumen das rechte Nasenloch. Halte die Nase nur ganz sanft geschlossen, ohne dabei zu viel Druck auszuüben. Der Kopf bleibt gerade und dein rechter Ellenbogen seitlich am Körper. Beginne mit der Einatmung auf der linken Seite und halte dabei die rechte Nasenseite verschlossen. Nach der Einatmung verschließt du die linke Seite wieder, öffnest rechts und atmest lang aus. Dann atmest du über rechts wieder ein und über links wieder aus. Das ist ein vollständiger Atemzyklus.

Du kannst zwischen der Ein- und Ausatmung auch den Atem halten. Dabei fließt dein Ausatem idealerweise länger als dein Einatem. Häufig wird hier der 2-8-4-Rhythmus für das Einatmen, Halten und Ausatmen empfohlen, dieser Takt kann aber auch gekürzt oder erweitert werden. Passe den Atem immer deinen eigenen Bedürfnissen und Fähigkeiten an. Lasse die Hand anschließend wieder zum Bein sinken und spüre nach.

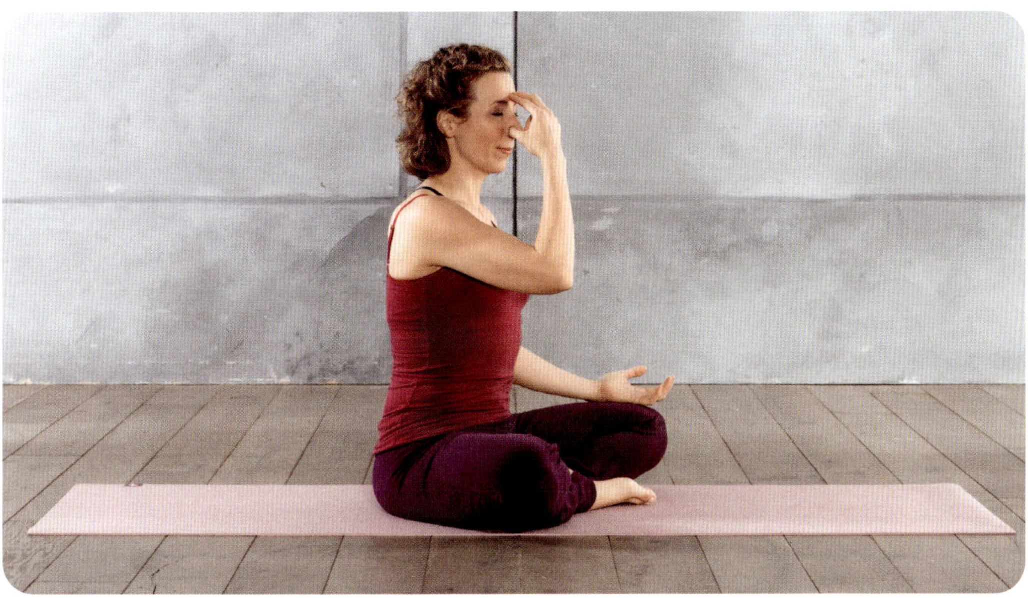

Die heilenden **Meditationen**

Wir leben in einer Yang-orientierten Welt, in der Ruhe und innere Einkehr oft keinen Platz finden. Meditationen haben Yin-Charakter und können unsere tägliche Reizüberflutung somit hervorragend ausgleichen. Ein Perfektionsanspruch ist hier vollkommen fehl am Platz, auch 5 Minuten Meditation täglich können schon viel bewirken.

Schutzmeditation

Diese Meditation kannst du jederzeit einsetzen, wenn du energetischen Schutz benötigst.

Übungspraxis

Konzentriere dich auf eine Farbe, die dir gerade Kraft gibt. Stelle dir nun vor, wie in dieser Farbe vor dir eine Lichtsäule entsteht. Mache gedanklich einen Schritt nach vorn und stelle dich in sie hinein. In dieser Lichtsäule bist du vollkommen geschützt. Sie verbindet dich einerseits mit der Kraft der Erde und andererseits mit der Energie des Himmels. Du kannst die Wirkung noch unterstützen und die folgende Affirmation verwenden: »Mögen mich nur licht- und liebevolle Energien erreichen und mögen alle negativen Energien außen vor bleiben, so sei es jetzt.« Bedanke dich anschließend für diesen energetischen Schutz.

Reinigungsmeditation

Praktiziere diese Meditation gern täglich – so lange, bis du dich vollkommen befreit fühlst.

Übungspraxis

Erinnere dich an etwas, das dir nicht gutgetan hat. Vielleicht ein schmerzhaftes Erlebnis, verletzende Worte oder der Kontakt zu einem bestimmten Menschen. Denke nun an einen Kraftplatz in der Natur, einen Ort, an dem du dich richtig wohlfühlst. Nimm diesen Ort ganz genau wahr. Stelle dir jetzt vor, wie sanfte Regentropfen auf dich herabfallen, die violett gefärbt sind. Diese Tropfen laufen über deinen ganzen Körper, zuerst nur äußerlich und dann auch innerlich – wie eine äußere und innere Dusche. Das violette Wasser strömt über deine Hände und Füße wieder aus dir heraus und nimmt alles mit, was nicht mehr zu dir gehören soll. Wenn du dich äußerlich und innerlich gereinigt fühlst, dann stelle dir vor, wie sich dein Kronenchakra (siehe Seite 19) öffnet und strahlendes weißes Licht in dich hineinflutet. Das Strahlen fließt durch deinen ganzen Körper hindurch und ersetzt alles, was du gerade abgegeben hast, durch neue positive Energie und Kraft.

Stillemeditation

Die Stillemeditation kann eine Herausforderung sein, aber auch besonders inspirieren.

Übungspraxis

Begib dich in den Schneidersitz. Du kannst die Augen schließen oder leicht geöffnet lassen. Nimm nun deinen Körper wahr, bewerte dabei nichts, sondern beobachte ihn einfach nur. Wie fühlst du dich heute in deinem Körper? Verweile hier einen Moment und richte deine Achtsamkeit dann auf deinen Atem und deine Atemzüge. Wie fließt dein Atem gerade? Lenke deine Aufmerksamkeit anschließend auf deinen Geist und beobachte seine Aktivität. Wie fühlst du dich momentan auf der geistigen Ebene? Lasse nun mit jedem Atemzug immer mehr los und tauche in die innere Stille ein. Wenn Gedanken aufkommen, nimm sie lediglich zur Kenntnis und lasse sie dann wieder weiterziehen. Komme immer wieder zurück zur Stille in dir. Vielleicht kannst du hier Bilder wahrnehmen oder eine innere Stimme, möglicherweise Emotionen, alte Erinnerungen oder Erfahrungen. Versuche dabei, nichts zu bewerten, sondern nur wahrzunehmen, was sich dir zeigt. Lasse deine Meditation in Stille geschehen, ohne etwas zu erwarten. Verweile so lange, wie du magst. Komme dann ganz behutsam wieder zurück. Spüre, wie dein Atem wieder tiefer wird, öffne langsam deine Augen und richte deinen Blick noch einen Moment ruhig auf den Boden. Wenn du so weit bist, dann löse dich wieder aus deiner Haltung.

Atemmeditation

Die Atemmeditation bietet sich für alle an, die noch keine Meditationserfahrung haben.

Übungspraxis

Die Atemmeditation kannst du im Schneidersitz, im Fersensitz oder auch bequem mit lang ausgestreckten Beinen auf der Matte sitzend praktizieren. Wenn du möchtest, nimm auf einer kleinen Erhöhung Platz, vielleicht auf einem Sitzkissen oder einem Meditationsbänkchen. Falls du Schwierigkeiten hast, den Rücken gerade zu halten, kannst du dich auch gegen eine Wand lehnen. Verbinde dich nun mit deinem Atem. Nimm wahr, wie dein Atem ganz natürlich ein- und ausfließt, und beobachte jeden einzelnen Atemzug. Wenn du dich mit deinem Atem verbindest, dann bist du ganz in der Gegenwart angekommen, denn der Atem findet immer im Jetzt statt. Solltest du trotzdem mit deinen Gedanken abschweifen, dann kannst du auch deine Atemzüge zählen. Entweder zählst du dabei jeden einzelnen Atemzug oder du zählst die Länge in Herzschlägen oder Sekunden. Bestimme selbst, wann du wieder aus deiner Meditation zurückkommen möchtest, öffne dazu langsam deine Augen und bewege deine Gliedmaßen.

YIN YOGA FÜR GESUNDHEIT UND WOHLBEFINDEN

Ob bei Knieschmerzen, Ängsten oder Hautproblemen – die gezielte Yin-Yoga-Praxis bietet sanfte Hilfe bei zahlreichen Beschwerden. Eine Yin-Yoga-Sequenz hat einen ganz ähnlichen Effekt auf unser Energiesystem wie eine Akupunkturbehandlung. So sprechen die folgenden Sequenzen jeweils genau die Meridiane an, die aus Sicht der TCM relevant sind, um einen Heilungsprozess bei einem bestimmten Beschwerdebild anzustoßen. Dabei kannst du ganz individuell und nach deinem täglichen Befinden entscheiden, wie lang du die Positionen halten oder in welcher Intensität du sie ausführen möchtest.

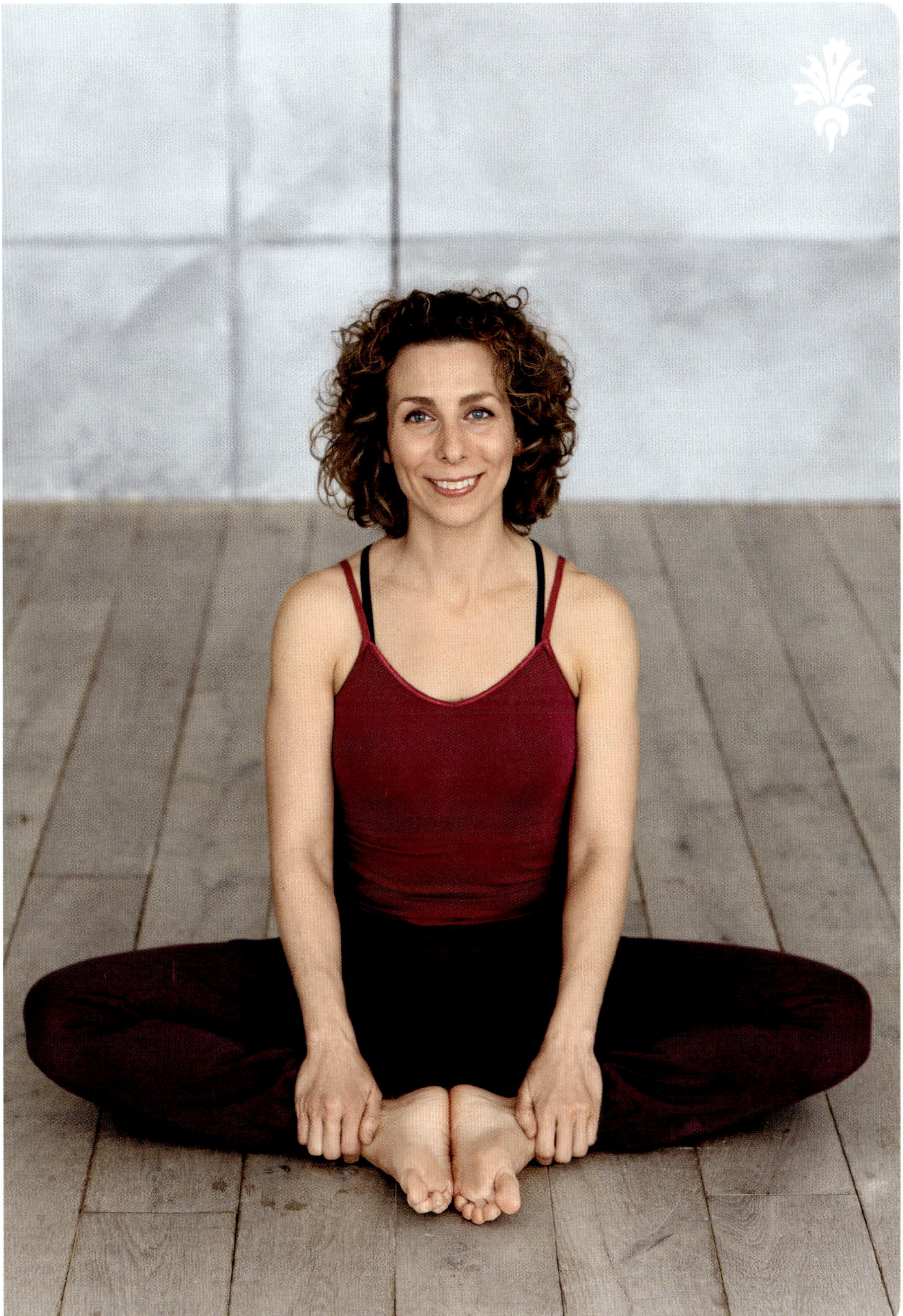

Allergien

Mit einer Allergie zu leben, bedeutet für Betroffene immer eine Einschränkung, denn sie müssen potenzielle Allergene stets meiden. Allergien äußern sich häufig über die Haut in Form von Rötungen und Ausschlägen, aber auch über das Atemsystem oder die Schleimhäute. Sie provozieren Abwehrreaktionen wie etwa Schwellungen und werden oft von Juckreiz begleitet. Dabei gibt es viele Allergieauslöser – zum Beispiel Pollen, Gräser, Hausstaub, Tierhaare, Lebensmittel, Kosmetika oder auch Medikamente. Warum Allergien in der heutigen Zeit immer mehr zunehmen, ist nicht eindeutig geklärt. Man vermutet, dass Umweltgifte, aber auch der mangelnde Kontakt zu gesunden Keimen, meist im Kindesalter, eine mögliche Ursache sein könnten.

Aus ganzheitlicher Sicht hat eine Allergie auch etwas mit Ablehnung einer bestimmten Sache oder Person zu tun – zum Beispiel sagt man »Auf den reagiere ich wirklich allergisch«, wenn man jemanden überhaupt nicht mag.

Mögliche Reflexionsfragen sind:
Auf wen oder was reagiere ich in meinem Leben oder in mir selbst mit Ablehnung?
Welches Thema habe ich noch nicht in mein Leben integriert?
Was regt mich auf, wo reagiere ich über?
In Bezug auf was bin ich intolerant?
Wo kann ich mich noch nicht abgrenzen?

Aus der Sicht der TCM handelt es sich bei Allergien um eine Chi-Schwäche des Abwehrsystems, die auf einem Mangel an Energie in den Funktionskreisen Lunge, Milz und/oder Niere beruhen kann.

Bei Allergien ist es ratsam, auch eine Behandlung des Darms in Betracht zu ziehen, da er im Wesentlichen für unsere Immunabwehr verantwortlich ist. Betroffene sollten regelmäßig Darmreinigungskuren durchführen, zum Beispiel durch die Einnahme von Flohsamenschalen und Bentonit, aber auch durch Einläufe oder Colon-Hydro-Therapien, bei denen der Darm gespült wird. Gleichzeitig ist es wichtig, die Darmflora mit Probiotika aufzubauen, um den Darm langfristig zu stärken. Die größten Allergieauslöser bei Nahrungsmitteln sind Weizen, Eier, Erdnüsse, Nüsse, Milchprodukte, Soja, Fisch, Krustentiere oder Geschmacksverstärker und Farbstoffe.

Zusätzlich zur **Meridianmassage** (Seite 32 f.) empfehle ich dir diese **Yin-Yoga-Sequenz:**

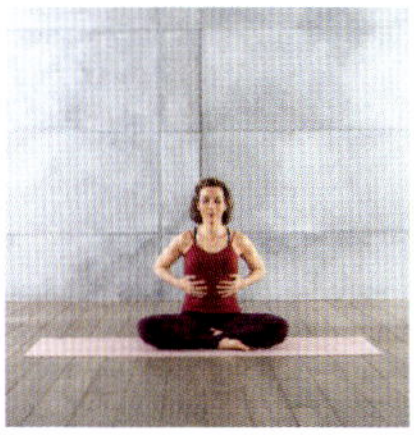
Vollatmung mit verlängerter Ausatmung (Seite 120)

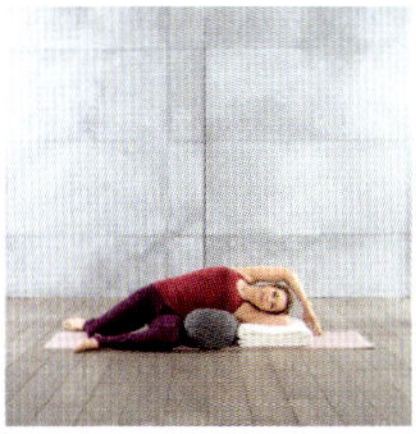
Liegende Banane (Seite 66)

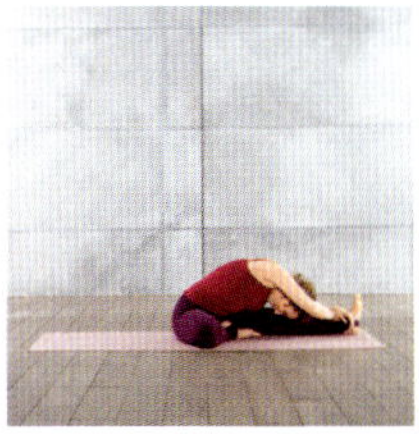
Halber Schmetterling (Seite 54 f.)

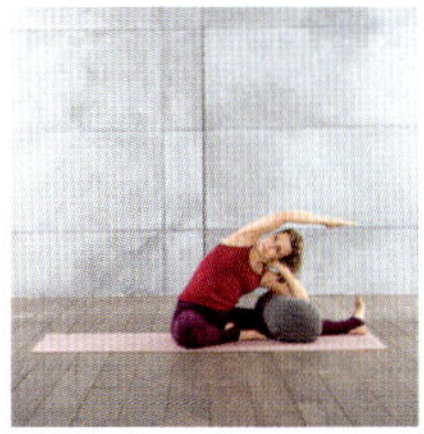
Halber Schmetterling mit Seitbeuge (Seite 54 f.)

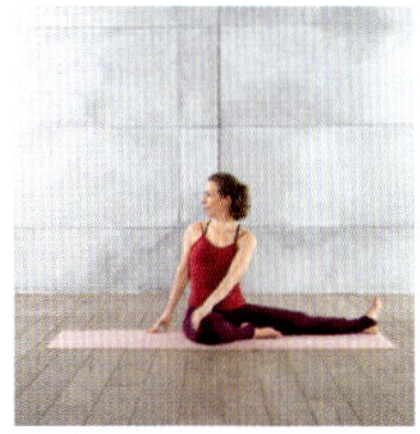
Halber Schmetterling mit Drehung (Seite 54 f.)

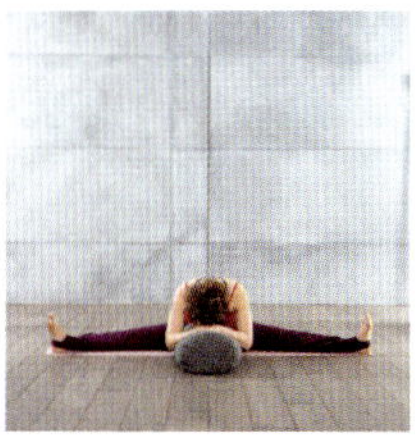
Libelle (Seite 64 f.)

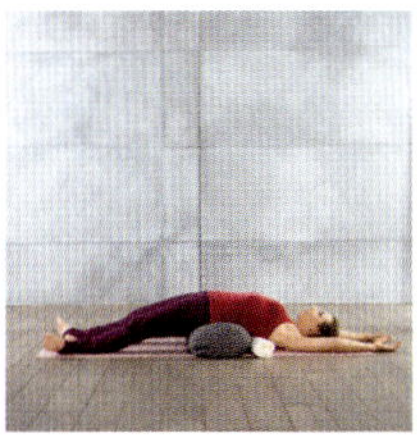
Regenbogenbrücke (Seite 80)

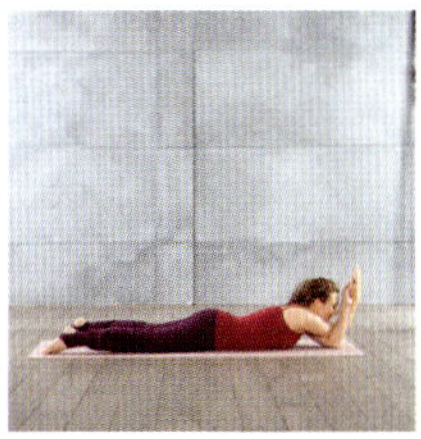
Sphinx mit Schulterdehnung (Seite 94 f.)

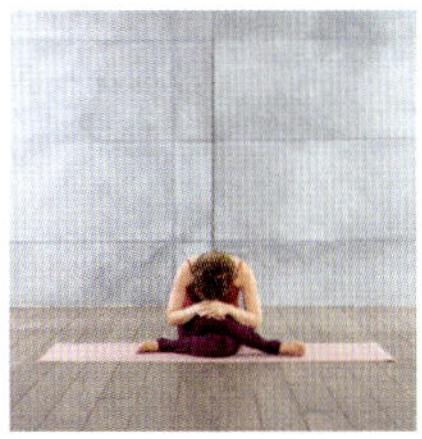
Schnürsenkel (Seite 90 f.)

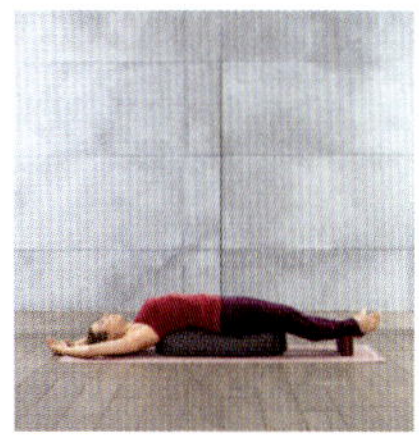
Gestützte Schulterbrücke (Seite 50)

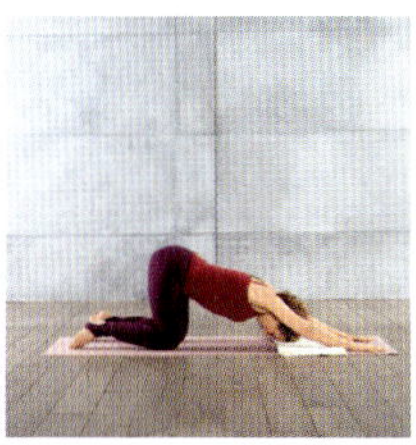
Öffnende Herzstellung (Seite 75)

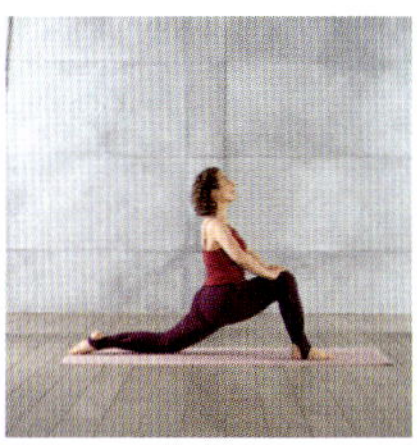
Drache mit verstärkter Rückbeuge (Seite 44 f.)

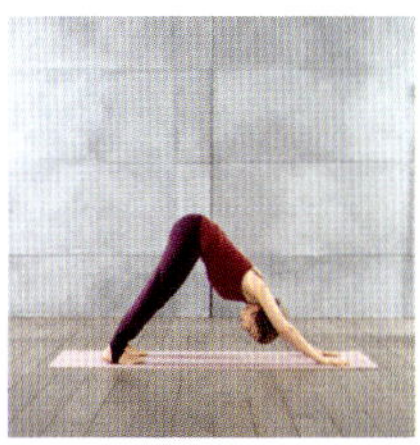
Herabschauender Hund (Seite 110)

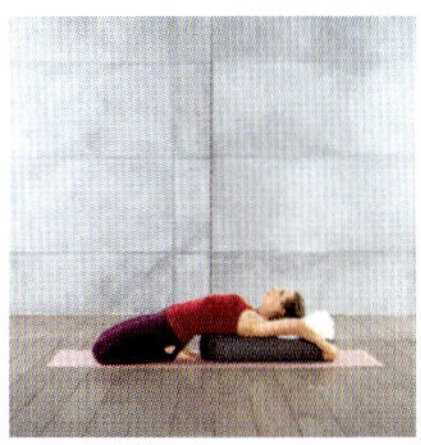
Sattel (Seite 82 f.)

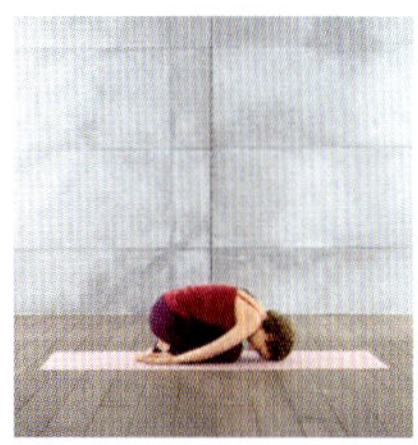
Kindshaltung (Seite 58)

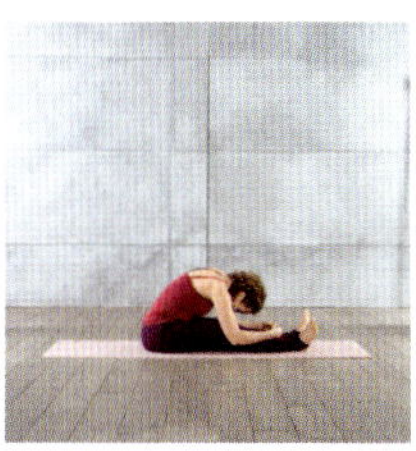
Raupe (Seite 78 f.)

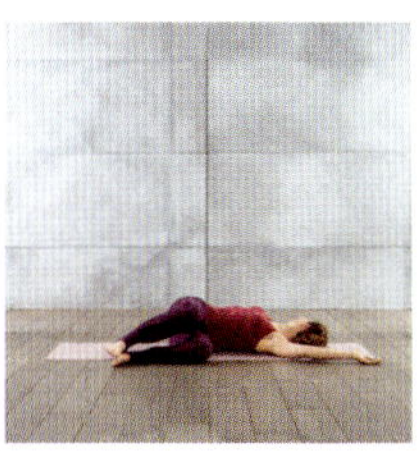
Korkenzieher (Seite 60 f.)

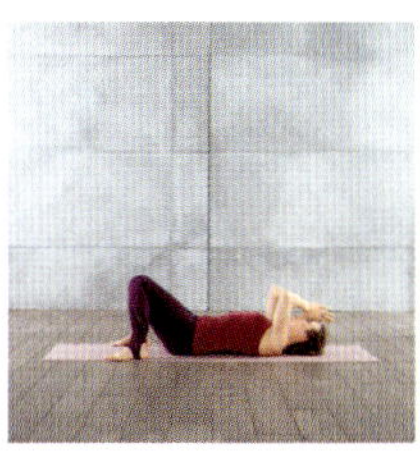
Entspannungspose (Seite 42)

Atemmeditation (Seite 123)

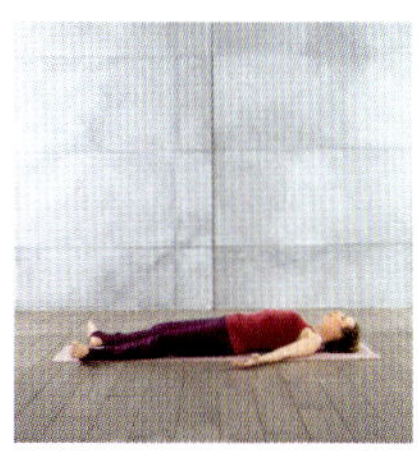
Entspannte Rückenlage (Seite 41)

Ängste

Es gibt viele Arten von Ängsten und die meisten stehen in Zusammenhang mit einem Verlust von Vertrauen, speziell unserem Urvertrauen, das vor allem in der Kindheit geprägt wird. Angst macht sich häufig auf der körperlichen Ebene bemerkbar, zum Beispiel durch erhöhten Blutdruck, angespannte Muskeln und besonders an der Atmung. Bei Angstzuständen wird der Atem schnell und flach und wir spüren oft ein Gefühl von Enge oder Starre. Daneben hat Angst aber einen wichtigen schützenden Effekt, denn sie macht uns auf reale Gefahrensituationen aufmerksam.

Bei Ängsten empfehle ich eine vegetarische Ernährung, da Fleisch aus spiritueller Sicht negativ belastet ist. Die Ängste, die die geschlachteten Tiere kurz vor ihrem Tod erlebt haben, sind energetisch noch im Fleisch gespeichert und können durch den Verzehr auf den Menschen übergehen. Neben dem Verzicht auf Fleischprodukte (das gilt auch für Fisch) können erdende Lebensmittel eine ausgleichende Wirkung haben und Kraft spenden. Kartoffeln und Wurzelgemüse – zum Beispiel Karotten, Rote Bete, Pastinaken, Rettich, Schwarzwurzeln, Steckrüben, Radieschen oder Knollensellerie – sollten möglichst oft im Einkaufskorb landen.

Aus ganzheitlicher Sicht ist es wichtig, seiner Angst zu begegnen, um ihre Ursachen erforschen zu können. Wer mit Ängsten konfrontiert wird, sollte sie durchleben, statt vor ihnen wegzulaufen. Häufig löst sich ein Angstzustand recht schnell auf, wenn man ihm die Stirn bietet – wie eine dunkle Wolke, die vorbeizieht. Im Vordergrund steht, das Urvertrauen wieder zu stärken und sich immer wieder zu erden – zum Beispiel durch Spaziergänge in der Natur, häufiges Sitzen auf dem Boden, Barfußlaufen oder Gartenarbeit. Je nachdem, wie ausgeprägt Ängste sind, empfiehlt sich auch die Zusammenarbeit mit einem Therapeuten. In China gibt es einen schönen Spruch, der lautet: »Angst klopfte an die Tür, Vertrauen öffnete, niemand war dort.«

Mögliche Reflexionsfragen sind:

Wovor genau habe ich Angst?
Was ist der Auslöser meiner Angst?
Wo und wie kann ich diese Angst spüren?
Was passiert, wenn ich der Angst begegne?
Was geschieht, wenn ich meine Angst mit Vertrauen und Liebe füttere?

Aus der Sicht der TCM gibt es viele Ursachen von Ängsten, die auch unterschiedlich behandelt werden. Häufig spricht man von einer Disharmonie zwischen Herz und Niere. Aber auch Milz, Leber und Dickdarm können dabei eine Rolle spielen.

Zusätzlich zur **Meridianmassage** (Seite 32 f.) empfehle ich dir diese **Yin-Yoga-Sequenz:**

Schüttelübung (Seite 92)

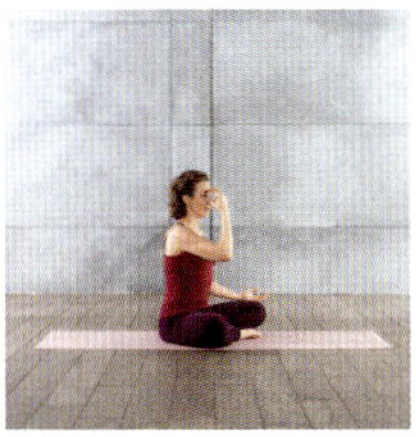

Wechselatmung (Seite 121)

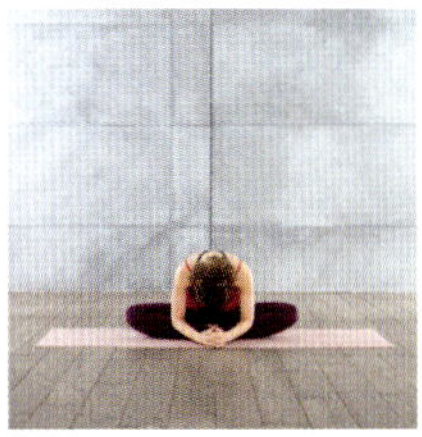

Schmetterling (Seite 88 f.)

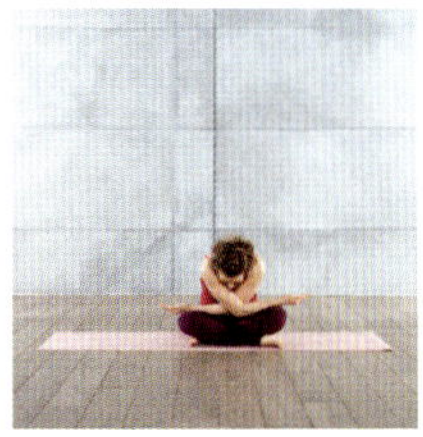

Schneidersitz mit Arm- und Schulterdehnung (Seite 85)

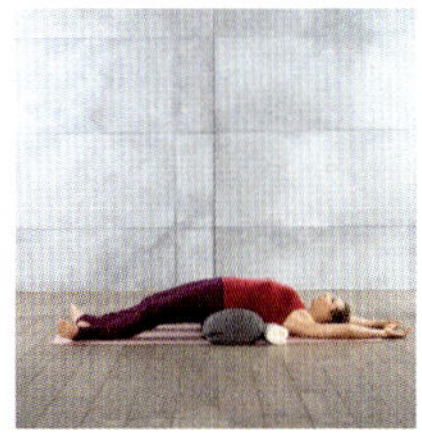

Regenbogenbrücke (Seite 80)

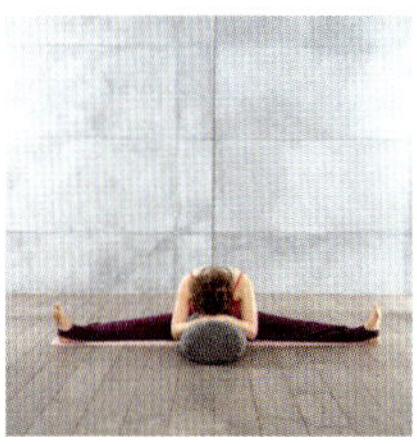

Libelle (Seite 64 f.)

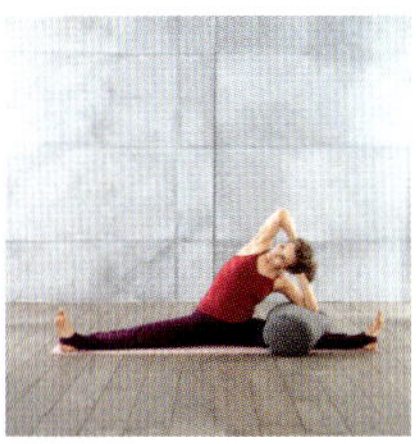

Libelle mit Seitbeuge (Seite 64 f.)

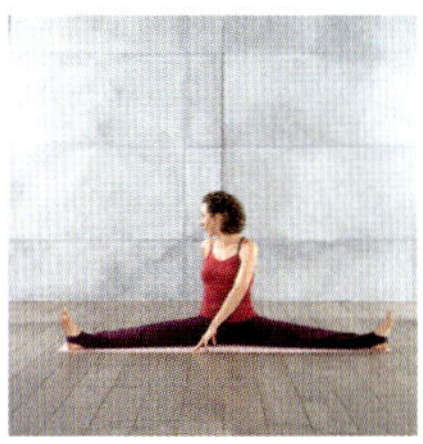

Libelle mit Drehung (Seite 64 f.)

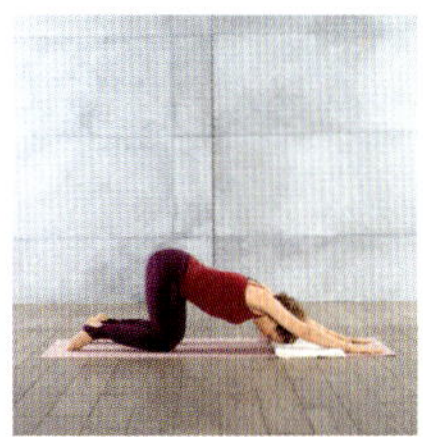

Öffnende Herzstellung (Seite 75)

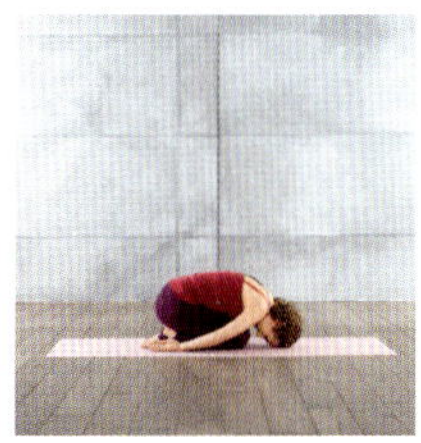

Kindshaltung (Seite 58)

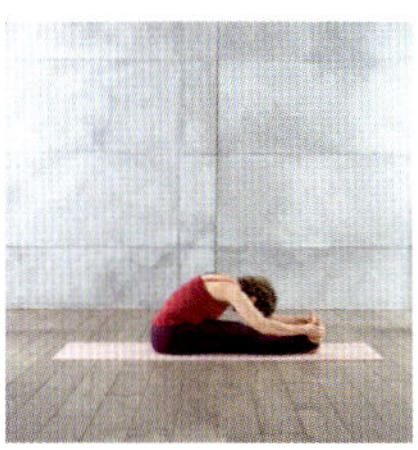

Raupe mit Akupressurpunkt (Seite 78 f.)

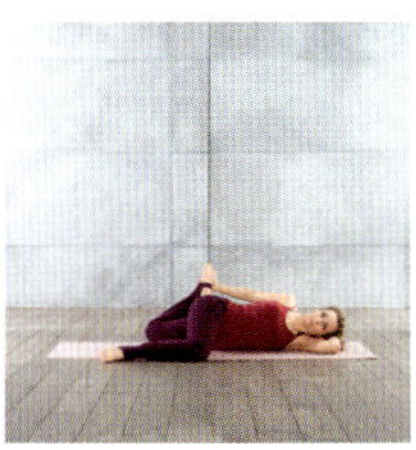

Liegende Katze (Seite 68)

Meridianklopfmassage (Seite 37 f.)

Schutzmeditation (Seite 122)

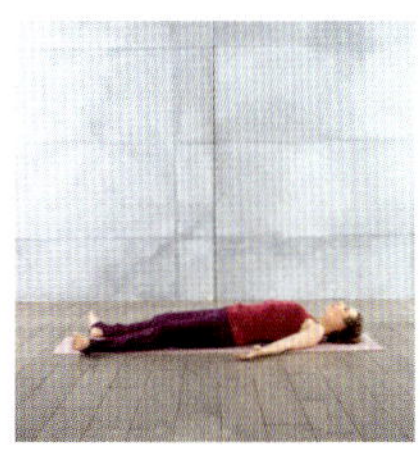

Entspannte Rückenlage (Seite 41)

Arthrose

Bei Arthrose handelt es sich um eine Abnutzung des Gelenkknorpels, die Spannung, Schwellungen, Deformierungen, Steifigkeit, Entzündungen und Schmerzen im Gelenk nach sich zieht. Von Arthrose können fast alle Gelenke betroffen sein, besonders zeigt sie sich jedoch in den Knie- und Hüftgelenken.

Aus ganzheitlicher Sicht kann Arthrose ein Hinweis auf eine zu starre Denkweise sein. Möglicherweise bewegt man sich in seinem Leben nicht mehr so frei wie in jungen Jahren. Umso wichtiger ist die Innenschau, zum Beispiel durch regelmäßiges Meditieren.

Mögliche Reflexionsfragen sind:
Wo in meinem Leben fühle ich mich eingeschränkt?
Wo bin ich starr geworden in meinen Gewohnheiten und wo kann ich flexibler agieren?

In der TCM werden die Lunge und die Milz bei der Behandlung von Arthrose berücksichtigt. Hinzu kommen die Meridiane, auf denen sich die Beschwerden besonders zeigen:

- Kiefer: Magen, Dreifacher Erwärmer, Dickdarm und eventuell Dünndarm (je nach Lokalisation)
- Schulter: Dreifacher Erwärmer, Dickdarm, Dünndarm, Gallenblase und Magen
- Halswirbelsäule: Gallenblase, Blase, Dünndarm und eventuell Dreifacher Erwärmer
- Ellenbogen, Hand und Finger: Dreifacher Erwärmer, Dünndarm und Dickdarm
- Brustwirbelsäule: Blase und Dünndarm
- Lendenwirbelsäule: Lenkergefäß, Blase und bei Kältegefühl Niere
- Kreuzbein-Darmbein-Gelenk: Blase und Niere
- Hüfte: Gallenblase (als wichtigster Meridian) und Blase
- Knie: Niere, Magen, Gallenblase, Leber und Milz
- Fuß: Gallenblase, Magen, Blase, Milz, Leber, Niere und Dickdarm
- Zehen: Milz, Magen, Niere, Blase, Gallenblase und Dickdarm

Bei Arthrose gilt es, Übergewicht zu reduzieren, Entzündungsreaktionen zu hemmen und den Stoffwechsel im Gelenk zu verbessern. Hier bietet sich eine basische Ernährung an, die reich an Vitaminen, Mineralien und Spurenelementen ist. Omega-3-reiche pflanzliche Fette, Obst, Gemüse und Vollkornprodukte sollten immer auf dem Speiseplan stehen; Fleisch, Eier, Koffein, Alkohol, zu viel Zucker und Fertigprodukte hingegen möglichst selten. Perfekte Durstlöscher sind stilles Wasser und Kräutertees.

Zusätzlich zur **Meridianmassage** (Seite 32 f.) empfehle ich dir diese **Yin-Yoga-Sequenz:**

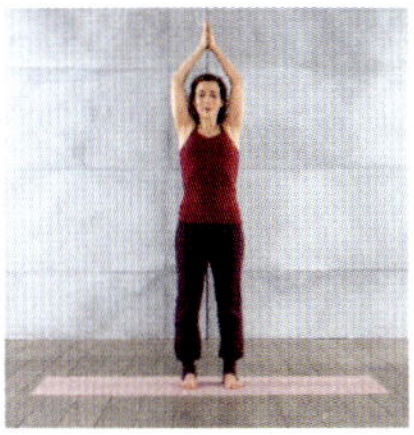
Energieatmung (Seite 118)

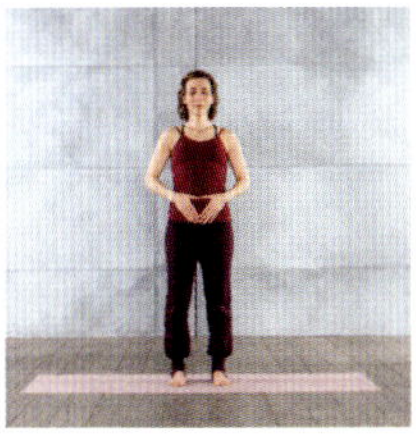
Energieatmung (Seite 118)

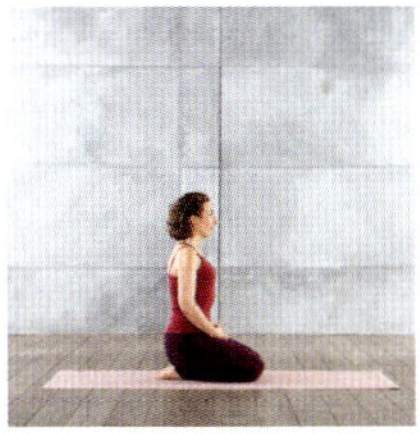
Fersensitz (Seite 46 f.)

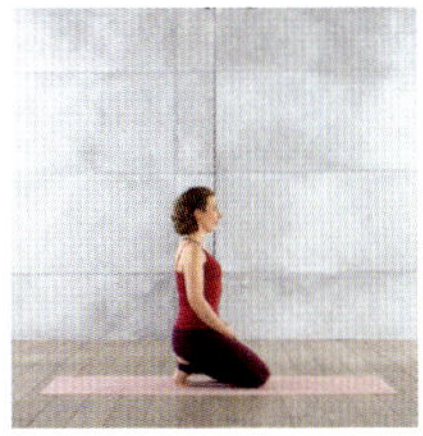
Zehensitz (Seite 46 f.)

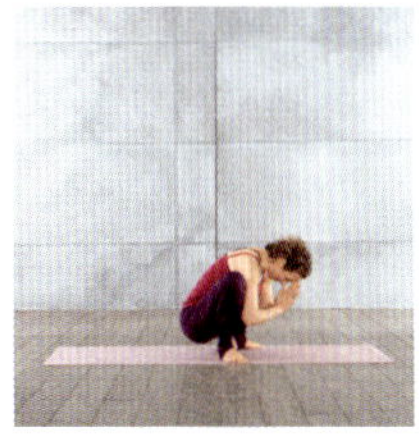
Hocke (Seite 57)

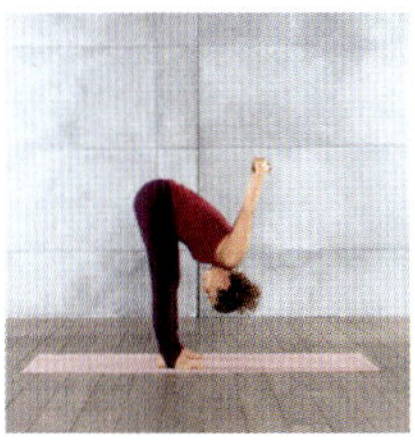
Stehende Vorbeuge mit Armdehnung (Seite 96 f.)

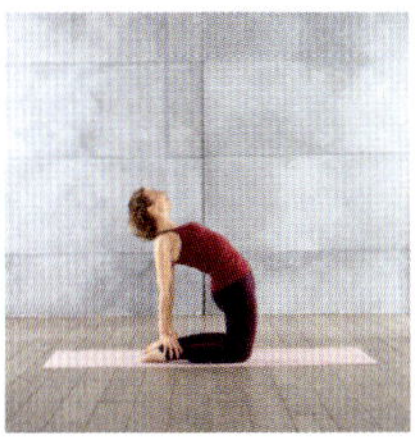
Kamel (Seite 111)

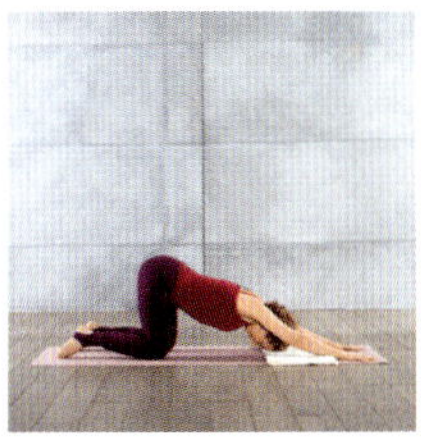
Öffnende Herzstellung (Seite 75)

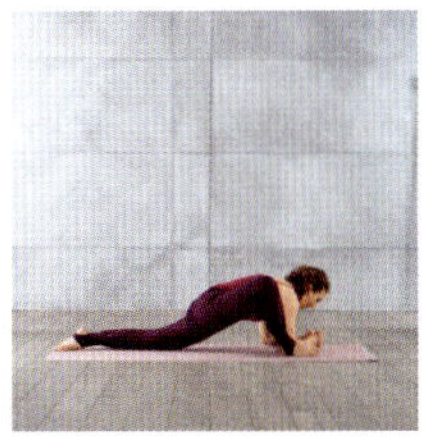
Drache (Seite 44 f.)

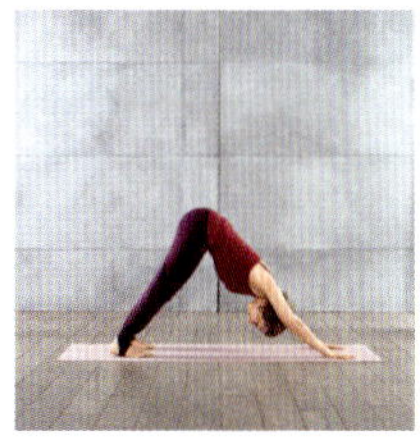
Herabschauender Hund (Seite 110)

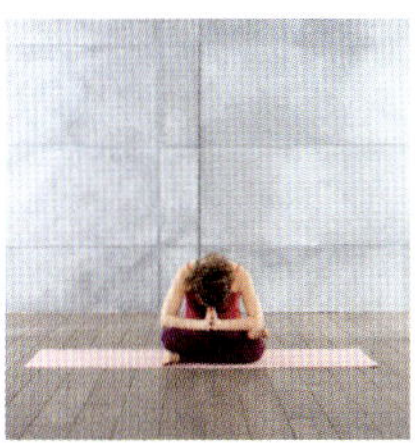
Quadrat (Seite 76 f.)

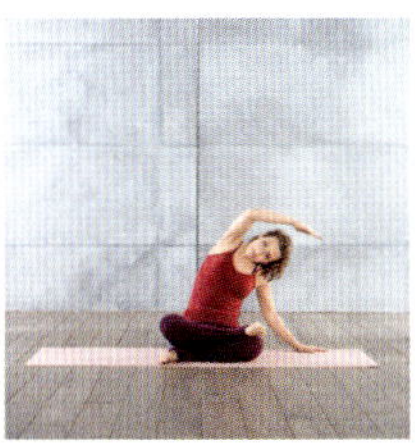
Quadrat mit Seitbeuge (Seite 76 f.)

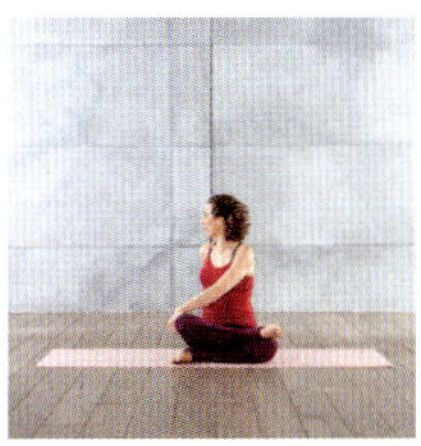
Quadrat mit Drehung (Seite 77)

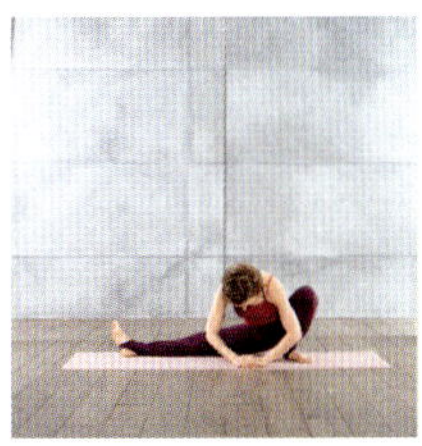
Kranich (Seite 62 f.)

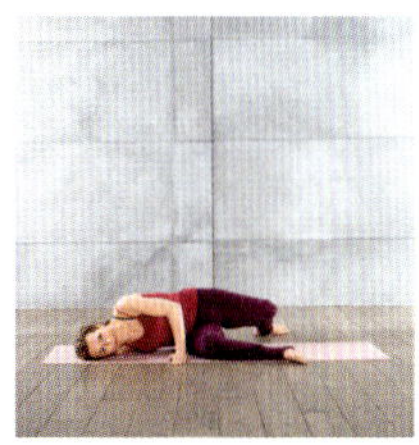
Offene Flügel (Seite 59)

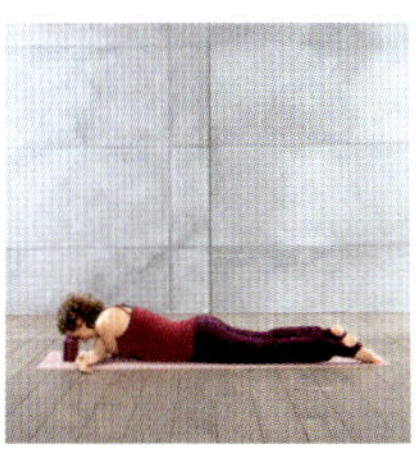
Umarmende Flügel (Seite 101)

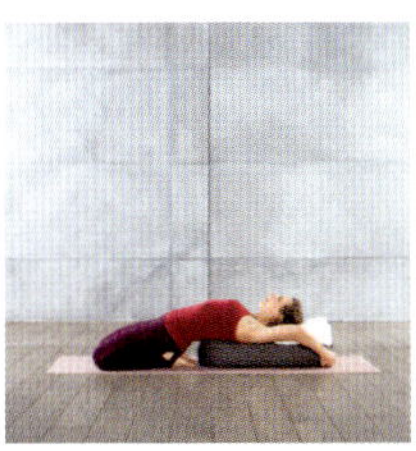
Sattel (Seite 82 f.)

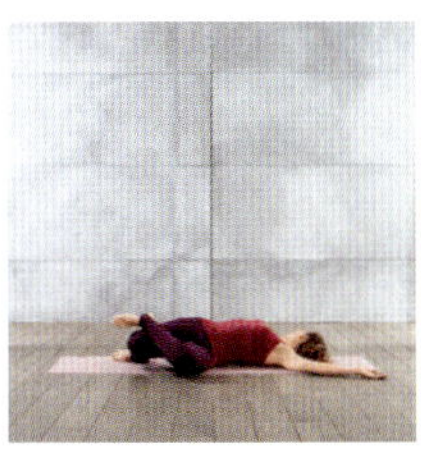
Korkenzieher mit verstärkter Dehnung (Seite 60 f.)

Stillemeditation (Seite 123)

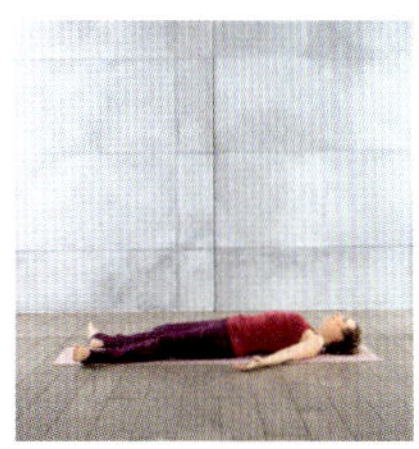
Entspannte Rückenlage (Seite 41)

Atembeschwerden

Atembeschwerden zeigen sich häufig in Form von Atemnot oder Kurzatmigkeit. Ein erwachsener Mensch atmet normalerweise im Schnitt 12- bis 18-mal pro Minute. Yogapraktizierende kommen häufig auch mit 6 bis 8 Atemzügen aus, da sie bestimmte Techniken praktizieren, die den tiefen Atem schulen. Sowohl Umwelteinflüsse, psychische Probleme wie auch andere Krankheiten, zum Beispiel Asthma, können uns in unserer Atmung einschränken.

Atembeschwerden lassen sich nicht nur durch Yoga oder sportliches Training, sondern auch durch die richtige Auswahl der Nahrungsmittel positiv beeinflussen. Eine salzarme Ernährung kann die Lungenfunktion verbessern und eine mögliche Verengung der Bronchien mildern. Zudem gelten die gleichen Empfehlungen wie bei Allergien (siehe Seite 126), da sich allergische Reaktionen nicht selten im Bereich der Atemwege zeigen. Hier spielt Histamin eine entscheidende Rolle. Kommt der Körper mit einem Allergen in Kontakt, wird dieser Botenstoff vermehrt freigesetzt und provoziert die Immunreaktion. Eine hohe Aufnahme von Vitamin C – zum Beispiel über dunkelgrünes Gemüse, Paprika oder Petersilie – kann helfen, die Ausschüttung von Histamin herabzusetzen. Sauerkraut oder Zitrusfrüchte eignen sich hier weniger: Sie enthalten zwar ebenfalls reichlich Vitamin C, sind dabei aber selbst Histaminquelle beziehungsweise in der Lage, die Freisetzung von Histamin anzuregen. Daneben ist es ratsam, auf Milchprodukte zu verzichten, denn sie wirken häufig verschleimend und können so die Atmung erschweren.

Aus ganzheitlicher Sicht differenziert man zwischen Problemen bei der Ein- und Ausatmung: Eine erschwerte Einatmung steht im übertragenen Sinne für Themen wie Ablehnung oder das Nicht-annehmen-Können, bei einer problematischen Ausatmung fällt eher das Abgeben und Loslassen schwer.

Mögliche Reflexionsfragen sind:
Was nimmt mir die Luft zum Atmen?
Was kann ich nicht annehmen?
Was kann ich nicht loslassen?

In der TCM therapiert man generell über die Lunge, die Milz und die Nieren.

Zusätzlich zur **Meridianmassage** (Seite 32 f.) empfehle ich dir diese **Yin-Yoga-Sequenz:**

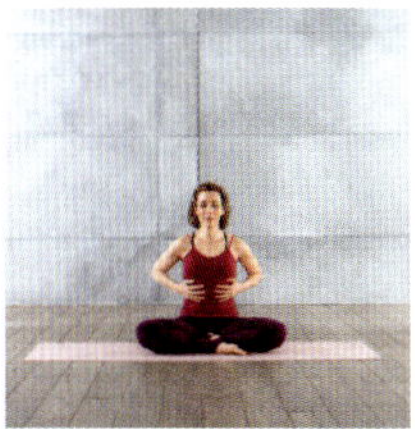

Vollatmung (Seite 120)

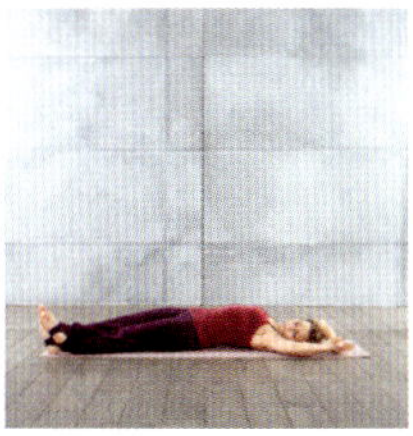

Liegender Halbmond (Seite 67)

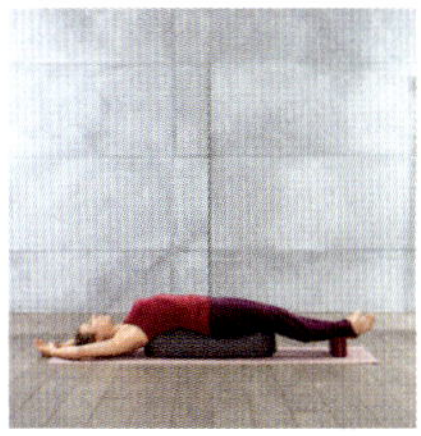

Gestützte Schulterbrücke (Seite 50)

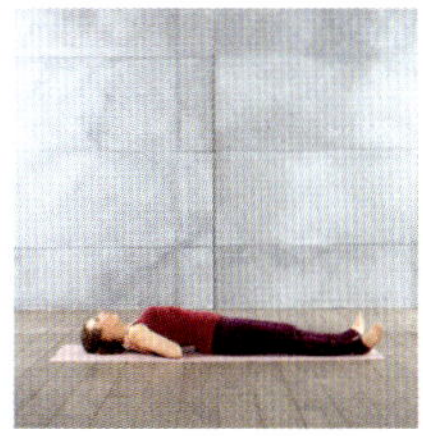

Verdrehte Arme (Seite 102)

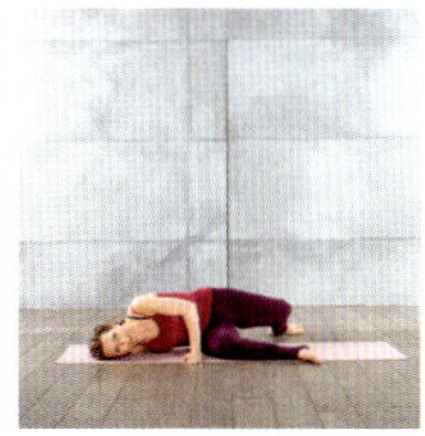

Offene Flügel (Seite 59)

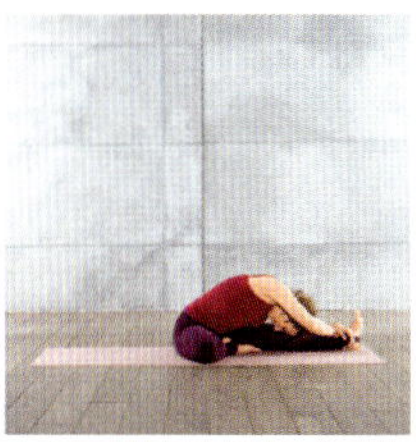

Halber Schmetterling (Seite 54 f.)

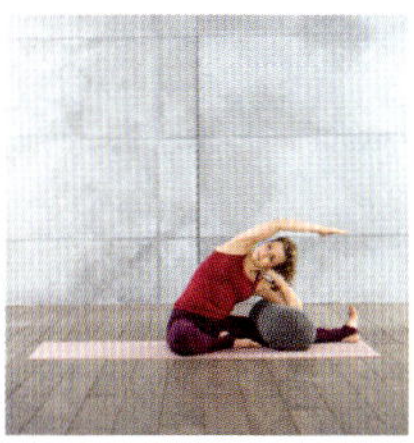

Halber Schmetterling mit Seitbeuge (Seite 54 f.)

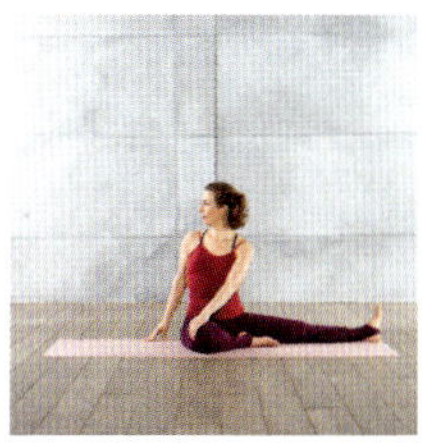

Halber Schmetterling mit Drehung (Seite 54 f.)

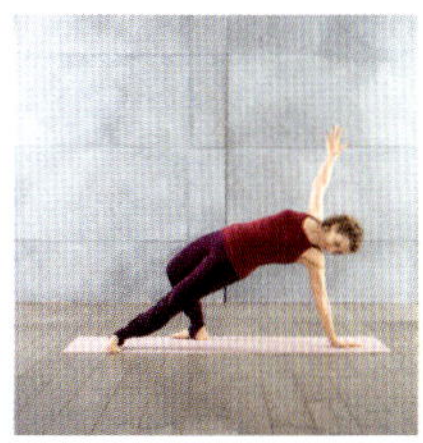

Dreibein (Seite 107)

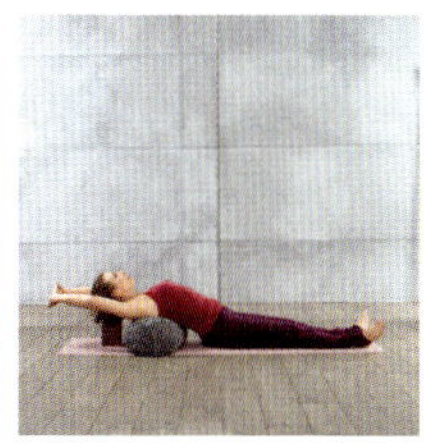

Fisch (Seite 43)

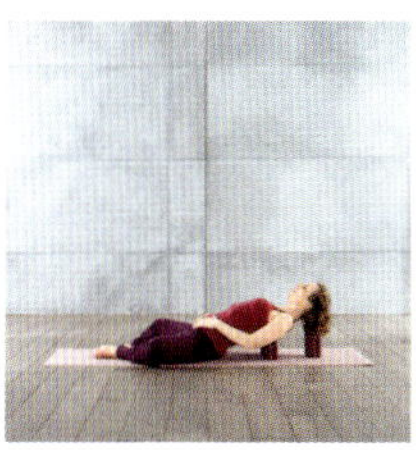

Liegender Schmetterling (Seite 69)

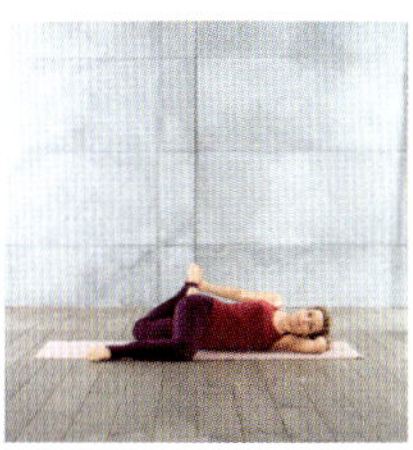

Liegende Katze (Seite 68)

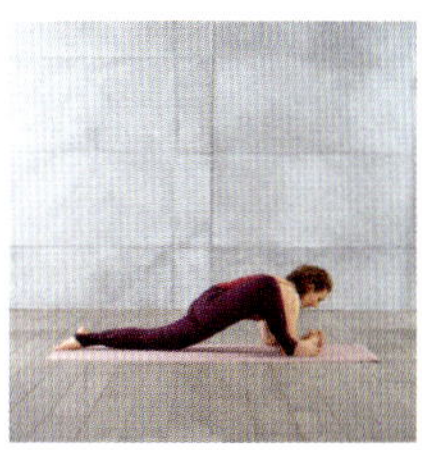

Drache (Seite 44 f.)

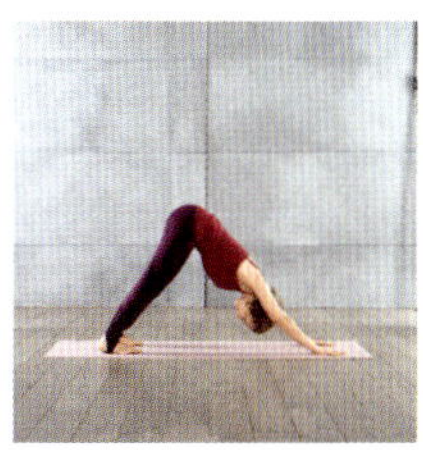

Herabschauender Hund (Seite 110)

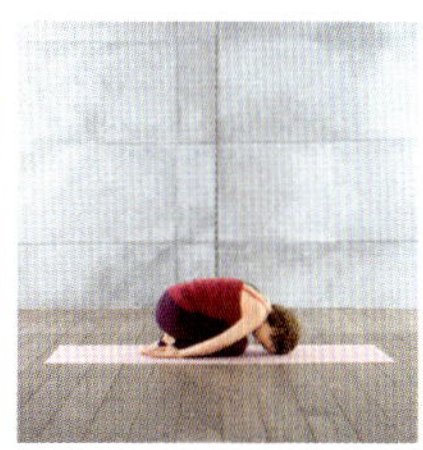

Kindshaltung (Seite 58)

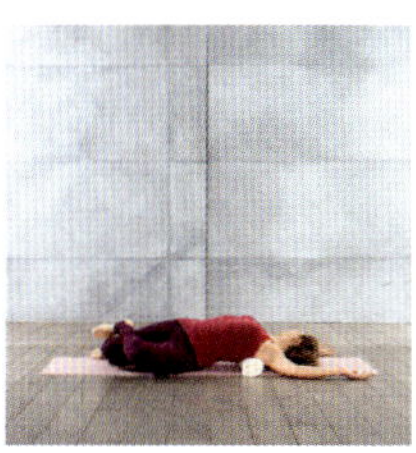

Scheibenwischer mit Herzöffnung (Seite 81)

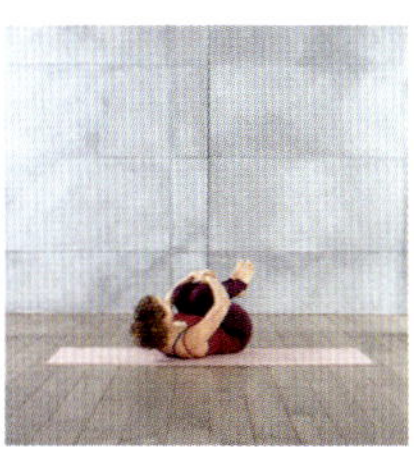

Päckchen (Seite 114)

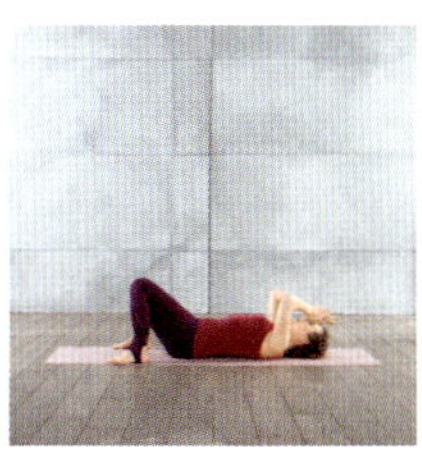

Entspannungspose (Seite 42)

Atemmeditation (Seite 123)

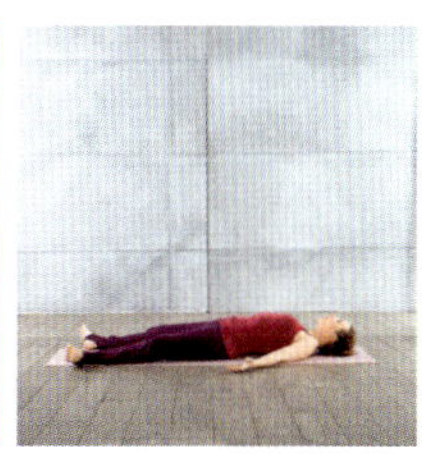

Entspannte Rückenlage (Seite 41)

Bewegungseinschränkungen im Alter

Gerade für Senioren ist es wichtig, in Bewegung zu bleiben. Wenn beispielsweise gesundheitliche Einschränkungen zu Fehl- und Schonhaltungen führen, dann stellt sich der Körper darauf ein: Die Muskulatur baut ab und zudem reduziert sich der Knochen- und Gelenkstoffwechsel. Nur wer aktiv bleibt, kann seinen Körper geschmeidig halten und altersbedingten Veränderungen entgegenwirken. Dabei ist jegliches Leistungsdenken völlig fehl am Platz. Viele Menschen glauben, dass sie alle Übungen perfekt ausführen müssen. Funktioniert das nicht, bleibt die Bewegung oft ganz auf der Strecke. Bitte nicht! Speziell im Yin Yoga geht es nicht um Perfektion, sondern vielmehr darum, einen Dehnungsreiz zu setzen und den Energiefluss anzuregen. Fällt eine Übung sehr schwer, ändert man sie eben so weit ab, bis sie gut durchführbar ist. Vor diesem Hintergrund sind auch die Übungsbilder zu sehen: Sie zeigen verschiedene Optionen auf, aber kein Bein muss exakt so gestreckt sein und jedes stützende Polster ist willkommen. Die Grenzen des eigenen Körpers sind der Maßstab und so dürfen die Positionen jederzeit den eigenen Möglichkeiten angepasst werden.

Ältere Menschen haben in der Regel nicht mehr so viel Appetit, was ein ganz natürlicher Impuls ist, da sich der Stoffwechsel verlangsamt. Aus diesem Grund sollten sie auf die Auswahl hochwertiger und nährstoffreicher Lebensmittel achten, denn sie müssen ihren Bedarf mit kleineren Mengen decken. Ein wichtiger Punkt ist zudem das nachlassende Durstgefühl, doch ausreichend zu trinken, ist essenziell! Um Flüssigkeitsmangel vorzubeugen, hilft ein kleiner Trick: Wer sich gleich am Morgen zwei große Flaschen stilles Wasser oder eine große Kanne Tee bereitstellt, wird automatisch den ganzen Tag über ans regelmäßige Trinken erinnert.

Aus ganzheitlicher Sicht bedeutet der Alterungsprozess weder der vergangenen Jugend nachzutrauern noch sich seinen Wehwehchen zu ergeben. Es ist wichtig, seine Übungspraxis den aktuellen Bedürfnissen anzupassen. Ein Stuhl etwa kann gute Dienste leisten, wenn die Übungen am Boden schwerfallen. Gerade beim Yoga gilt es, die Dehnung und die entspannende Wirkung zu spüren, nicht etwa in einer Position besonders zu glänzen.

Mögliche Reflexionsfragen sind:

Kann ich mein Alter gut akzeptieren?
Was kann ich tun, um das Beste aus diesem Lebensabschnitt herauszuholen?
Wo bin ich in meinem Geist starr oder unbeweglich geworden?

Aus Sicht der TCM nehmen die vorgeburtliche Nierenenergie (chinesisch *Jing)* sowie die nachgeburtliche Energie von Milz und Magen ab. Zudem machen sich die Folgen des Alltagslebens mit diversen Stressfaktoren bemerkbar. Ab dem 50. Lebensjahr tritt häufig eine zusätzliche Lungen-Chi-Schwäche auf, insbesondere bei Rauchern und Passivrauchern. Das Nachlassen des Gedächtnisses ist ebenso auf eine Schwäche der Nierenenergie zurückzuführen wie der zunehmende Verschleiß des knöchernen Bewegungsapparats. Daher therapiert man bei Senioren besonders Niere, Milz, Magen, Lunge und Leber. Zur Stärkung des Chi der Nieren, unserer Schatzkästchen, kannst du dir jeden Abend eine Wärmflasche auf den Unterbauch und in den unteren Rücken legen.

Zusätzlich zur **Meridianmassage** (Seite 32 f.) empfehle ich dir diese **Yin-Yoga-Sequenz:**

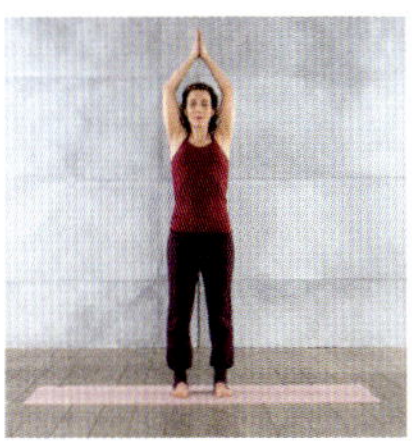
Energieatmung (Seite 118)

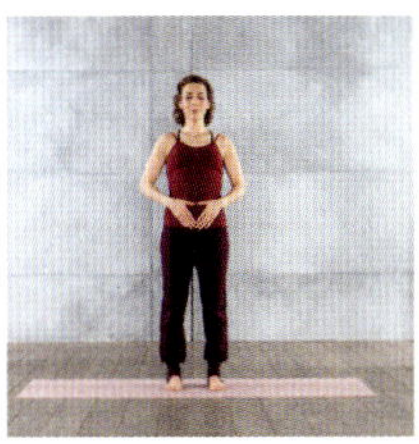
Energieatmung (Seite 118)

Atemmeditation (Seite 123)

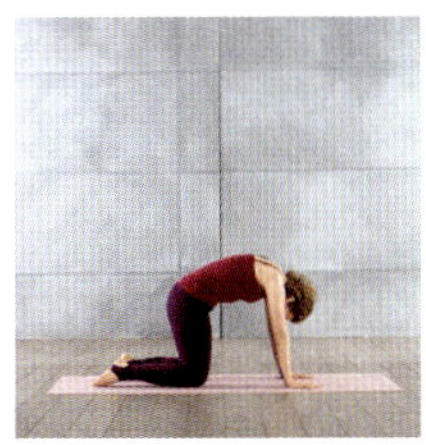
Katze und Kuh (Seite 112)

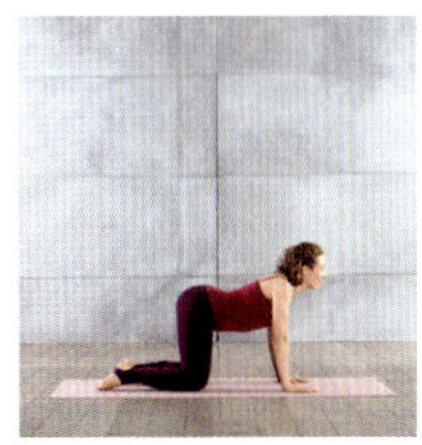
Katze und Kuh (Seite 112)

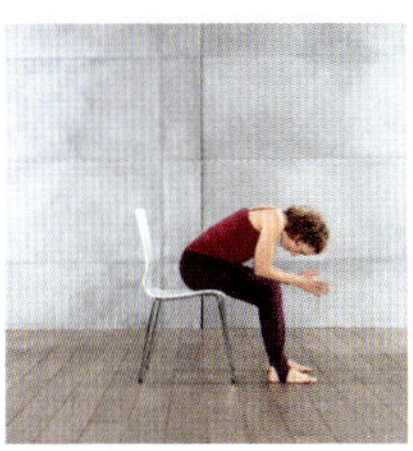
Sanfte Vorbeuge mit Stuhl (Seite 98 f.)

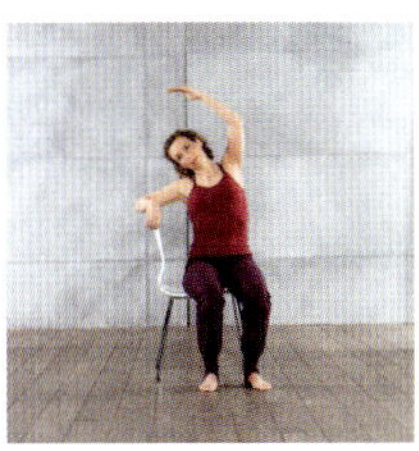
Seitbeuge mit Stuhl (Seite 98 f.)

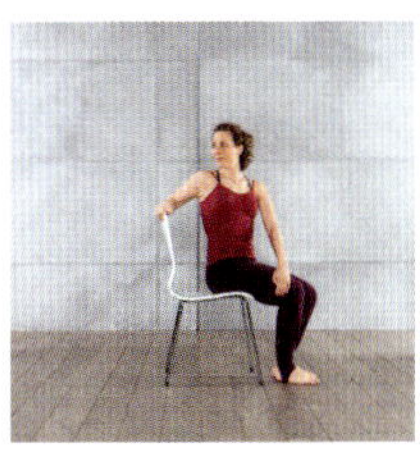
Drehung mit Stuhl (Seite 98 ff.)

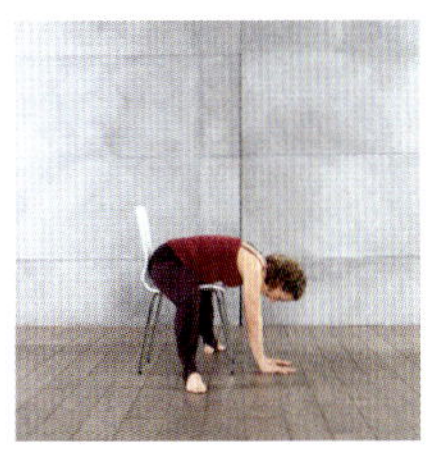
Hüftöffner innen mit Stuhl (Seite 98 ff.)

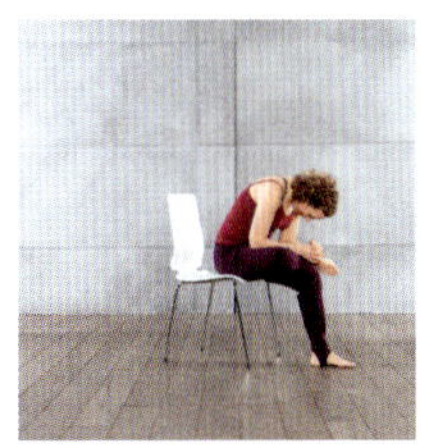
Hüftöffner außen mit Stuhl (Seite 99 f.)

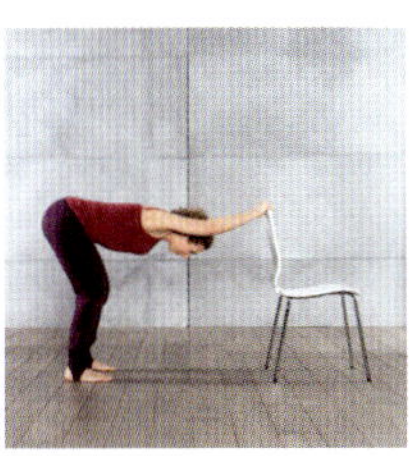
Rückbeuge mit Stuhl (Seite 98 f.)

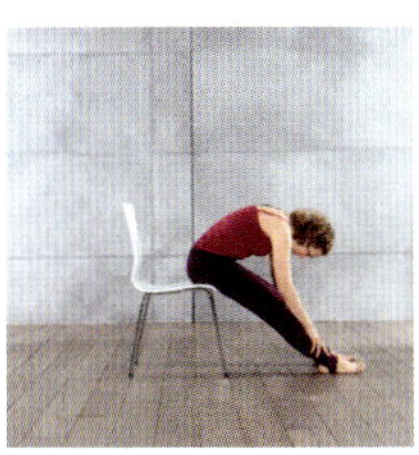
Lange Vorbeuge mit Stuhl (Seite 98 f.)

Meridianklopfmassage (Seite 37 f.)

Stillemeditation (Seite 123)

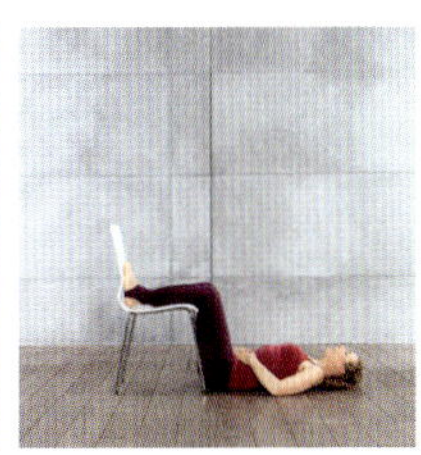
Entspannte Rückenlage mit Stuhl (Seite 99 f.)

Bindegewebsschwäche (Cellulite)

Bei der Bindegewebsschwäche in Form von Cellulite handelt es sich um eine Veränderung im Unterhautfettgewebe, die sich in einem dellenförmigen Hautbild zeigt und vorwiegend an Oberschenkeln, Gesäß, Bauch und Oberarmen auftritt. Aus medizinischer Sicht ist sie ungefährlich, jedoch stören sich viele aus ästhetischen Gründen daran. Von Cellulite sind fast 80 Prozent aller Frauen betroffen, da Frauen eine dünnere Haut und vor allem ein schwächeres Bindegewebe haben als Männer. Das Bindegewebe der Frau muss sich im Falle einer Schwangerschaft ausreichend dehnen können und weist deshalb eine säulenartige Struktur auf. Bei Männern sind die kollagenen und elastischen Fasern hingegen gitternetzartig angeordnet, sodass sich die Cellulite nur schwer ausbreiten kann.

Yin Yoga eignet sich hervorragend zur Bekämpfung der Cellulite, da die tiefen Fasziendehnungen den Lymphfluss anregen. Zusätzlich kannst du mit Faszienrollen oder Bällen arbeiten, um den ganzen Körper auszurollen – besonders an den Schwachstellen, an denen sich die Cellulite zeigt. Zwei bis drei Anwendungen pro Woche reichen schon aus. Tolle Ergebnisse liefern auch Schröpfbehandlungen: Sie lassen einen Unterdruck im Gewebe entstehen, der dabei hilft, altes nährstoffarmes Gewebewasser abzutransportieren und gegen frisches nährstoffreiches auszutauschen. Wer ein Anti-Cellulite-Training mit viel Power und großem Spaßfaktor sucht, sollte auf jeden Fall das Trampolinspringen ausprobieren.

Aus ganzheitlicher Sicht kann ein schwaches Bindegewebe auf zu starke Nachgiebigkeit (Frauen fällt es oft schwer, Nein zu sagen) oder eine mangelnde Stabilität im eigenen Leben zurückzuführen sein.

Mögliche Reflexionsfragen sind:

Was gibt mir inneren Halt?
Was muss ich umsetzen, um auch Nein sagen zu können?
Wie kann ich meine Grenzen wahren?
Was brauche ich, um mich in meinem Leben stabil zu fühlen?

Aus Sicht der TCM behandelt man bei Bindegewebsschwäche die Milz. Sie ist zuständig für das Bindegewebe und die Haltefunktion: Sie hält das Blut in den Gefäßen (Neigung zu blauen Flecken bei Milz-Schwäche) und die inneren Organe an ihrer Position.

Zusätzlich zur **Meridianmassage** (Seite 32 f.) empfehle ich dir diese **Yin-Yoga-Sequenz:**

Schüttelübung (Seite 92)

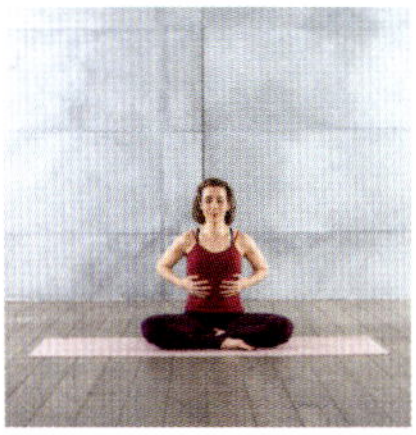
Vollatmung mit verlängerter Ausatmung (Seite 120)

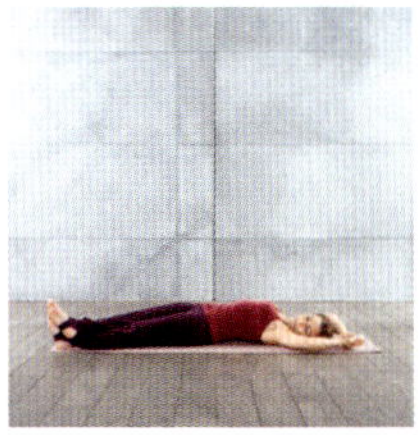
Liegender Halbmond (Seite 67)

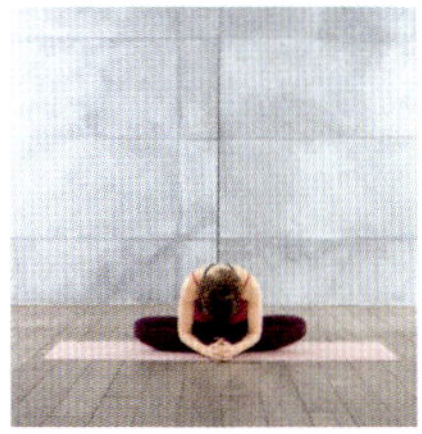
Schmetterling (Seite 88 f.)

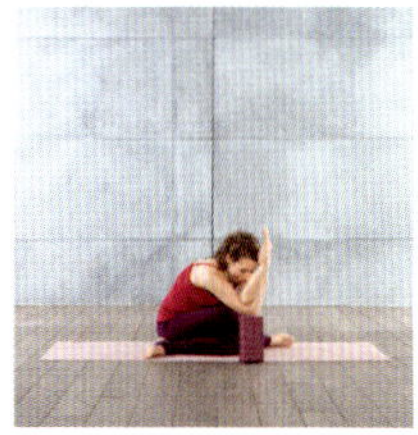
Schnürsenkel mit Schulterdehnung (Seite 90 f.)

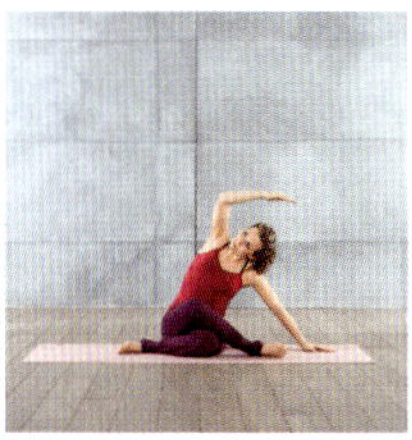
Schnürsenkel mit Seitbeuge (Seite 90 f.)

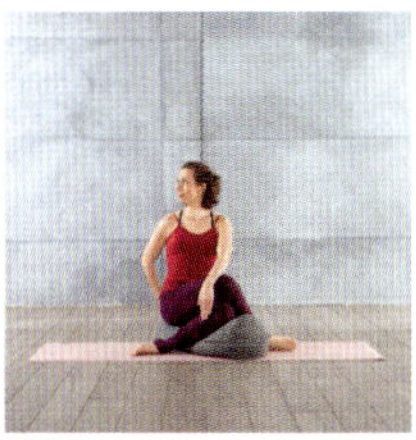
Schnürsenkel mit Drehung (Seite 90 f.)

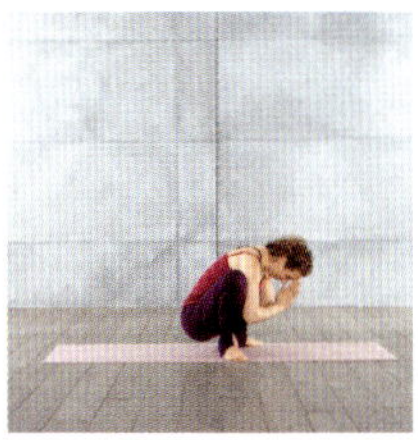
Hocke (Seite 57)

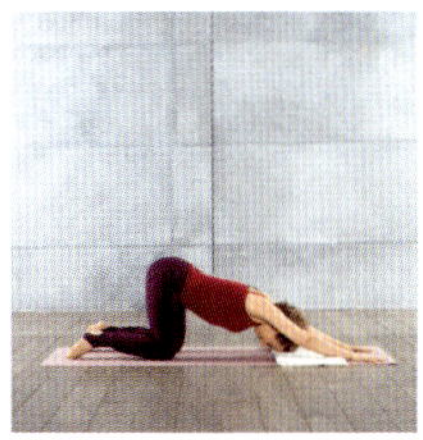
Öffnende Herzstellung (Seite 75)

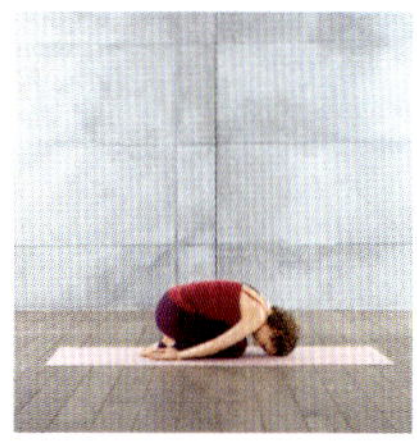
Kindshaltung (Seite 58)

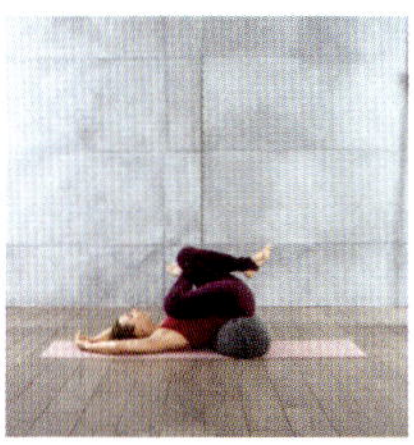
Nadelöhr (Seite 72 f.)

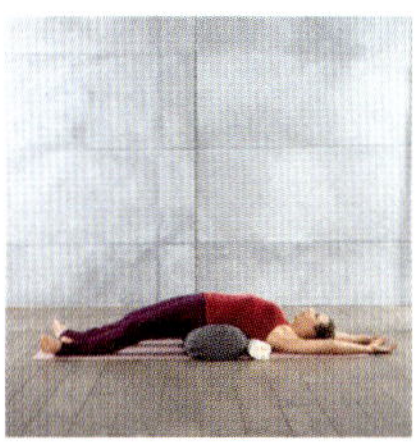
Regenbogenbrücke (Seite 80)

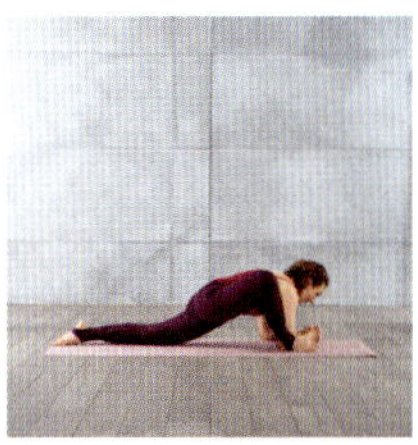
Drache (Seite 44 f.)

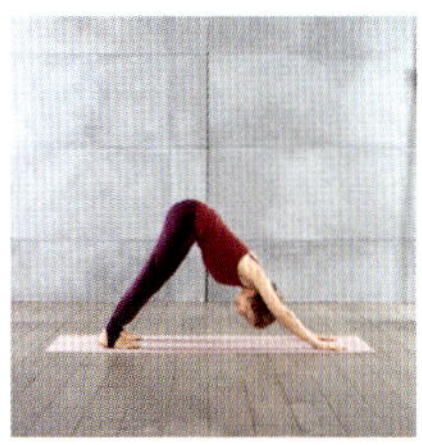
Herabschauender Hund (Seite 110)

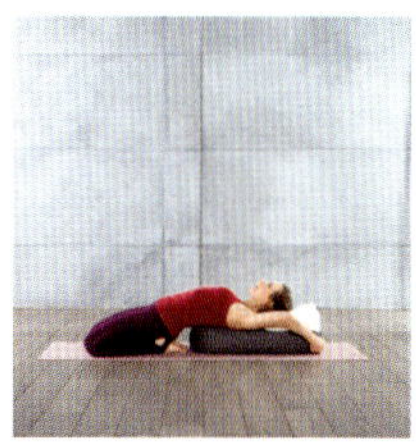
Sattel (Seite 82 f.)

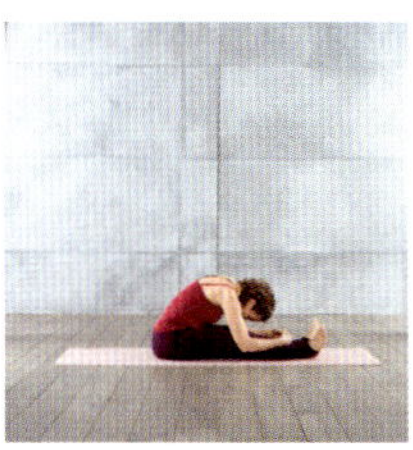
Raupe (Seite 78 f.)

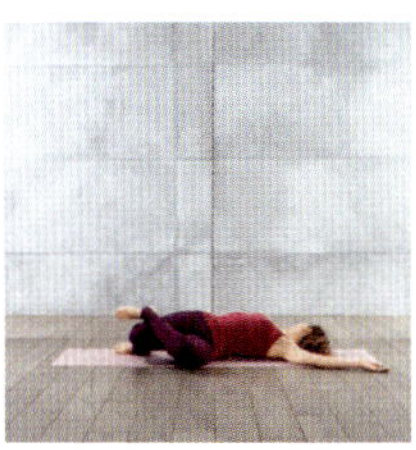
Korkenzieher mit verstärkter Dehnung (Seite 60 f.)

Meridianklopfmassage (Seite 37 f.)

Schutzmeditation (Seite 122)

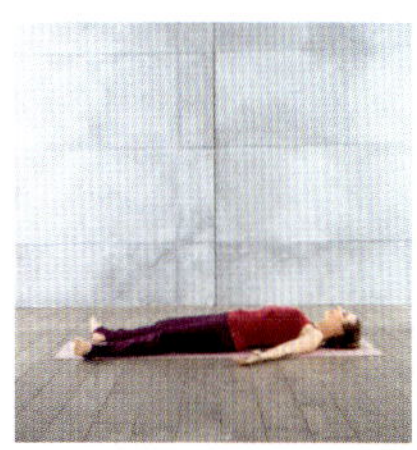
Entspannte Rückenlage (Seite 41)

Blasenbeschwerden

Unter Blasenbeschwerden leiden gerade Frauen besonders häufig. Die meisten bekommen mindestens einmal in ihrem Leben eine Blasenentzündung, viele sogar mehrfach. Mögliche Ursachen für Beschwerden sind Unterkühlung, Narben im Bauchraum, wiederholtes Einhalten des Urins, eine schwache Beckenbodenmuskulatur, zu enge und wenig atmungsaktive Kleidung oder auch Fehlhaltungen.

Bei häufig auftretenden Blasenentzündungen hat sich Cranberrysaft bestens bewährt – einen Viertel- bis halben Liter täglich kann Harnwegsinfekten vorbeugen. Cranberrys enthalten ein Flavonoid, das die Bakterien daran hindert, sich an der Blasenwand festzusetzen. Auch die Antioxidantien in Heidelbeeren, Sellerie, Karotten, Papaya und Petersilie fördern die Blasengesundheit: Sellerie besitzt schmerzstillende, entzündungshemmende und harntreibende Verbindungen. Petersilie und Karotten erhöhen den Urinfluss und stärken den Harntrakt. Heidelbeeren haben ähnliche Inhaltsstoffe wie Cranberrys und Papaya kann harntreibend wirken. Bei Blasenentzündungen solltest du zudem viel Wasser oder Blasentee trinken und auf reizende Stoffe wie Alkohol oder Koffein verzichten.

Aus ganzheitlicher Sicht werden Blasenbeschwerden mit den Themen Ansammeln, Aushalten und Loslassen verbunden. Es geht darum, Verbrauchtes loszulassen, statt zurückzuhalten. Wer häufig Blasenbeschwerden hat, steht oft auch unter zu viel Druck und Anspannung. Es gibt einen direkten Bezug zum Sakralchakra (siehe Seite 19).

Mögliche Reflexionsfragen sind:

Stehe ich unter negativem Druck und wenn ja, was kann ich dagegen tun?
Warum fällt es mir so schwer loszulassen und wie kann ich es besser umsetzen?
Wie kann ich wieder besser in den Fluss des Lebens kommen?

Aus Sicht der TCM behandelt man bei häufig wiederkehrenden Blasenbeschwerden den Funktionskreis von Nieren und Blase. Zudem wird unterschieden, welcher Art und Ursache die Beschwerden sind: Handelt es sich um eine bakterielle Blasenentzündung, werden zusätzlich Milz und Magen als Basis (Nährenergie) für das Abwehr-Chi wie auch die Lunge für die Abwehrenergie berücksichtigt. Liegt jedoch eine Reizblase vor, bezieht man stattdessen den Funktionskreis Herz/Dünndarm mit ein.

Zusätzlich zur **Meridianmassage** (Seite 32 f.) empfehle ich dir diese **Yin-Yoga-Sequenz:**

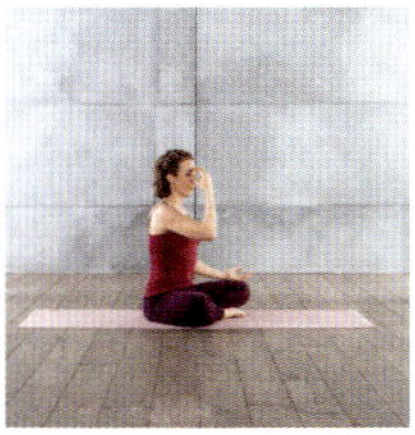
Wechselatmung (Seite 121)

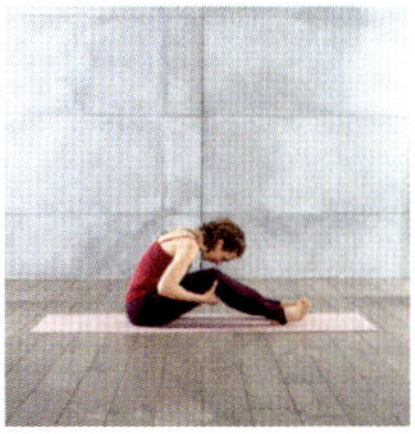
Kutscher mit Akupressurpunkt (Seite 78 f.)

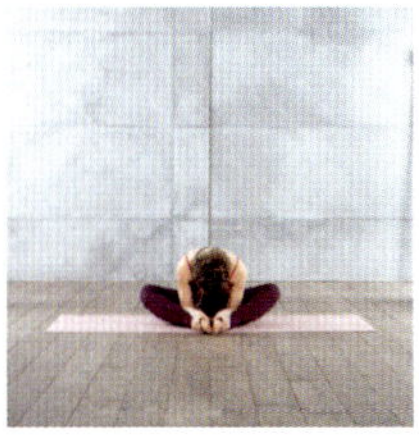
Schildkröte mit Akupressurpunkt (Seite 84)

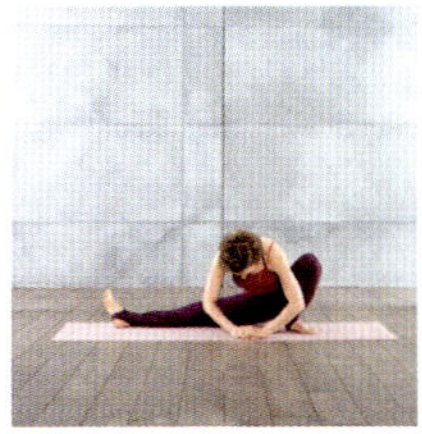
Kranich (Seite 62 f.)

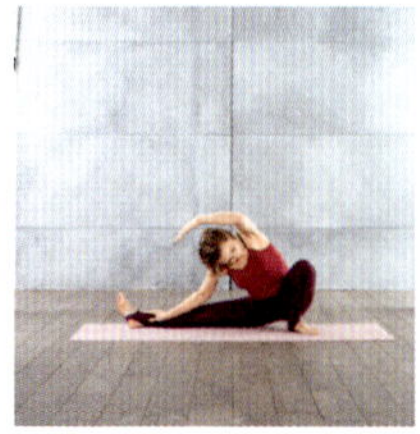
Kranich mit Seitbeuge (Seite 62 f.)

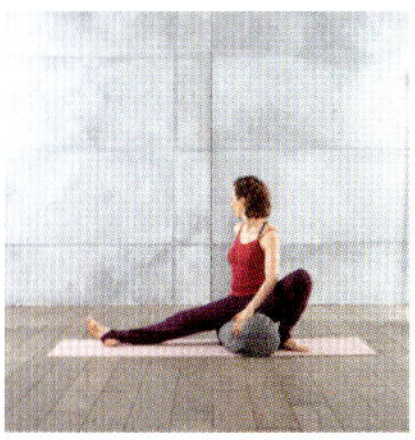
Kranich mit Drehung (Seite 62 f.)

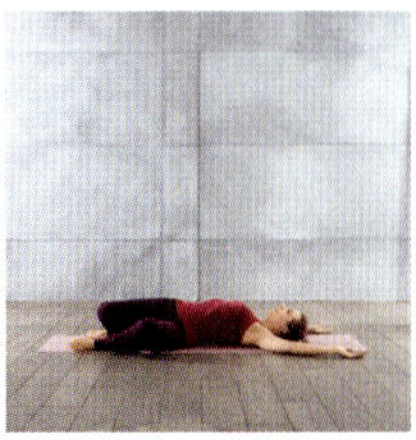
Dynamischer Scheibenwischer (Seite 108)

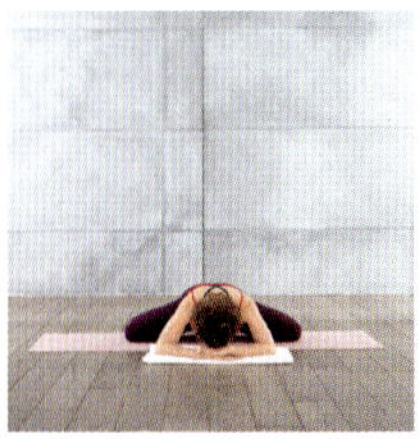
Frosch (Seite 48 f.)

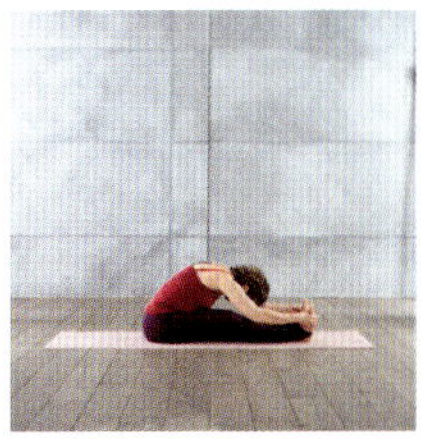
Raupe mit Akupressurpunkt (Seite 78 f.)

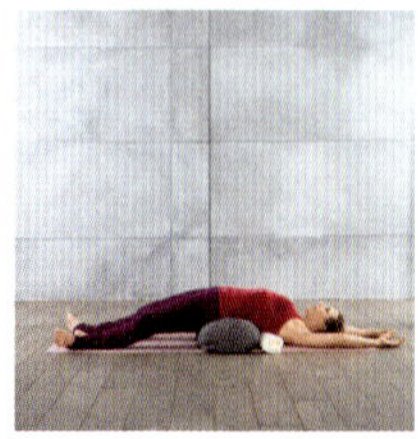
Regenbogenbrücke (Seite 80)

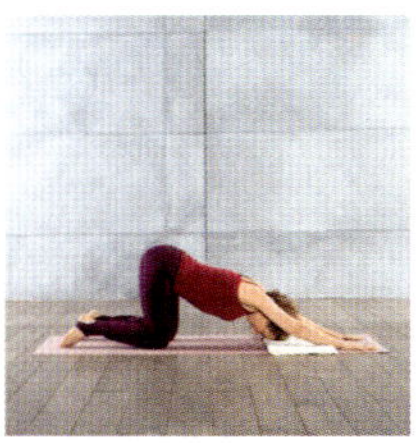
Öffnende Herzstellung (Seite 75)

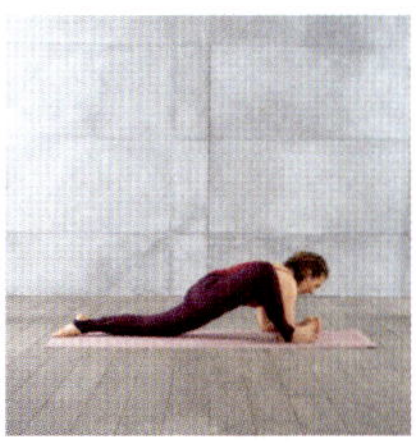
Drache (Seite 44 f.)

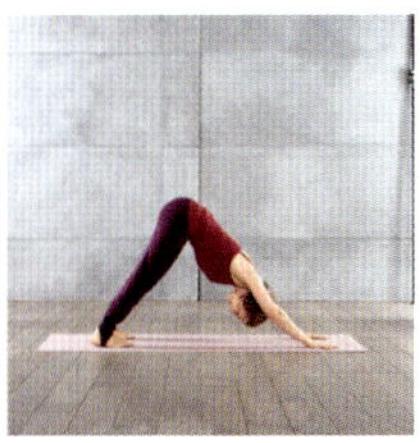
Herabschauender Hund (Seite 110)

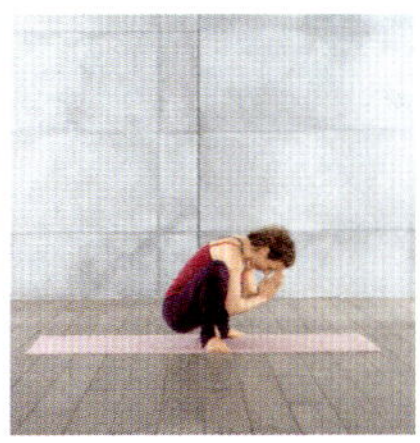
Hocke (Seite 57)

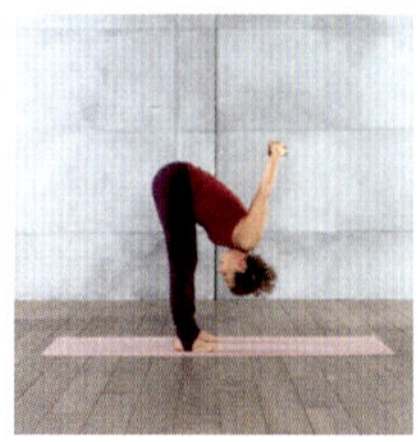
Stehende Vorbeuge mit Armdehnung (Seite 96 f.)

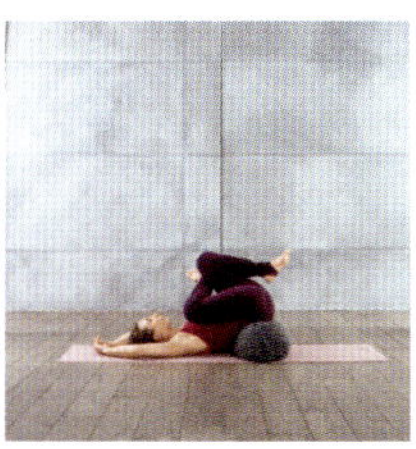
Nadelöhr (Seite 72 f.)

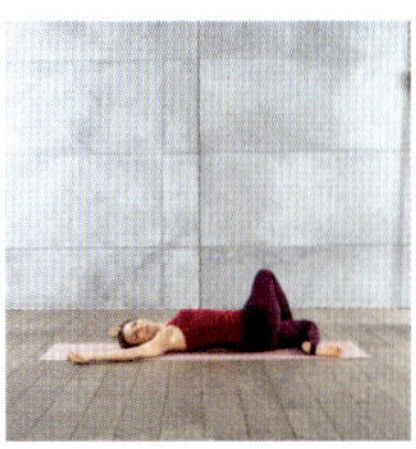
Nadelöhr mit Drehung (Seite 72 f.)

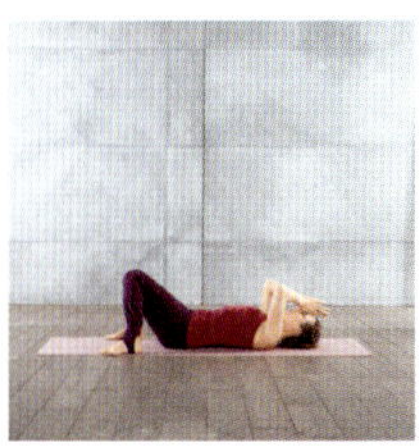
Entspannungspose (Seite 42)

Stillemeditation (Seite 123)

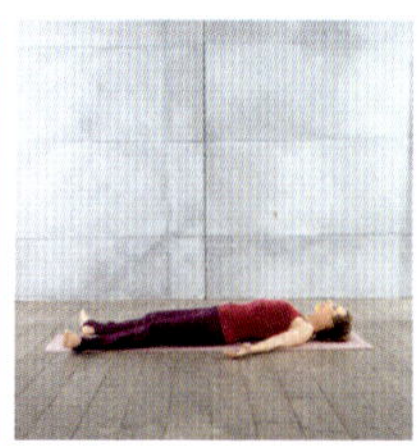
Entspannte Rückenlage (Seite 41)

Bluthochdruck

Bluthochdruck ist eine im Westen weitverbreitete Erkrankung, die anfangs kaum Beschwerden macht und daher häufig lange unerkannt und unbehandelt bleibt. Die sogenannte Hypertonie kann jedoch schwerwiegende Folgen bis hin zum Schlaganfall oder Herzinfarkt haben und so ist Prävention unverzichtbar. Da Bluthochdruck in vielen Fällen auf einen ungesunden Lebensstil zurückzuführen ist, sind Betroffene hier besonders gefordert.

Bei Bluthochdruck ist es wichtig, Übergewicht zu reduzieren, auf Genussgifte wie Tabak, Nikotin oder Alkohol zu verzichten, Sport zu treiben und negativen Stress abzubauen. Daneben spielt die Ernährung eine entscheidende Rolle. Mehrfach ungesättigte Fettsäuren, die zum Beispiel in Raps-, Distel-, Walnuss- und Leinöl sowie fettreichem Fisch stecken, wirken hohen Triglyzerid- und Cholesterinwerten entgegen und beugen Arteriosklerose (Ablagerungen in den Gefäßen) vor. Olivenöl und Avocados enthalten wertvolle Ölsäure, eine einfach ungesättigte Fettsäure, die den Spiegel des schädlichen LDL-Cholesterins sinken lässt und den des schützenden HDL-Cholesterins anheben kann. Hülsenfrüchte und Vollkornprodukte liefern Ballaststoffe und haben so ebenfalls einen cholesterinsenkenden und gefäßschützenden Effekt. Bei vielen Patienten lässt auch Salz den Blutdruck steigen. Wer zu den salzsensitiven Menschen gehört, sollte Salziges meiden und viel mit frischen Kräutern würzen. Generell ist eine vorwiegend pflanzliche Ernährung empfehlenswert, denn Obst und Gemüse sind natriumarm, sie punkten aber mit vielen Mineralstoffen, die den Wasser-Elektrolythaushalt des Körpers regulieren. Fettreiche Milchprodukte, industriell hergestellte Lebensmittel, Fleisch und Wurstwaren sollten nur selten auf dem Teller landen, denn sie enthalten mit Natrium, gesättigten Fettsäuren, Transfetten und Cholesterin gleich mehrere Stoffe, die Arteriosklerose begünstigen.

Aus ganzheitlicher Sicht ist es ein langsamer Prozess, der schließlich Bluthochdruck verursacht. Es kommen viele Faktoren zusammen, die zu viel Druck verursachen.

Mögliche Reflexionsfragen sind:
Was macht mir zu viel Druck im Leben?
Wo mache ich mir selbst zu viel Druck?
Was ist mein Herzensthema und wie kann ich es mehr ausleben?

Interessanterweise kennt **die TCM** die Krankheit Bluthochdruck nicht. Man geht hier vielmehr von einer Chi-Stauung in der Leber aus. Therapiert werden demnach die Leber, der Dickdarm und der Herzbeutel. Bei Übergewicht ebenso der Magen, bei lang anhaltendem Stress die Niere.

Zusätzlich zur **Meridianmassage** (Seite 32 f.) empfehle ich dir diese **Yin-Yoga-Sequenz:**

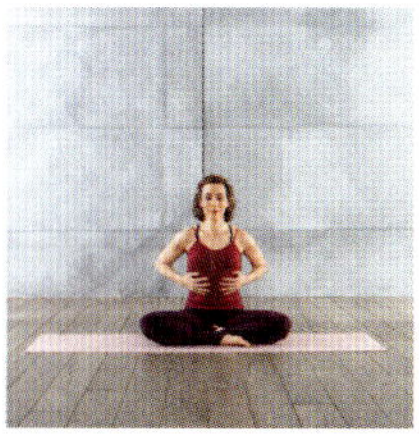
Vollatmung mit verlängerter Ausatmung (Seite 120)

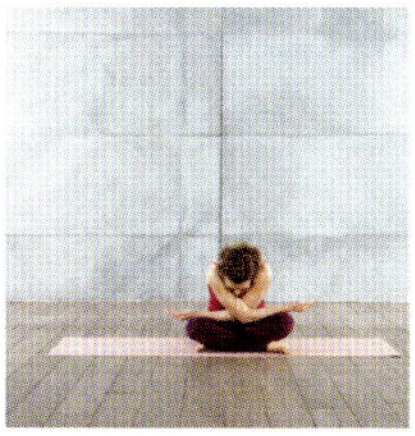
Schneidersitz mit Arm- und Schulterdehnung (Seite 85)

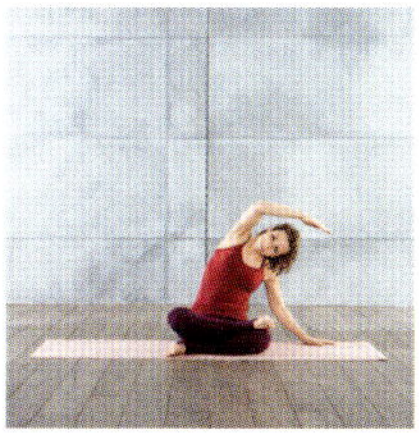
Quadrat mit Seitbeuge (Seite 76 f.)

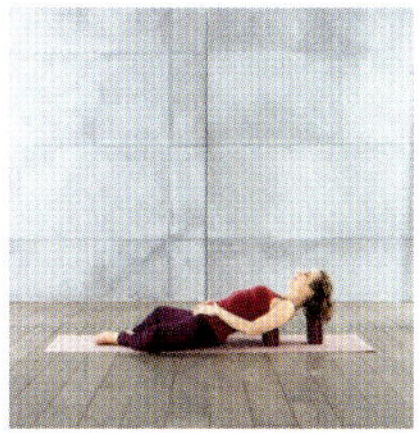
Liegender Schmetterling (Seite 69)

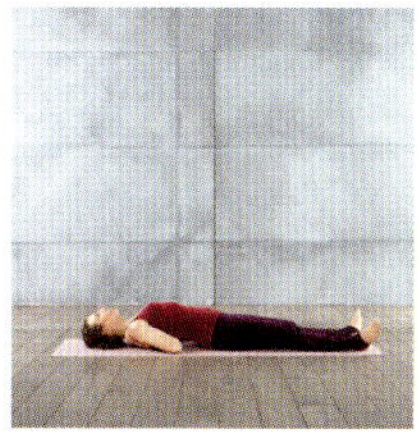
Verdrehte Arme (Seite 102)

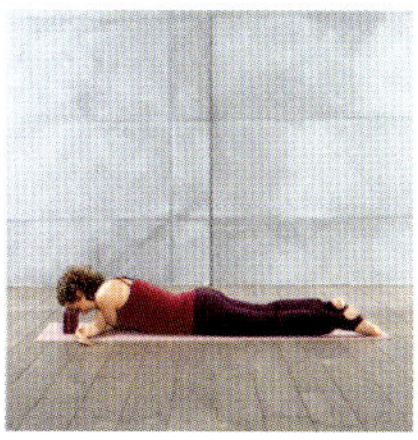
Umarmende Flügel (Seite 101)

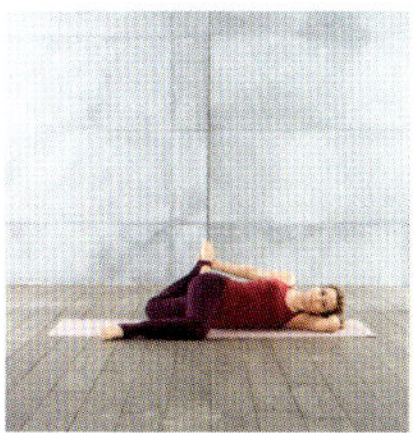
Liegende Katze (Seite 68)

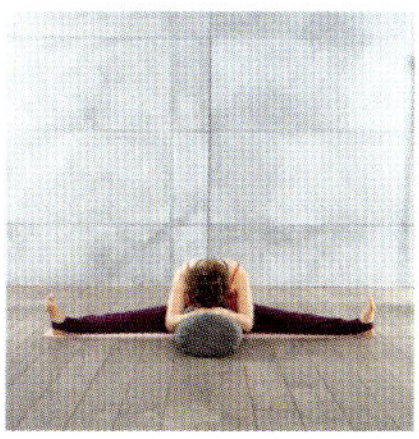
Libelle (Seite 64 f.)

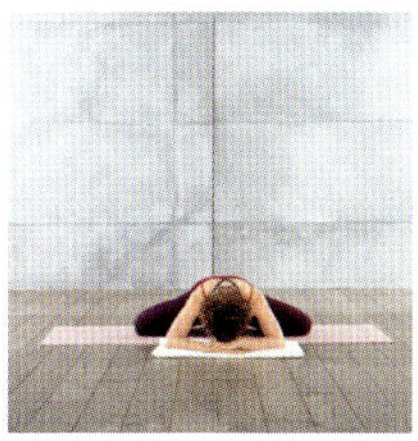
Frosch (Seite 48 f.)*

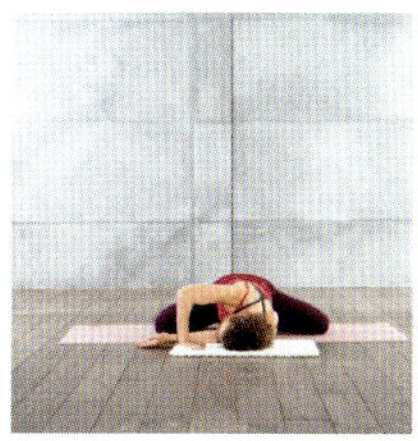
Frosch mit Drehung (Seite 48 f.)*

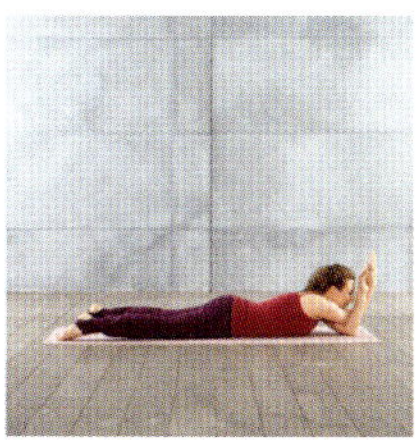
Sphinx mit Schulterdehnung (Seite 94 f.)

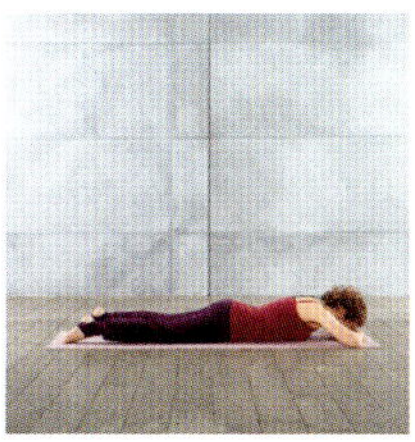
Entspannte Bauchlage (Seite 40)

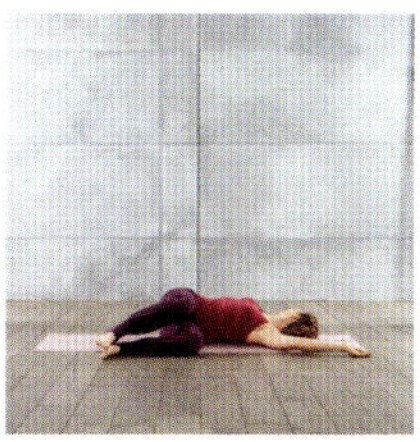
Korkenzieher (Seite 60 f.)

Stillemeditation (Seite 123)

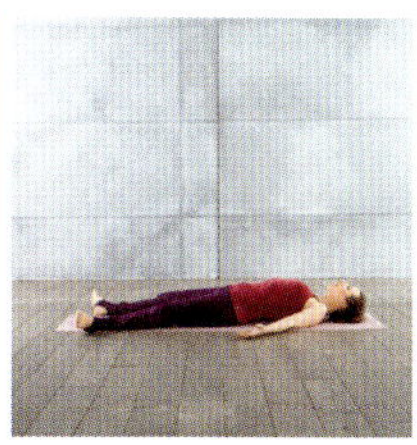
Entspannte Rückenlage (Seite 41)

* Bitte lagere deinen Kopf beim Frosch leicht erhöht, zum Beispiel auf einem Block.

Burn-out-Syndrom

Bei einem Burn-out-Syndrom handelt es sich um einen Zustand der totalen Erschöpfung, die sowohl körperlich, emotional, geistig oder eine Kombination aus allem sein kann. Noch nie waren so viele Menschen ausgebrannt wie im jetzigen Zeitalter – was gewiss auch auf einen Yang-lastigen Lebensstil zurückzuführen ist, der durch ständige Erreichbarkeit und den immer größer werdenden Leistungsdruck geprägt wird. Ein Burn-out ist häufig die Vorstufe einer Depression und kommt nicht von heute auf morgen. Gerade deshalb ist es so wichtig, auch im stressigen Alltag immer wieder kleine Ruhephasen einzubauen. Schon eine kleine Pause von 2 Minuten, in der der Fokus bewusst auf den Atem gelegt wird, kann das ganze System wieder aufladen und neue Energie geben. Ein wahrer Krafträuber ist zudem der immer exzessiver werdende Medienkonsum. Dass Fernseher, Smartphones und Computer nicht ins Schlafzimmer gehören und nachts ausgeschaltet bleiben, sollte selbstverständlich sein.

Aus ganzheitlicher Sicht sind die Energiereserven von Burn-out-Betroffenen gänzlich erschöpft, auch kurzfristige Erholung vermag sie nicht wieder aufzufüllen. Daher ist es wichtig, diese klaren Körpersignale zu deuten, sich wieder ausgedehnte Ruhezeiten und ausreichend Schlaf zu gönnen, Abstand zum stressigen Alltag zu bekommen und bewussten Rückzug zu praktizieren, um Raum für die persönliche Innenschau zu gewinnen. Yoga und Meditation können auf diesem Weg sehr hilfreich sein.

Mögliche Reflexionsfragen sind:

Wer oder was raubt mir die Energie in meinem Leben?
Was sind meine inneren Ressourcen und Kraftquellen?
Wie kann ich mich gegen negativen Stress besser abgrenzen?
Welche Aufgabe könnte ich delegieren und mir dafür mehr Zeit für mich nehmen?

Da Lebensmittel sowohl Energiespender wie auch Energieräuber sein können, sollten Burn-out-Patienten auch auf ihre Ernährung achten. Eine natürliche Ernährungsform mit einem hohen Anteil an frischem Obst und Gemüse, Salaten, Nüssen, Samen, Kräutern, Wildkräutern, Gewürzen, Vollkornprodukten, gesunden Fetten und viel stillem Wasser als Hauptgetränk wirkt ausgleichend und stärkt. Auch Smoothies oder frische Säfte können schnell viel Kraft geben. Fast Food und Genussgifte wie Koffein, Alkohol, Zucker, Tabak und Nikotin geben nur kurzfristig ein gutes Gefühl, langfristig gesehen belasten sie den Körper hingegen zusätzlich.

Aus der Sicht der TCM handelt es sich um eine Disharmonie zwischen Herz und Niere. Zudem sollten Leber und Dickdarm entstaut werden. Zusätzlich behandelt man:

- Bei Herz-Kreislauf-Problemen: Herz, Dünndarm und Blase
- Bei Magen-Darm-Problemen: Milz, Magen und Lunge
- Bei schwacher Muskulatur: Milz
- Bei schwacher Wirbelsäule: Lenkergefäß
- Bei schwachem Immunsystem: Lunge

Zusätzlich zur **Meridianmassage** (Seite 32 f.) empfehle ich dir diese **Yin-Yoga-Sequenz:**

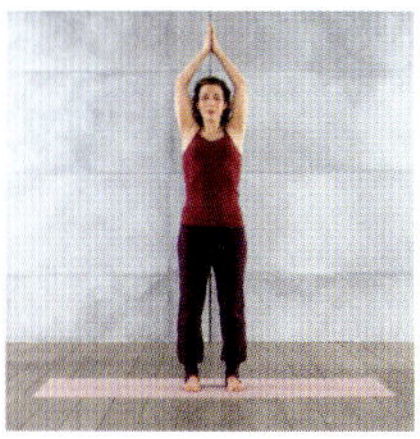
Energieatmung (Seite 118)

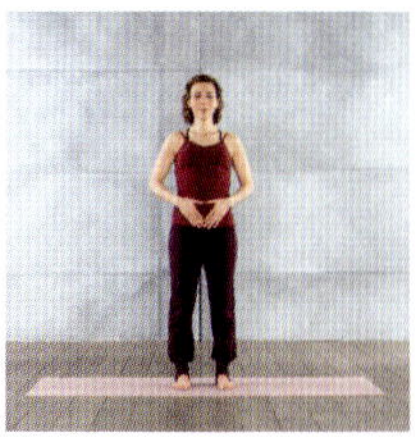
Energieatmung (Seite 118)

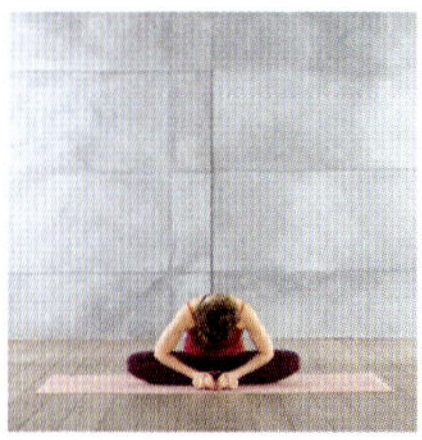
Schmetterling mit Akupressurpunkt (Seite 88 f.)

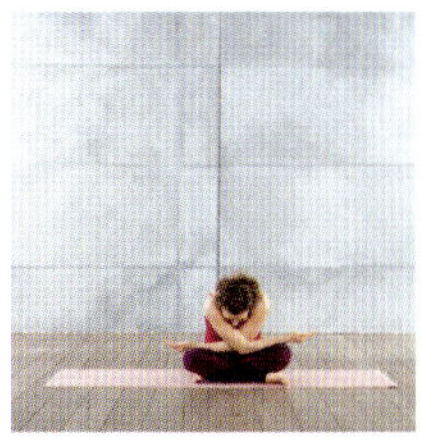
Schneidersitz mit Arm- und Schulterdehnung (Seite 85)

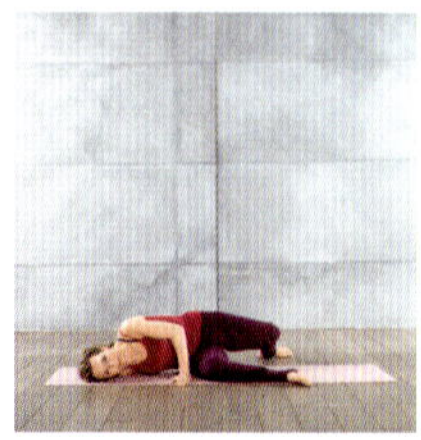
Offene Flügel (Seite 59)

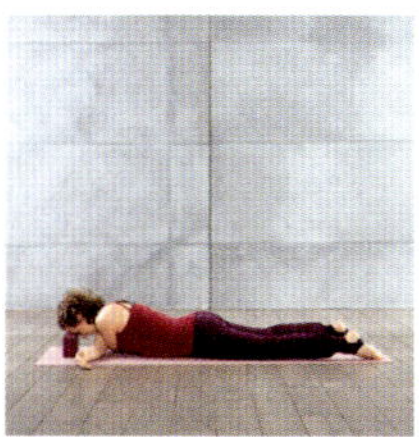
Umarmende Flügel (Seite 101)

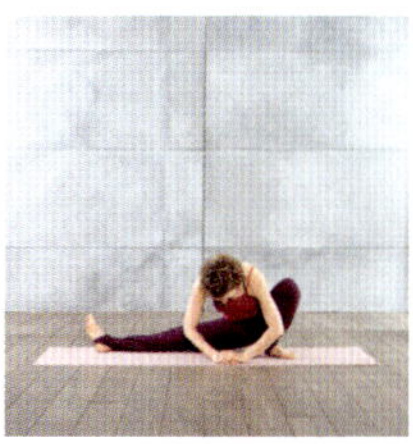
Kranich (Seite 62 f.)

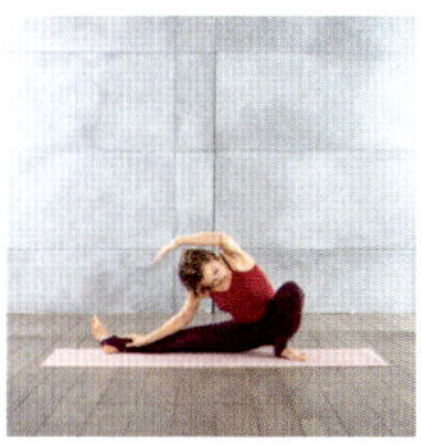
Kranich mit Seitbeuge (Seite 62 f.)

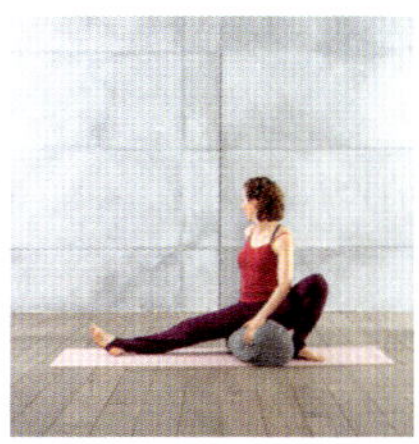
Kranich mit Drehung (Seite 62 f.)

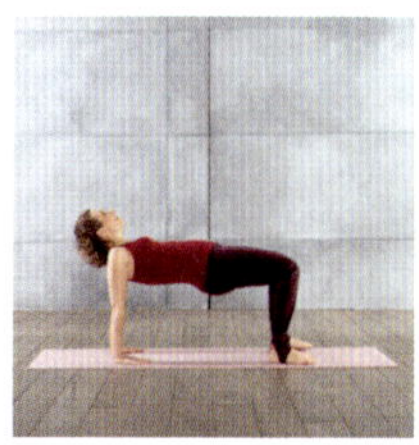
Tisch (Seite 115)

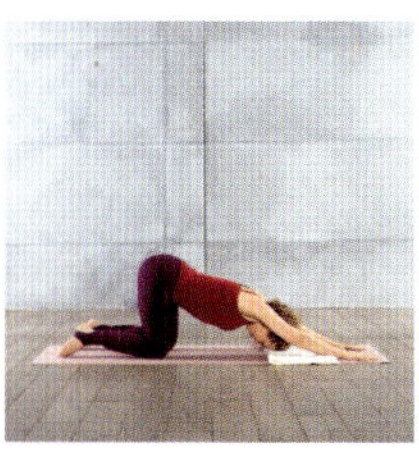
Öffnende Herzstellung (Seite 75)

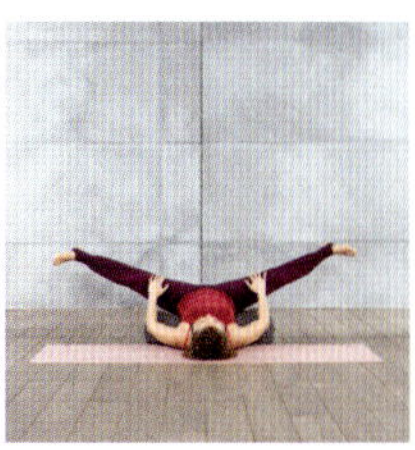
Libelle in Rückenlage (Seite 65)

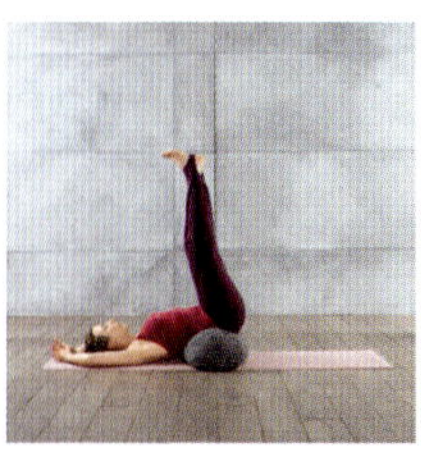
Gestützter Schulterstand (Seite 51)

Stillemeditation (Seite 123)

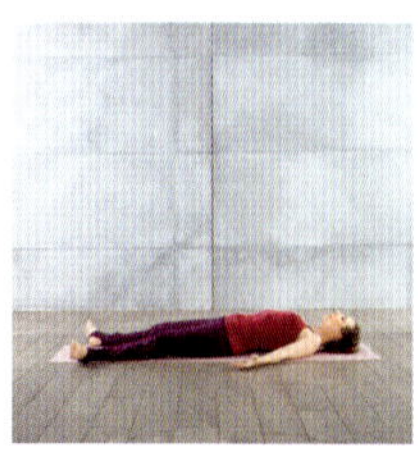
Entspannte Rückenlage (Seite 41)

Depressionen

Bei einer Depression handelt es sich um eine psychische Störung, die mit Antriebslosigkeit, Müdigkeit, Traurigkeit, Ängsten, Schuldgefühlen oder dem Verlust von Leistungsfähigkeit, Selbstwertgefühl oder Freude einhergeht. Sie kann endogene, also von innen kommende körperliche Ursachen haben, aber auch psychogener Natur sein, also durch Konflikte, belastende Umstände oder Traumata bedingt. Depressionen werden von Betroffenen aus Scham gern geheim gehalten. Handelt es sich nicht nur um eine vorübergehende leichtere depressive Verstimmung, sondern um eine manifeste Depression, ist die Behandlung durch einen Psychotherapeuten angezeigt. Yogalehrende sollten es sich nicht anmaßen, sich selber in dieser Position zu sehen. Sie können jedoch wertvolle Unterstützung auf dem Behandlungsweg leisten und Betroffene auf ihrem Weg begleiten.

Depressive Verstimmungen lassen sich häufig auf einen Mangel an Serotonin zurückführen. Dieses Gute-Laune-Hormon sorgt nicht nur für mehr Gelassenheit und positive Stimmung, sondern schwächt auch negative Gefühle und Ängste ab. Eine gute Möglichkeit, die Serotoninproduktion anzuregen, ist sportliches Training – idealerweise bei Tageslicht und Sonnenschein, denn helles Licht pusht die Bildung des Glückshormons ebenfalls.

Aus ganzheitlicher Sicht geht man davon aus, dass eine Depression mit unterdrückten Emotionen zu tun hat – etwa mit Aggression, Trauer oder Wut. Daher ist es wichtig, sich mit seinen selbst gezogenen Grenzen auseinanderzusetzen, mögliche Traumata zu verarbeiten oder den eigenen Ängsten zu begegnen. Meditation kann hier sehr hilfreich sein, jedoch sollten Unerfahrene mit einem Lehrer praktizieren, der sie nötigenfalls auffangen und unterstützen kann.

Mögliche Reflexionsfragen sind:

Wovor habe ich Angst?
Welche Emotionen und Erfahrungen in mir möchten gesehen werden?
Welche Themen aus meiner Kindheit möchten noch geheilt werden?
Was ist meine Berufung und wie komme ich zurück auf meinen Weg?

Aus Sicht der TCM gibt es circa 20 verschiedene Arten von Depressionen mit unterschiedlichen Mustern. Dabei wird immer eine Leber-Chi-Stagnation behandelt, dazu noch der Dickdarm, bei starkem Grübeln zudem die Milz und bei Traurigkeit die Lunge.

Zusätzlich zur **Meridianmassage** (Seite 32 f.) empfehle ich dir diese **Yin-Yoga-Sequenz:**

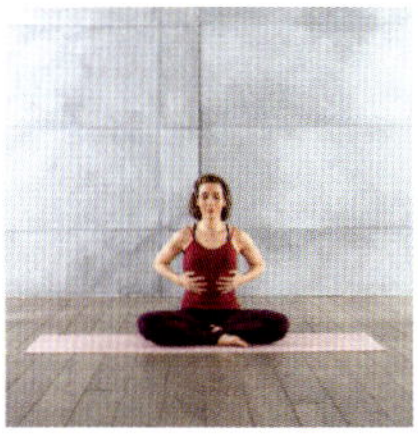

Vollatmung mit verlängerter Ausatmung (Seite 120)

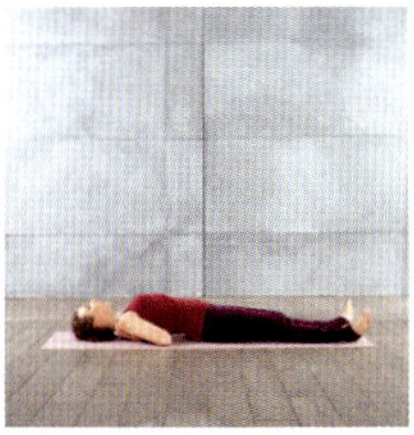

Verdrehte Arme (Seite 102)

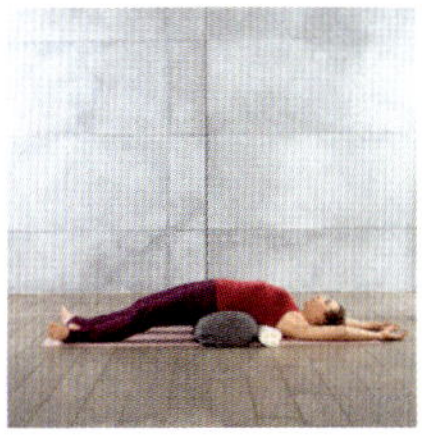

Regenbogenbrücke (Seite 80)

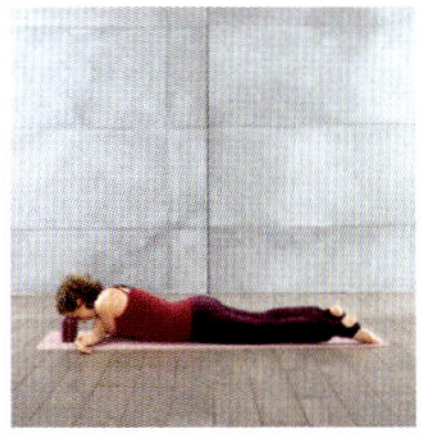

Umarmende Flügel (Seite 101)

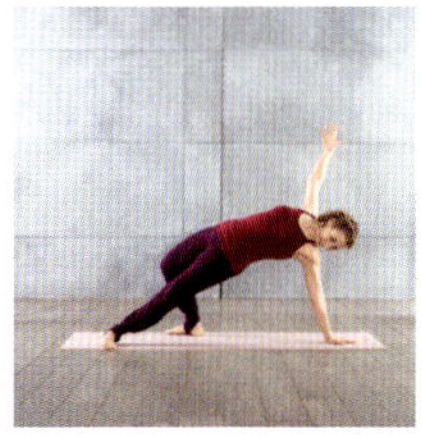

Dreibein (Seite 107)

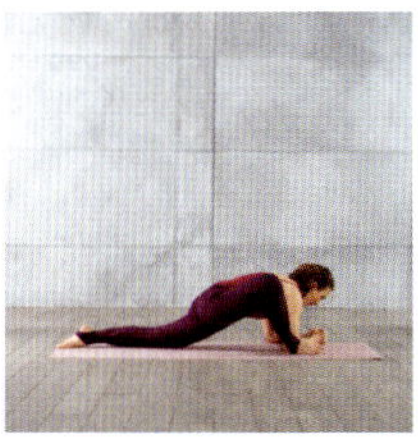

Drache (Seite 44 f.)

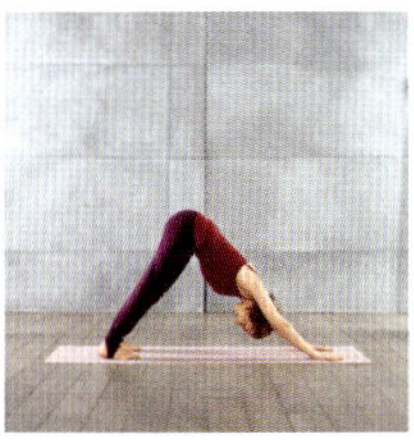

Herabschauender Hund (Seite 110)

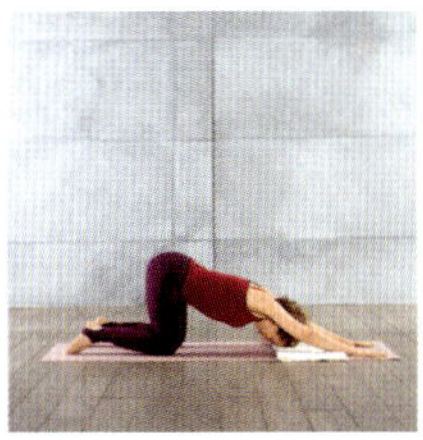

Öffnende Herzstellung (Seite 75)

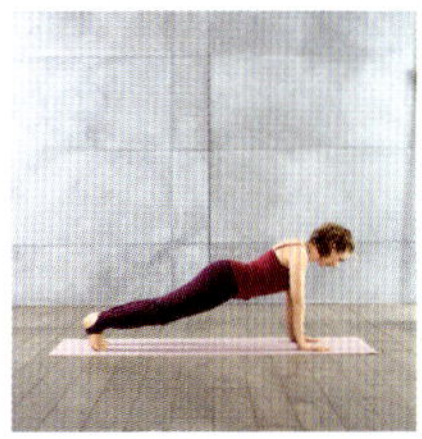

Brett (Seite 106)

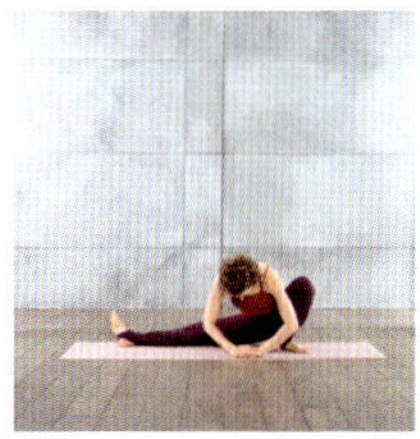

Kranich (Seite 62 f.)

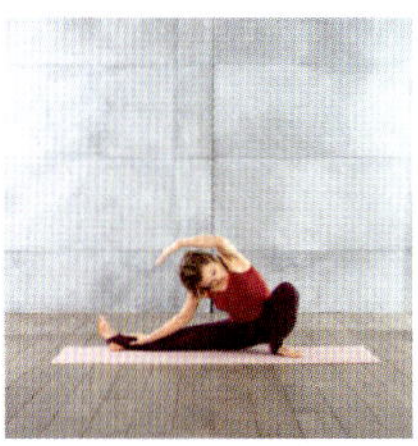

Kranich mit Seitbeuge (Seite 62 f.)

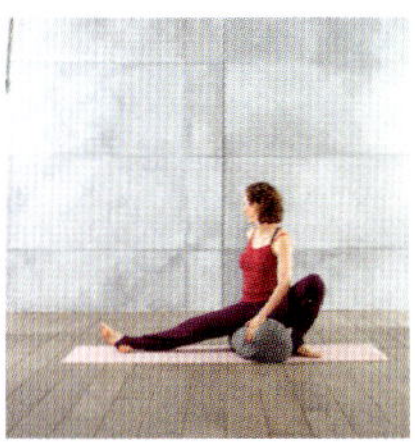

Kranich mit Drehung (Seite 62 f.)

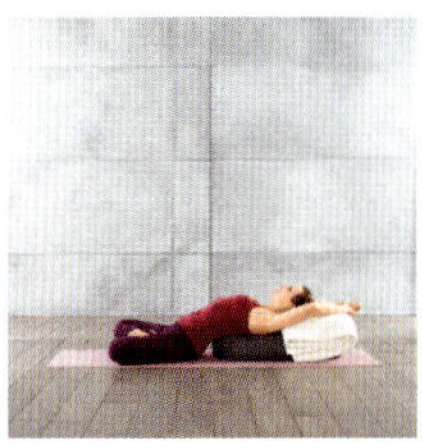

Halber liegender Lotus (Seite 56)

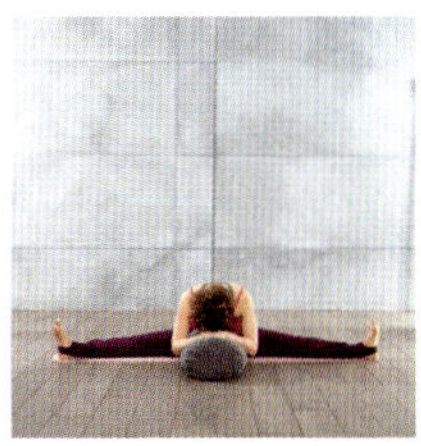

Libelle (Seite 64 f.)

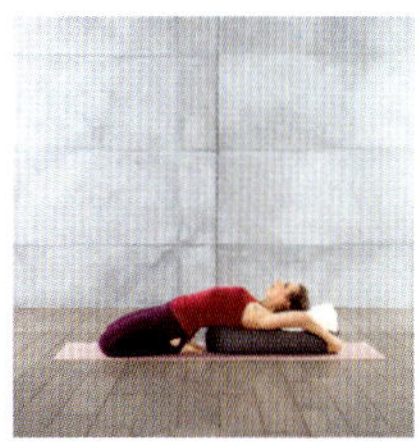

Sattel (Seite 82 f.)

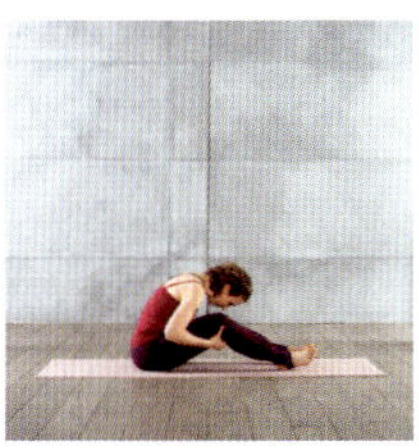

Kutscher (Seite 78 f.)

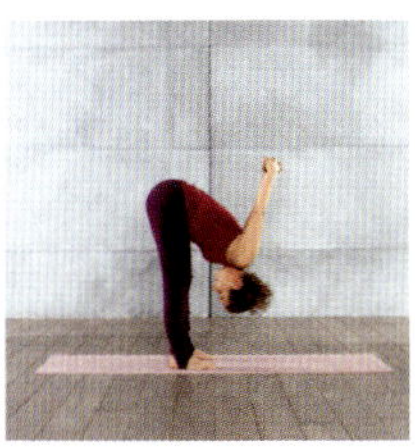

Stehende Vorbeuge mit Armdehnung (Seite 96 f.)

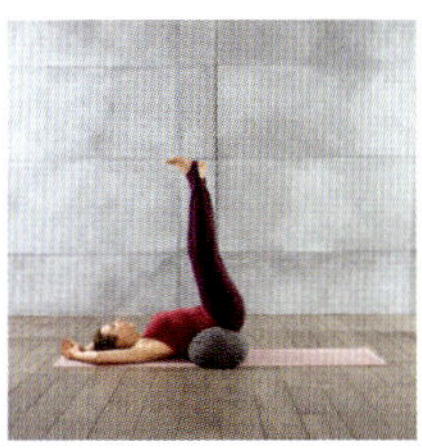

Gestützter Schulterstand (Seite 51)

Reinigungsmeditation (Seite 122)

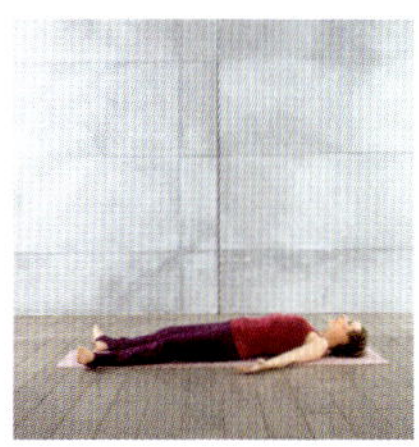

Entspannte Rückenlage (Seite 41)

Erschöpfung

Erschöpfung kann verschiedene Ursachen haben. Vielleicht bist du körperlich müde, weil du zum Beispiel zu viel Sport gemacht hast oder weil du eine physisch anspruchsvolle Arbeit hast. Möglicherweise fehlt dir auch einfach regenerativer und erholsamer Schlaf. Natürlich können wir aber auch emotional erschöpft sein, wenn unsere zwischenmenschlichen Beziehungen uns auslaugen. Auch geistig können wir erschöpft sein, da die Zeiten heutzutage extrem schnelllebig sind. Wir werden oft reizüberflutet durch das Internet, soziale Medien oder Fernsehen.
Viele Menschen verbringen ihren Abend nach einem anstrengenden Tag damit, sich auf der Couch niederzulassen und sich vom Fernsehprogramm berieseln zu lassen. Das ist aber ein Trugschluss, da es hier zu weiteren Eindrücken kommt, die uns noch mehr Energie kosten können. Ich empfehle dir, mal alle Geräte auszuschalten, um dir wirklich Raum für Ruhe und Rückzug zu gönnen. Wenn du möchtest, lasse dich in dieser sanften Praxis begleiten von einer tragenden Musik, die dich zusätzlich nähren kann. Oder aber du genießt die Kraft der Stille, die das Wasser-Element nährt.

Aus ganzheitlicher Sicht signalisiert dir dein Körper bei Erschöpfung, dass deine Batterien leer sind, weil du wahrscheinlich zu oft über deine Grenzen hinausgegangen bist oder sie gar nicht erst erkannt hast. Es ist also ein liebevolles Warnsignal an dich, dich wieder mehr um dich selbst zu kümmern, um deine Akkus wieder aufzuladen.

Bitte schalte unbedingt vor dem Schlafengehen den WLAN-Router aus und lasse dein Handy keinesfalls eingeschaltet neben deinem Bett liegen. Bitte schalte generell etwa zwei Stunden vor dem Schlafengehen deine Geräte wie Computer und Handy aus oder nutze eine Blaulichtfilterbrille, da das Blaulicht deiner Geräte deinem Gehirn vorgibt, dass es immer noch Tag ist. Dein Schlaf wird somit eine höhere Qualität haben. Unser Schlaf bleibt nach wie vor unser wichtigstes Werkzeug zur Regeneration. Deshalb achte darauf, dass du dich um eine gute Schlafhygiene kümmerst. Vielleicht hilft dir auch ein Lavendelduft in Form eines ätherischen Öls, das du auf einen Duftstein oder auf dein Kopfkissen träufelst.

Mögliche Reflexionsfragen sind:

Was möchte mein Körper mir durch diese Erschöpfung sagen?
Gibt es Menschen in meinem Umfeld, die mir nicht (mehr) guttun?
Wo kann ich wieder mehr Grenzen setzen, für mich selbst, aber auch anderen gegenüber?

Yin Yoga kann generell bei Erschöpfungszuständen sehr hilfreich sein, da es trotz geringem Aufwand höchst nährend sein kann.

Aus Sicht der TCM wird hierbei der Fokus auf die Meridiane von Herz, Nieren, Leber und Dickdarm gelegt. Diese Sequenz ist bewusst etwas kürzer gehalten, um dich nicht noch zusätzlich zu überfordern. Wenn du magst, halte die Übungen dafür gerne etwas länger, sodass du dich tief hinein entspannen kannst. Vielleicht sind es 3 bis 5 Minuten, möglicherweise aber mehr. Der gestützte Schulterstand kann bis zu 20 Minuten gehalten werden, wenn du möchtest. Es ist eine Position, die uns auf sanfte Weise wieder aufladen kann.

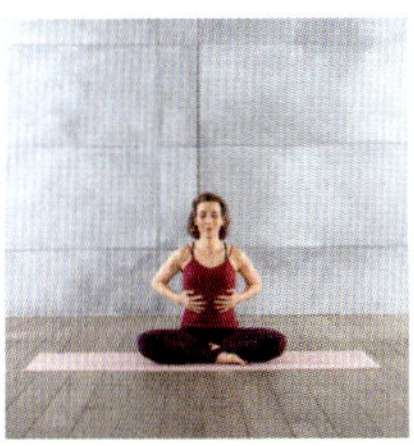

Vollatmung (Seite 120)

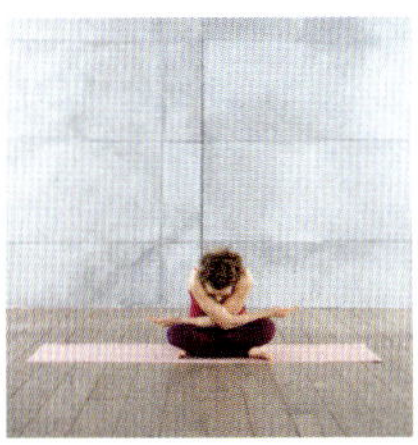

Schneidersitz mit Arm- und Schulterdehnung (Seite 85)

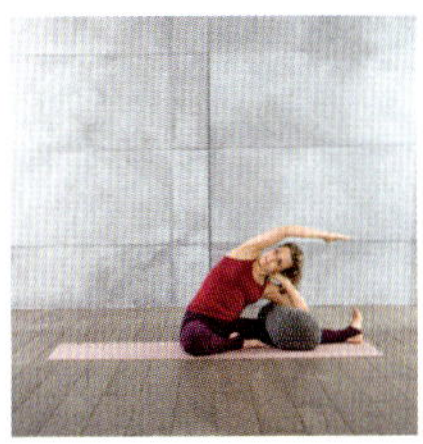

Halber Schmetterling mit Seitbeuge und Rolle (Seite 54 f.)

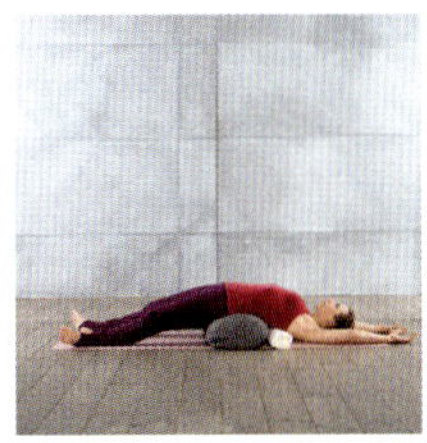

Regenbogenbrücke (Seite 80)

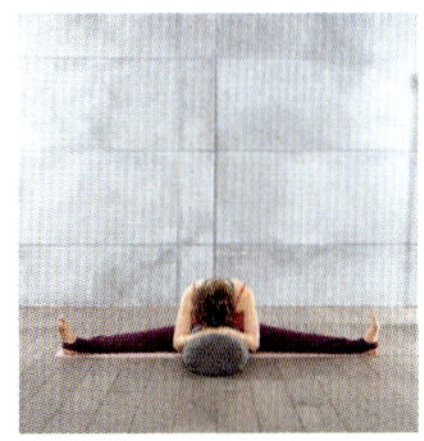

Libelle (Seite 64 f.)

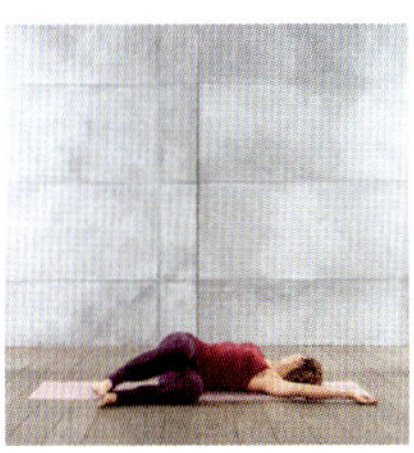

Korkenzieher (Seite 60 f.)

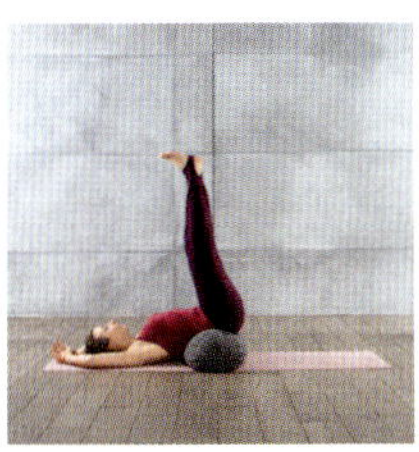

Gestützter Schulterstand (Seite 51)

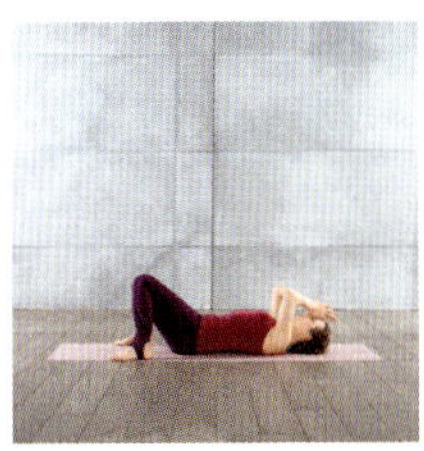

Entspannungspose (Seite 42)

Stillemeditation (Seite 123)

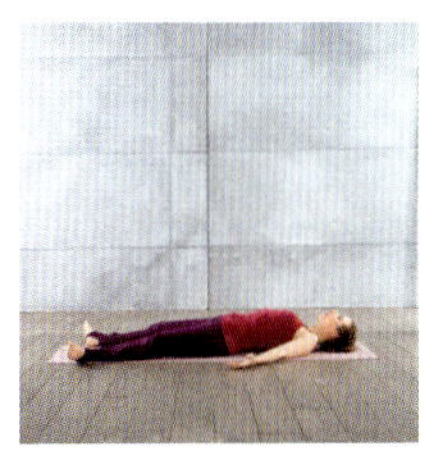

Entspannte Rückenlage (Seite 41)

Fußschmerzen

Fußschmerzen können sehr einschränkend sein und hängen vielfach mit Fehlstellungen oder -belastungen der Füße zusammen. Häufige Ursachen sind zum Beispiel zu enge oder zu kleine Schuhe, schlechte Schuhsohlen oder zu hohe Absätze, Übergewicht, Überlastung, erworbene Fußdeformationen oder eine zu schwache Fußmuskulatur.

Aus ganzheitlicher Sicht stehen die Füße für Standfestigkeit und Verwurzelung. Es ist wichtig, sich immer wieder zu erden und zu seinen inneren Wurzeln zurückzufinden.

Mögliche Reflexionsfragen sind:
Warum brauchen meine Wurzeln Hilfe?
Wo fehlt mir die Verwurzelung?
Wovor möchte ich weglaufen?

Aus Sicht der TCM richtet sich die Therapie nach dem Meridian, wo der Hauptschmerz sitzt. Alternativ behandelt man den gesamten Funktionskreis.

- Bei Beschwerden in der Ferse: Blase, Herzbeutel und Niere
- Bei Beschwerden im Großzehengrundgelenk: Lunge, Milz und Leber
- Bei Beschwerden im Sprunggelenk: Dreifacher Erwärmer, Niere und Milz
- Bei Beschwerden im seitlichen Fußbereich: Dreifacher Erwärmer, Gallenblase und Blase
- Bei Beschwerden im Vorfuß: Dickdarm, Magen und Gallenblase
- Bei Beschwerden in der Achillessehne: Niere, Blase und Magen

Diese Übung stimuliert die Meridiane in den Füßen und macht die Plantarfaszie, die Faszie in der Fußsohle, wieder geschmeidig: Komme in einen bequemen Stand. Lege einen Ball unter das Längsgewölbe deines rechten Fußes und bewege ihn aus dem Fußgelenk heraus nach rechts und links. Die Ferse bleibt dabei am Boden. Danach setzt du den Ballen auf und bewegst den hinteren Teil des Fußes hin und her, die Ferse ist jetzt angehoben. Anschließend platzierst du den Ball unter den Zehengelenken, um die Zehen darauf zusammenzuziehen und wieder auseinanderzufächern. Hebe und senke dann nur den großen Zeh, eventuell auch mithilfe eines Fingers. Zuletzt nimmst du den Ball an die Innenseite deines Fußes und rollst ihn längs auf und ab, gehst dann mehr in Richtung Mitte und schließlich auch zur Außenseite. Rolle danach den linken Fuß aus.

Zusätzlich zur **Meridianmassage** (Seite 32 f.) und einer ausgedehnten Fußmassage empfehle ich dir diese **Yin-Yoga-Sequenz:**

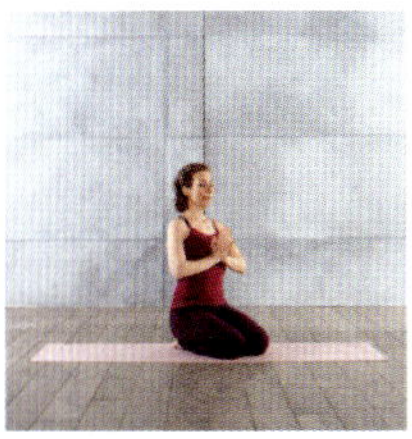
Vierteiliger Atem des Tao (Seite 116f.)

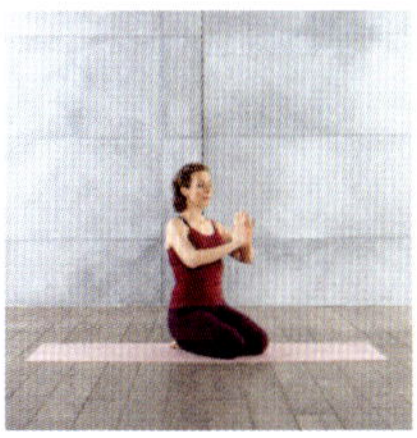
Vierteiliger Atem des Tao (Seite 116f.)

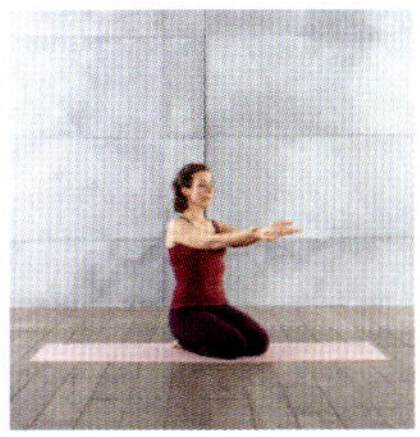
Vierteiliger Atem des Tao (Seite 116f.)

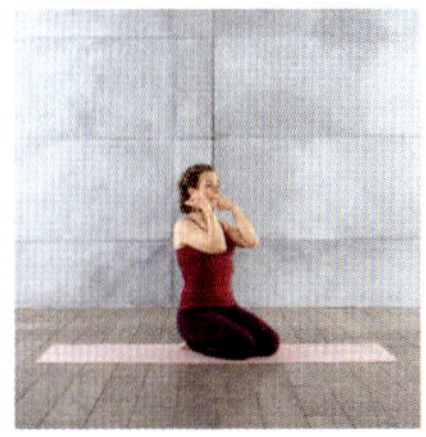
Vierteiliger Atem des Tao (Seite 116f.)

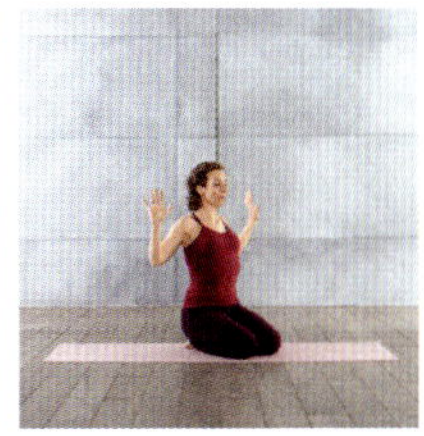
Vierteiliger Atem des Tao (Seite 116f.)

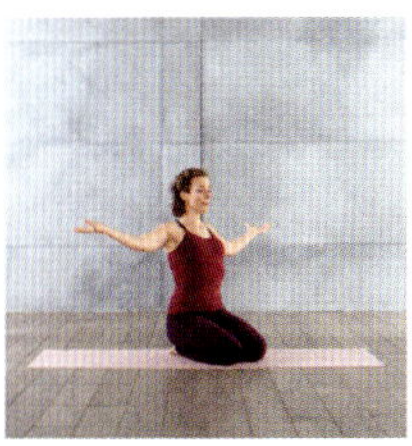
Vierteiliger Atem des Tao (Seite 116f.)

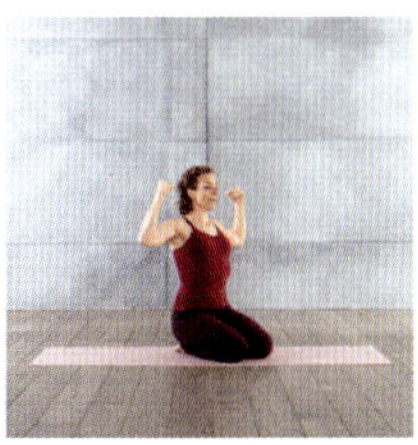
Vierteiliger Atem des Tao (Seite 116f.)

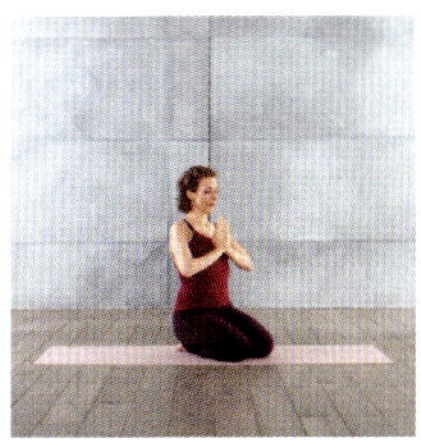
Vierteiliger Atem des Tao (Seite 116f.)

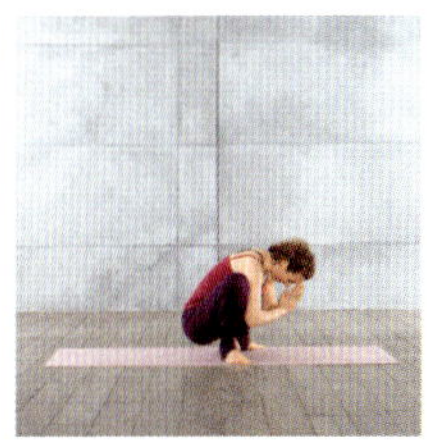
Hocke (Seite 57)

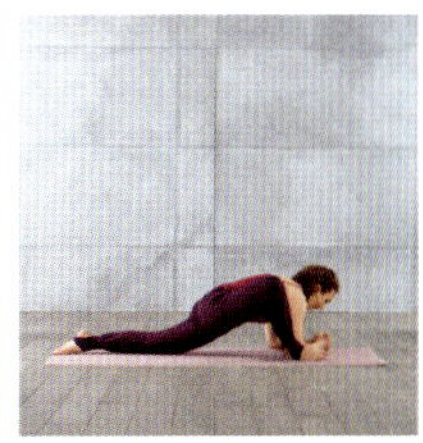
Drache (Seite 44f.)

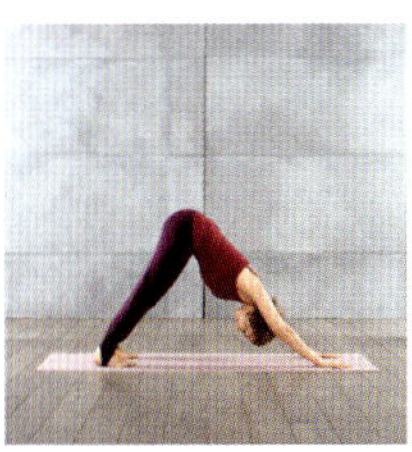
Herabschauender Hund (Seite 110)

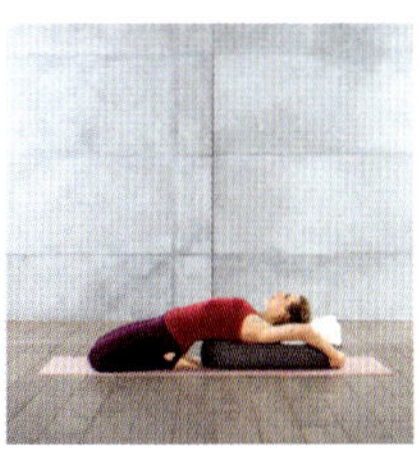
Sattel (Seite 82f.)

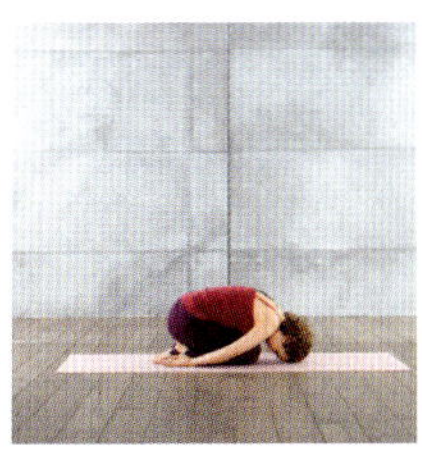
Kindshaltung (Seite 58)

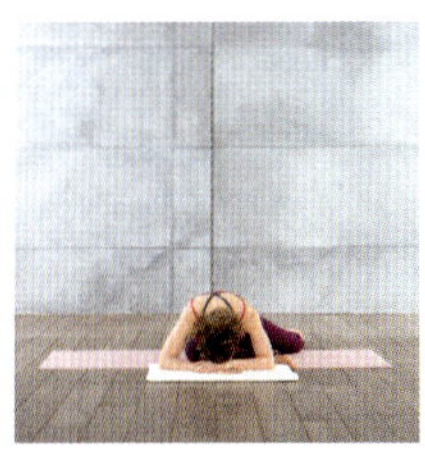
90-90-Position (Seite 74)

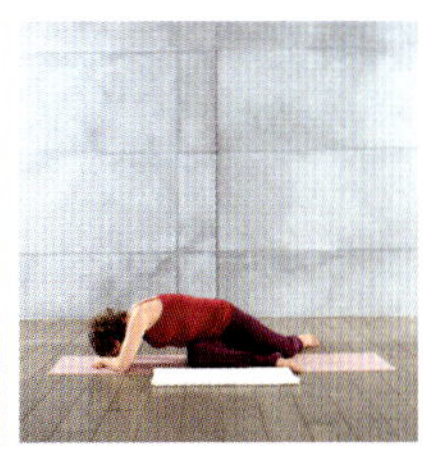
90-90-Position mit Drehung (Seite 74)

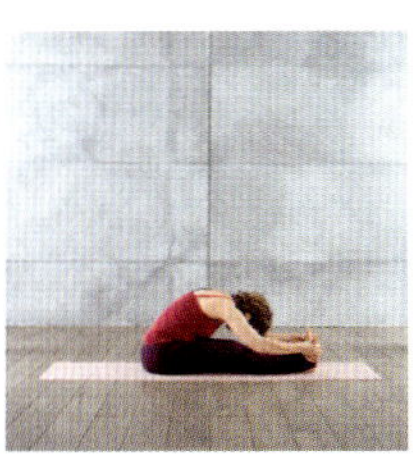
Raupe mit Akupressurpunkt (Seite 78f.)

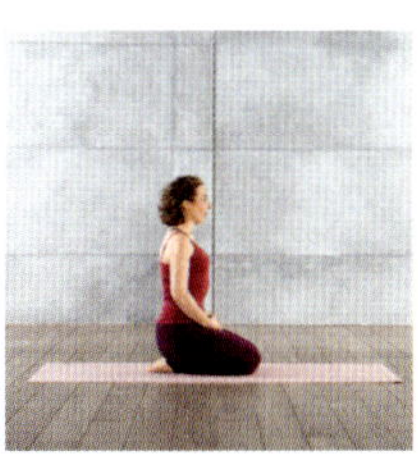
Fersensitz (Seite 46f.)

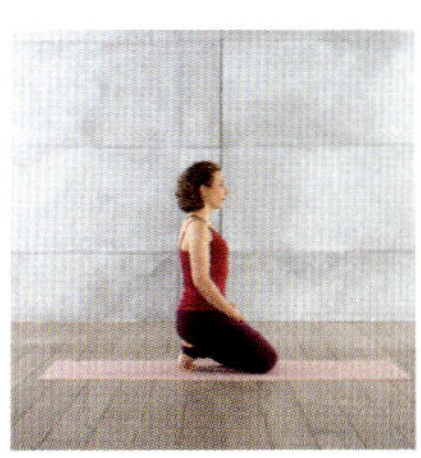
Zehensitz (Seite 46f.)

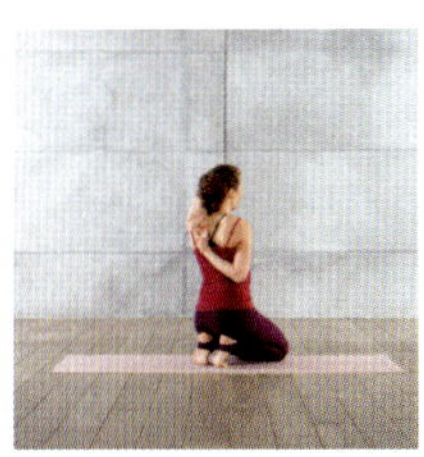
Zehensitz mit Arm- und Schulterdehnung (Seite 46f.)

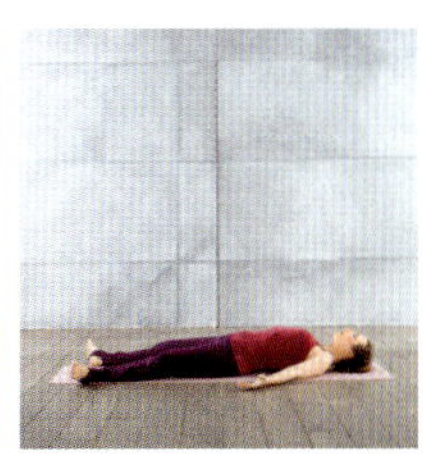
Entspannte Rückenlage (Seite 41)

Hautprobleme

Unsere Haut bedeckt den ganzen Körper, sie grenzt unser Inneres vom Äußeren ab und hat somit eine Schutzfunktion. Hautveränderungen sind für andere Menschen schnell sichtbar und viele schämen sich für schuppige und gerötete Haut oder Pickel. Dabei nehmen Hautprobleme immer mehr zu. In der alternativen Medizin geht man davon aus, dass Hautprobleme auch Ausdruck einer gestörten Entgiftung sind. Aus diesem Grund spielt der Darm bei der Therapie eine entscheidende Rolle.

Aus ganzheitlicher Sicht ist die Haut das Spiegelbild der Seele. Wenn man emotional empfindlich ist, hat man häufig eine ebenso empfindliche Haut, ist man schnell gereizt, spiegelt sich auch das oft in einer gereizten Haut wider. Etwas aus dem Inneren möchte gesehen werden – und schafft sich über die Haut einen Zugang nach außen.

Mögliche Reflexionsfragen sind:
Was möchte in mir gesehen werden, was habe ich eventuell verdrängt?
Wie kann ich mich besser abgrenzen gegen Dinge oder Menschen, die mich belasten?
Kann ich gut mit Berührungen umgehen?

Aus der Sicht der TCM ist bei Hautproblemen das Abwehr-Chi geschwächt und es wird immer über die Lunge therapiert. Da es jedoch unzählige Erkrankungsmuster gibt, schaut man zusätzlich nach anderen Faktoren und bezieht weitere Organe mit ein:
- Bei genetischen Hauterkrankungen wie zum Beispiel Schuppenflechte: Niere
- Bei feuchten Pusteln und Bläschen: Leber und Gallenblase
- Bei konstitutioneller Schwäche oder schlechter Ernährung: Milz und Magen
- Bei Stress: Leber und Dickdarm

Um den Darm bestmöglich zu entschlacken und langfristig gesund zu erhalten, sind regelmäßige Darmreinigungskuren, Colon-Hydro-Therapien oder Einläufe empfehlenswert. Eine ballaststoffreiche Ernährung und zwei bis drei Liter stilles Wasser und Kräutertee täglich unterstützen die Darmfunktion. Zudem kannst du deine Darmflora mit Probiotika stärken – besonders und in jedem Fall nach einer Reinigungskur oder der Einnahme von Antibiotika. Industriell hergestellte Kost, Fleisch, Wurst, Weißmehlprodukte und Zucker können das gesunde Gleichgewicht der Bakterien im Darm stören und sollten daher vom Speiseplan gestrichen werden.

Zusätzlich zur **Meridianmassage** (Seite 32 f.) empfehle ich dir diese **Yin-Yoga-Sequenz:**

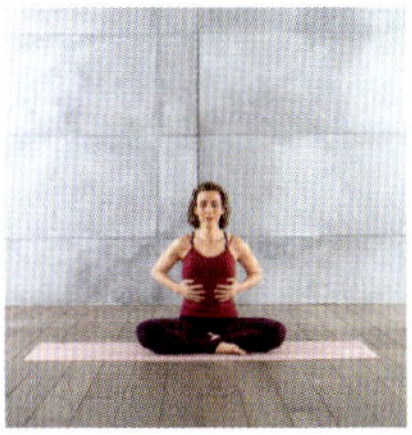
Vollatmung (Seite 120)

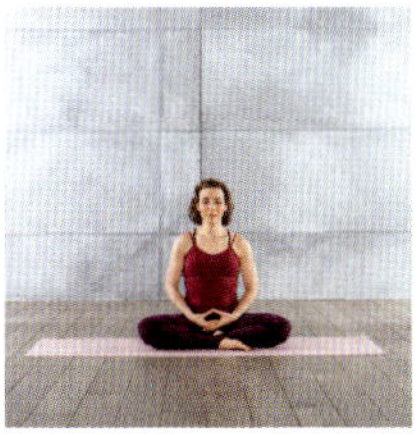
Ujjayi-Atmung (Seite 119)

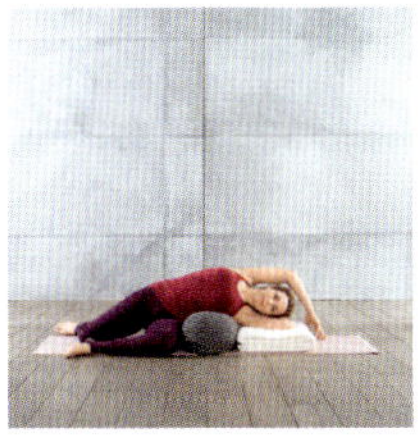
Liegende Banane (Seite 66)

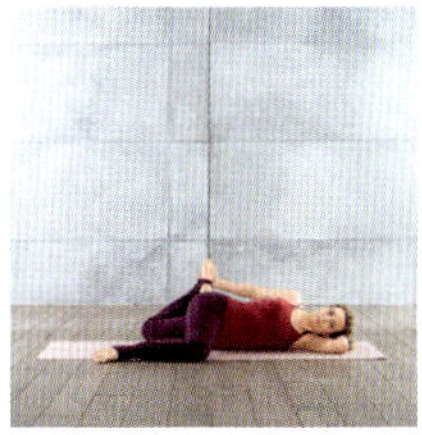
Liegende Katze (Seite 68)

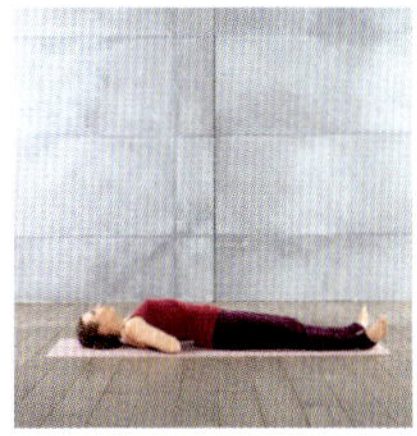
Verdrehte Arme (Seite 102)

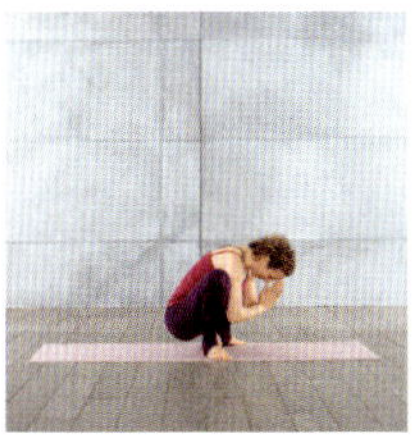
Hocke (Seite 57)

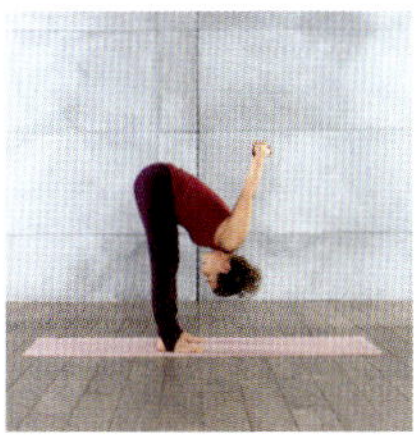
Stehende Vorbeuge mit Armdehnung (Seite 96 f.)

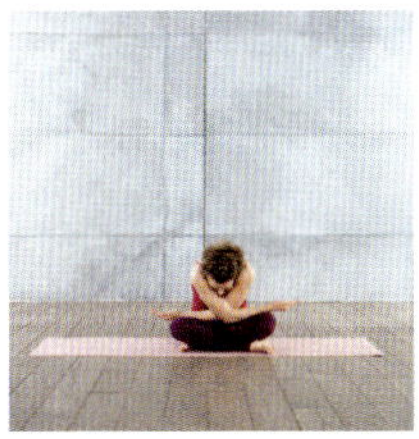
Schneidersitz mit Arm- und Schulterdehnung (Seite 85)

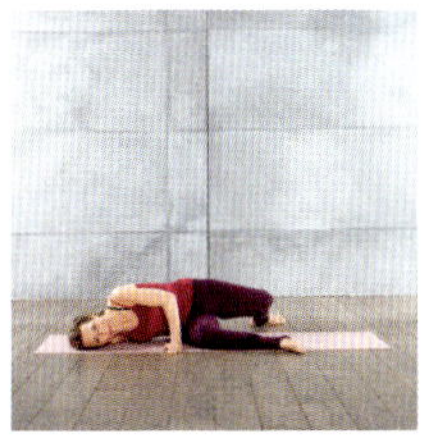
Offene Flügel (Seite 59)

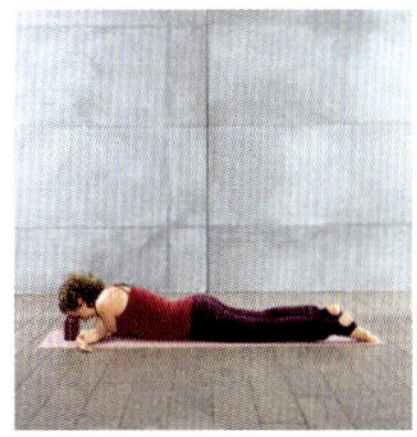
Umarmende Flügel (Seite 101)

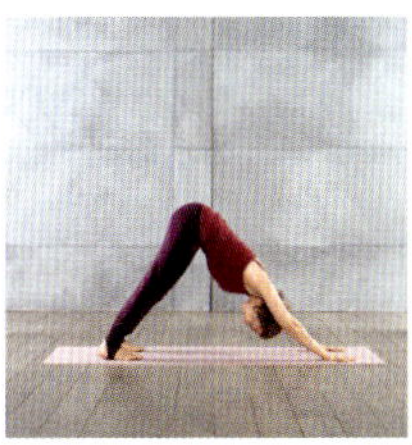
Herabschauender Hund (Seite 110)

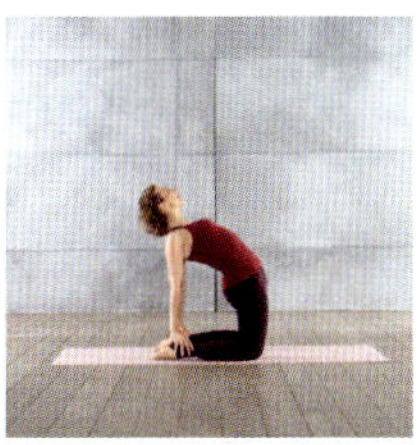
Kamel (Seite 111)

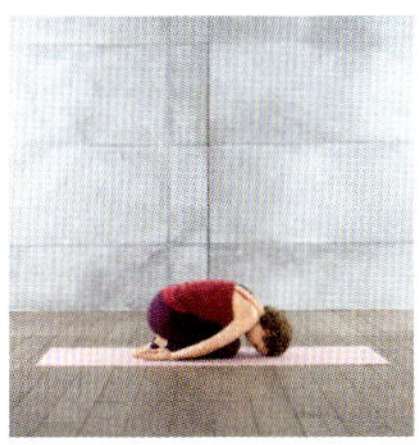
Kindshaltung (Seite 58)

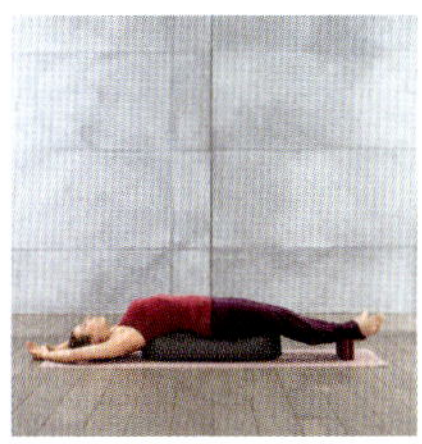
Gestützte Schulterbrücke (Seite 50)

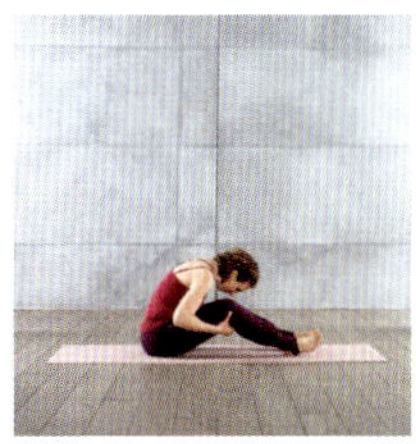
Kutscher (Seite 78 f.)

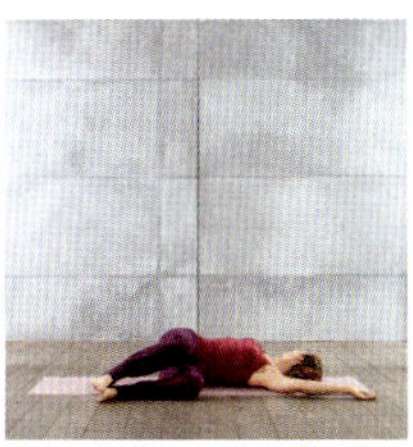
Korkenzieher (Seite 60 f.)

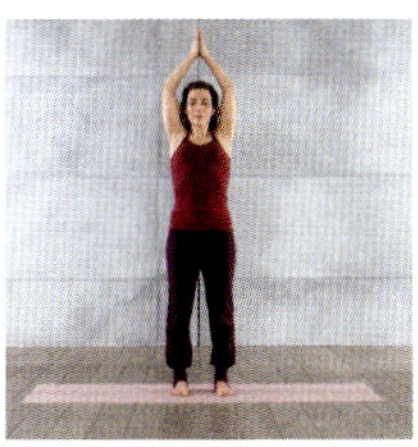
Energieatmung (Seite 118)

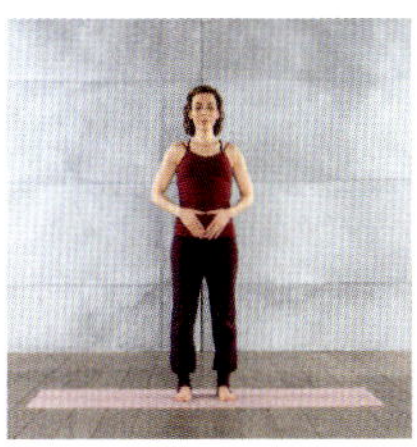
Energieatmung (Seite 118)

Schutzmeditation (Seite 122)

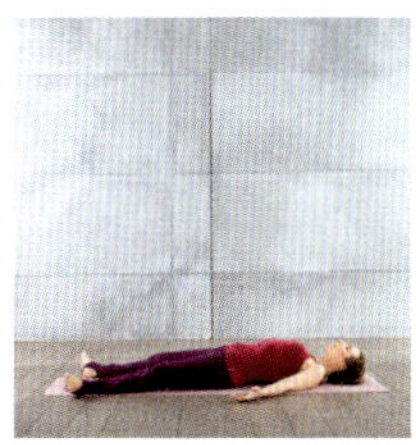
Entspannte Rückenlage (Seite 41)

Hohlkreuz

Bei einem Hohlkreuz handelt es sich um eine Fehlhaltung mit einer stark ausgeprägten Lordose (Krümmung der Wirbelsäule nach vorn Richtung Bauchdecke) der Lendenwirbelsäule. Ein Hohlkreuz muss nicht zwingend Beschwerden machen, da die Brustwirbelsäule diese Haltung nicht selten ausgleicht und in eine stärkere Kyphose (Krümmung der Wirbelsäule nach hinten Richtung Rücken) kommt. Verursacht die Hohlkreuzhaltung jedoch Schmerzen, kannst du mit der Yin-Yoga-Praxis sehr schön gegenwirken, indem du dich auf die Vorbeugen fokussierst. Beim Yang Yoga ist hingegen die Kräftigung des Rückens wichtig. Im Yin Yoga geht man bewusst immer wieder in ein passives Hohlkreuz und auch in einen passiven Rundrücken, um zum einen die langen Faszienketten anzusprechen, und zum anderen, um die natürliche Flexibilität der Wirbelsäule zu fordern. Da die Yin-Yoga-Übungen stets mit Hilfsmitteln unterstützt und individuell angepasst werden können, kannst du diese Positionen sicher und bedenkenlos ausführen.

Aus ganzheitlicher Sicht steht eine Fehlhaltung in der Wirbelsäule für ein Sich-Verbiegen. Häufig möchten Betroffene es allen recht machen und ihnen fehlt die innere Aufrichtung.

Mögliche Reflexionsfragen sind:

Für wen oder was verbiege ich mich?
Was ist meine eigene Wahrheit?
Wie kann ich meine eigenen Bedürfnisse noch mehr ausleben?

In der TCM therapiert man bei einem Hohlkreuz die Niere, Leber, Gallenblase und eventuell die Milz für Muskel- und Sehnenkraft.

Bei Beschwerden durch ein Hohlkreuz kann eine Faszienübung mit zwei kleinen Bällen helfen. Stecke die Bälle in ein Netz oder in eine Socke, lege dich auf den Rücken und platziere die Bälle nacheinander so unter deiner Brust- und Lendenwirbelsäule, dass einer links und einer rechts davon liegt. Stütze nun deine Unterarme am Boden ab, setze die Füße auf und bewege dich ganz langsam auf den Bällen auf und ab. Wenn du weiche Bälle hast, kannst du die Ballrolle anschließend noch längs neben der Wirbelsäule positionieren und von rechts nach links rollen. Benutze die Bälle auch einzeln oder nimm sie etwas weiter auseinander, wenn du magst. Alternativ kannst du diese Übung im Stehen an der Wand ausführen.

Zusätzlich zur **Meridianmassage** (Seite 32 f.) empfehle ich dir diese **Yin-Yoga-Sequenz:**

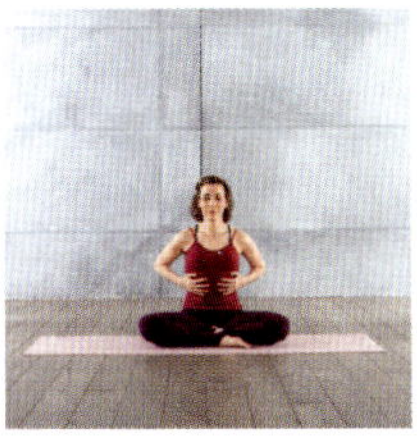
Vollatmung (Tipp: im Liegen mit aufgesetzten Füßen) (Seite 120)

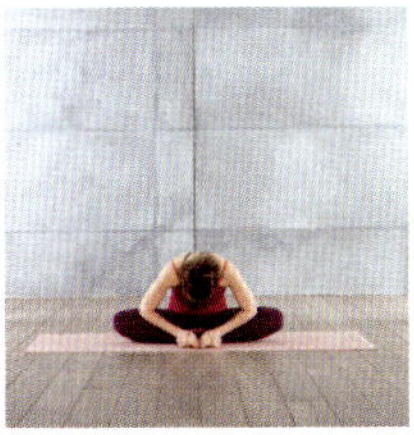
Schmetterling mit Akupressurpunkt (Seite 88 f.)

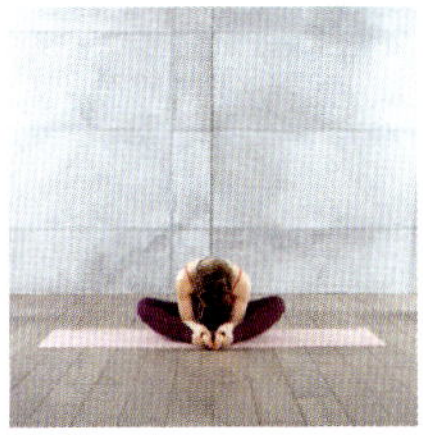
Schildkröte mit Akupressurpunkt (Seite 84)

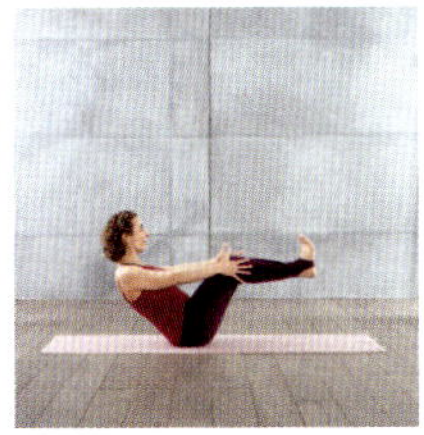
Boot (Seite 105)

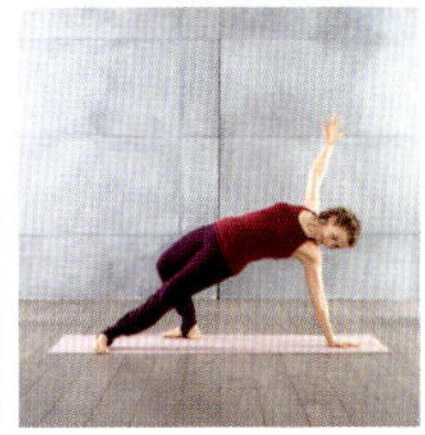
Dreibein (Seite 107)

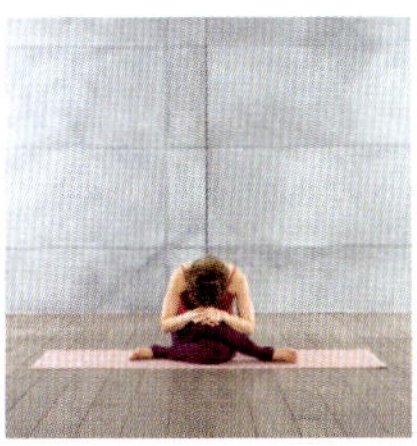
Schnürsenkel (Seite 90 f.)

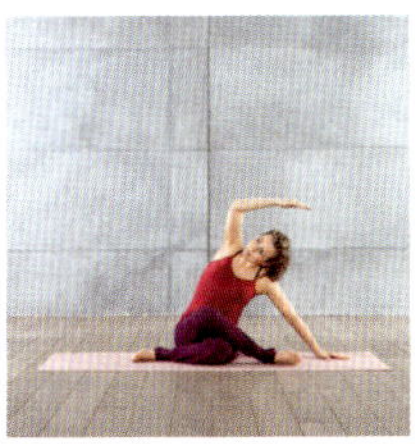
Schnürsenkel mit Seitbeuge (Seite 90 f.)

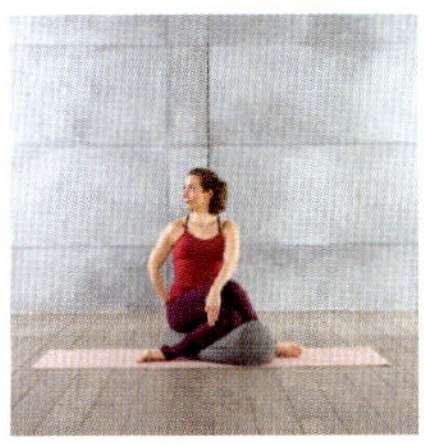
Schnürsenkel mit Drehung (Seite 90 f.)

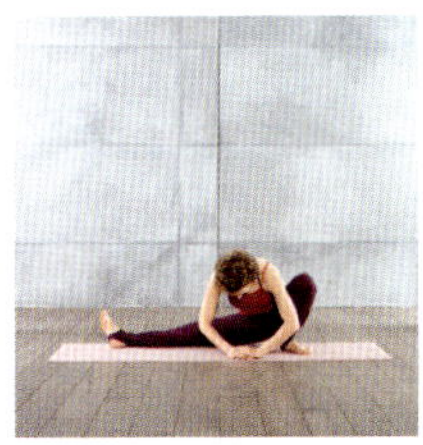
Kranich (Seite 62 f.)

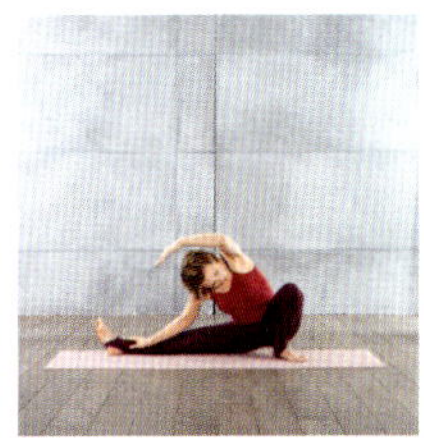
Kranich mit Seitbeuge (Seite 62 f.)

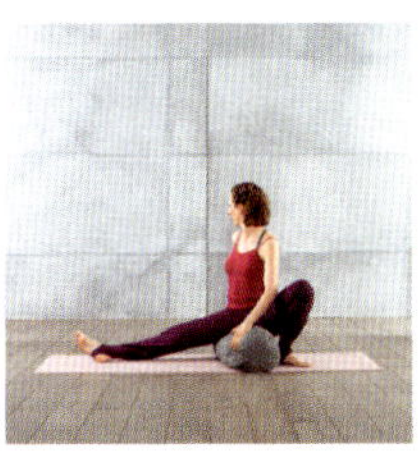
Kranich mit Drehung (Seite 62 f.)

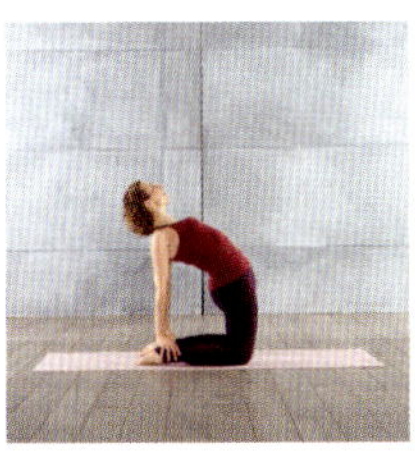
Kamel (Seite 111)

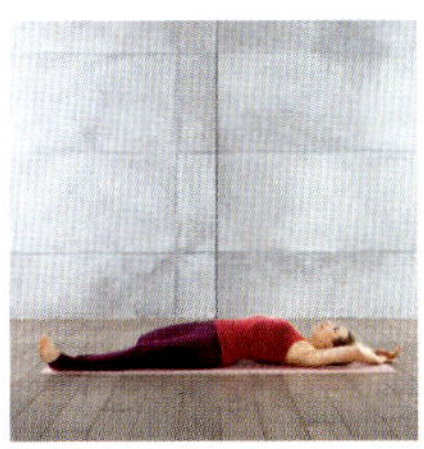
Halber Sattel (Seite 82 f.)

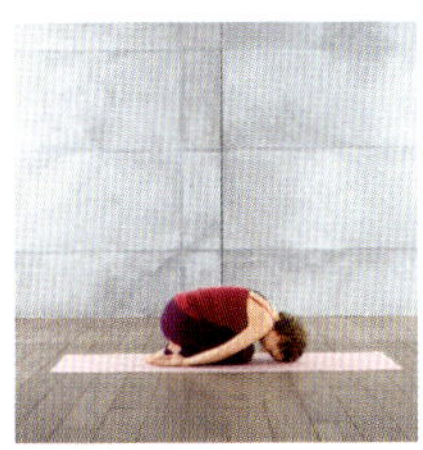
Kindshaltung (Seite 58)

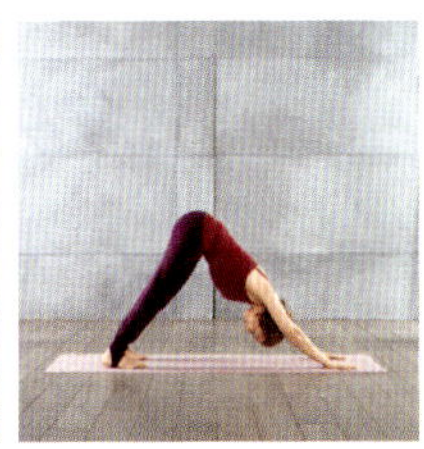
Herabschauender Hund (Seite 110)

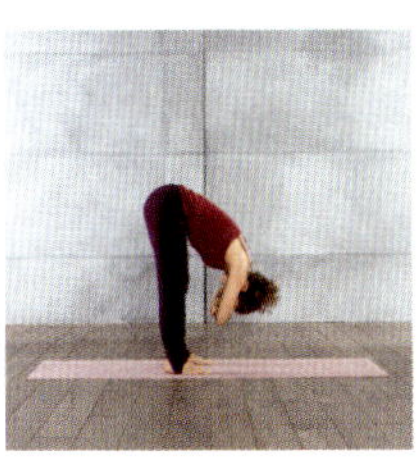
Stehende Vorbeuge (Seite 96 f.)

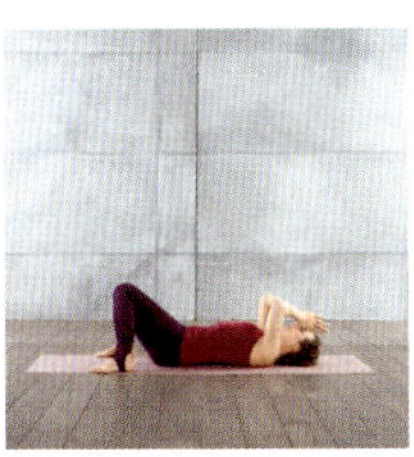
Entspannungspose (Seite 42)

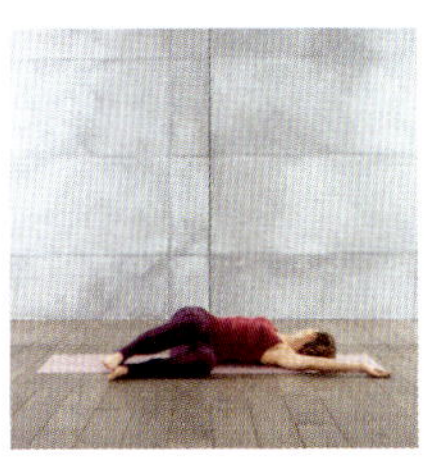
Korkenzieher (Seite 60 f.)

Stillemeditation (Seite 123)

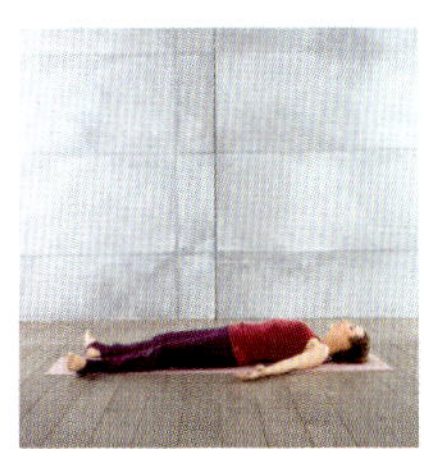
Entspannte Rückenlage (Seite 41)

Infektanfälligkeit

Von einer Infektanfälligkeit spricht man, wenn die Anzahl der auftretenden Infekte überdurchschnittlich hoch ist. Bei Erwachsenen gelten etwa vier Erkrankungen pro Jahr als normal, Kinder haben in der Regel öfter Infekte, da ihr Immunsystem auf zahlreiche Erreger noch nicht trainiert ist. Unterschiedliche Erreger können dabei auch ganz unterschiedliche Symptome hervorrufen, am häufigsten treten jedoch Virusinfekte auf, die Erkältungen oder Magen-Darm-Beschwerden nach sich ziehen. Die Ursachen für eine Infektanfälligkeit sind vielfältig: Neben einem Vitamin- und Mineralstoffmangel können auch Umweltbelastungen, dauerhafter negativer Stress, Entzündungen, Allergien, eine gestörte Darmflora, Schlafmangel, zu viele Genussgifte oder Stoffwechselerkrankungen dafür verantwortlich sein.

Bei Infektanfälligkeit empfiehlt sich eine vitamin- und nährstoffreiche Ernährung mit frischen und saisonalen Produkten. Zitrusfrüchte, Kiwis, Kohl und Paprika liefern reichlich Vitamin C, dunkelgrüne Gemüse wie Brokkoli, Wirsing, Spinat und (Wild-)Kräuter punkten mit einem hohen Anteil an Chlorophyll, einem weiteren wirksamen Antioxidans. Zudem enthalten Obst und Gemüse viele sekundäre Pflanzenstoffe, die antivirale und antibakterielle Eigenschaften haben. Daneben stärken Omega-3-Fettsäuren die Abwehr, die zum Beispiel in Leinöl stecken. Ebenfalls wichtig fürs Immunsystem: proteinreiche Lebensmittel wie Nüsse, Mandeln, Samen (besonders Hanf), Vollkornprodukte, Eier oder Hülsenfrüchte.

Aus ganzheitlicher Sicht steht die Infektanfälligkeit für eine Schwäche des Abwehrsystems – auf der körperlichen Ebene ebenso wie bei der Überschreitung der eigenen Grenzen. Es kann auch ein Gefühl des ständigen Gegen-etwas-Ankämpfens sein, ein Nicht-im-Fluss-Sein.

Mögliche Reflexionsfragen sind:

Was kostet mich unnötig viel Kraft in meinem Leben und wie kann ich es vermeiden?
Was fehlt mir, um mich wieder dem Fluss des Lebens anvertrauen zu können?
Wie kann ich mich besser abgrenzen gegen die Faktoren, die mir nicht guttun?

Aus Sicht der TCM behandelt man bei einer Schwäche des Abwehr-Chi die Funktionskreise Lunge/Dickdarm, Milz/Magen und Nieren/Blase. Um den allgemeinen Energiehaushalt zu harmonisieren und zu stabilisieren, können aber auch die Funktionskreise von Leber und Gallenblase sowie Herz und Dünndarm in die Sequenz mit einfließen.

Zusätzlich zur **Meridianmassage** (Seite 32 f.) empfehle ich dir diese **Yin-Yoga-Sequenz:**

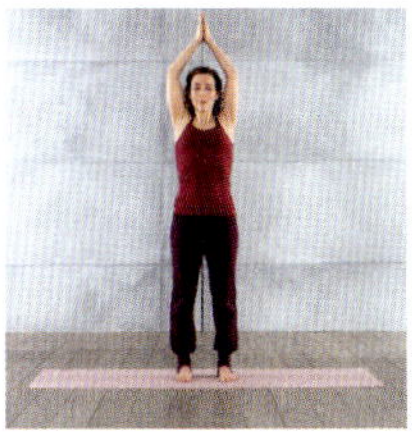
Energieatmung (Seite 118)

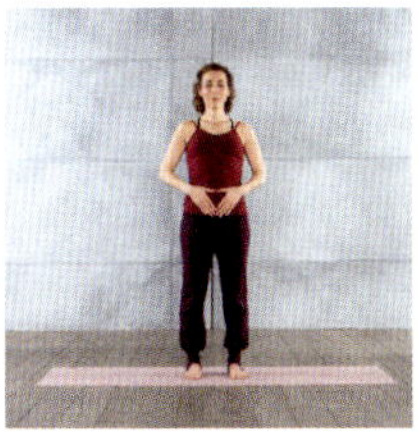
Energieatmung (Seite 118)

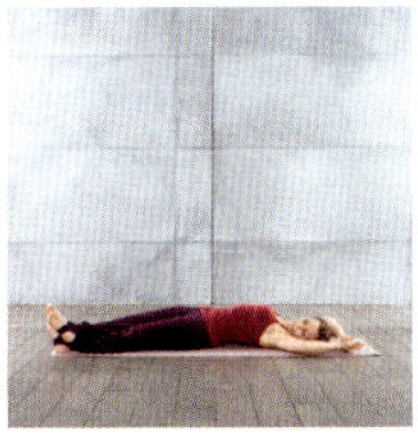
Liegender Halbmond (Seite 67)

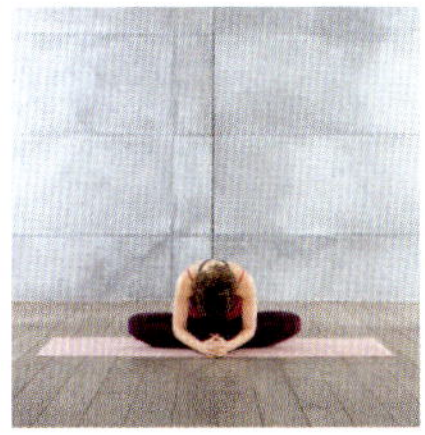
Schmetterling (Seite 88 f.)

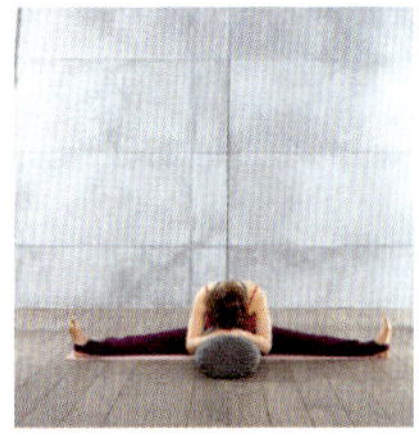
Libelle (Seite 64 f.)

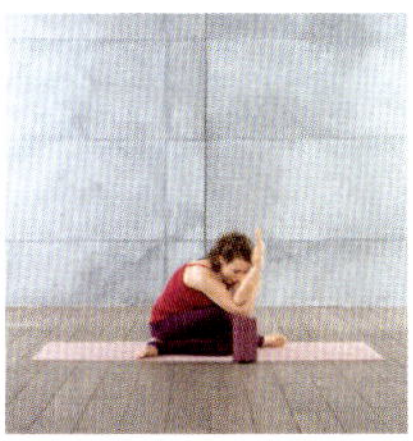
Schnürsenkel mit Schulterdehnung (Seite 90 f.)

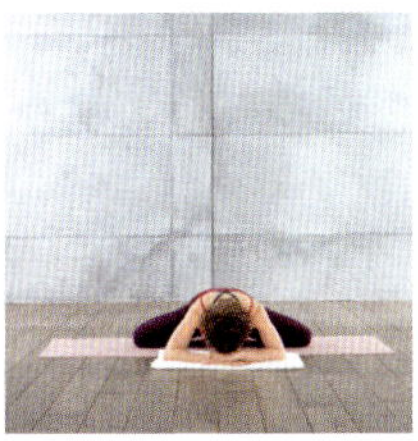
Frosch (Seite 48 f.)

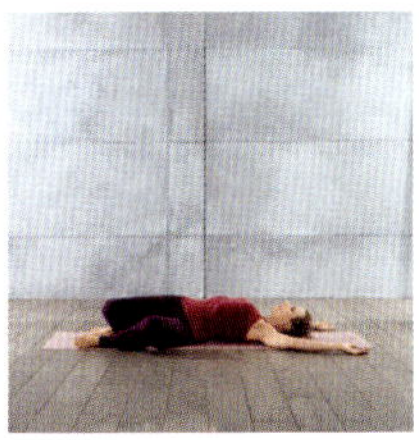
Dynamischer Scheibenwischer (Seite 108)

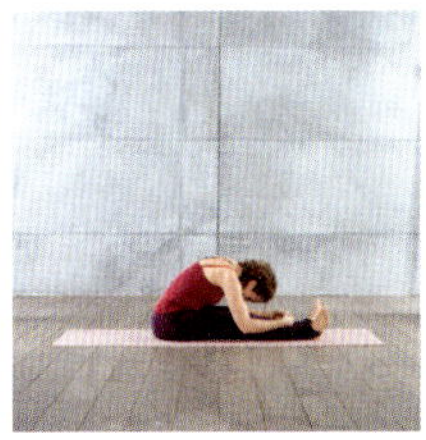
Raupe (Seite 78 f.)

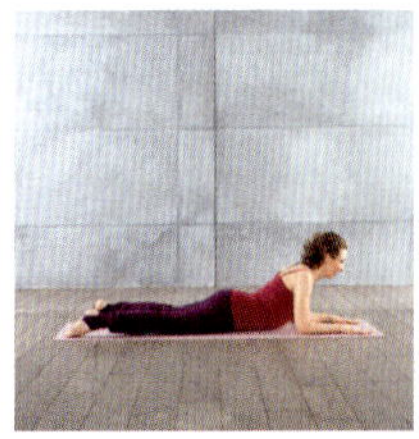
Sphinx (Seite 94 f.)

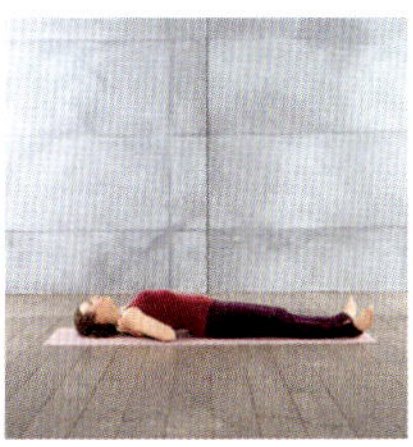
Verdrehte Arme (Seite 102)

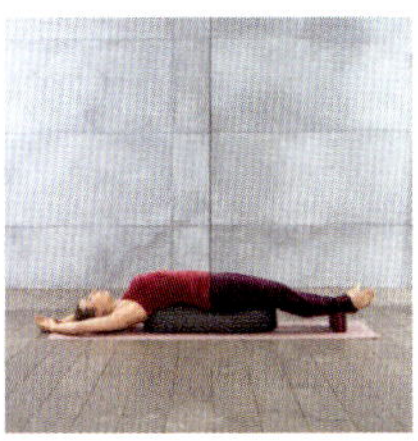
Gestützte Schulterbrücke (Seite 50)

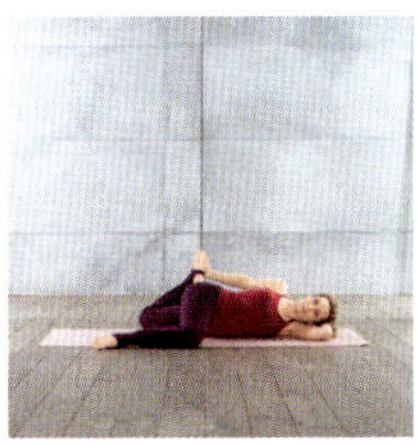
Liegende Katze (Seite 68)

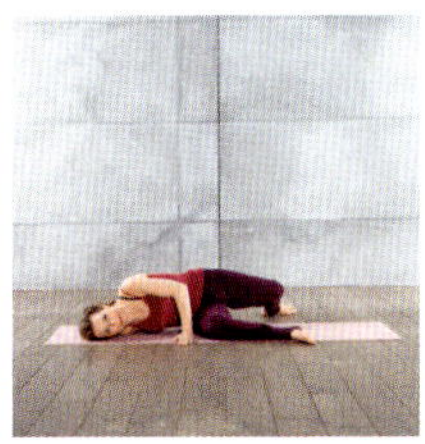
Offene Flügel (Seite 59)

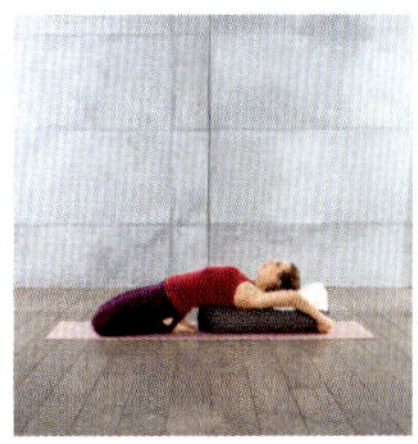
Sattel (Seite 82 f.)

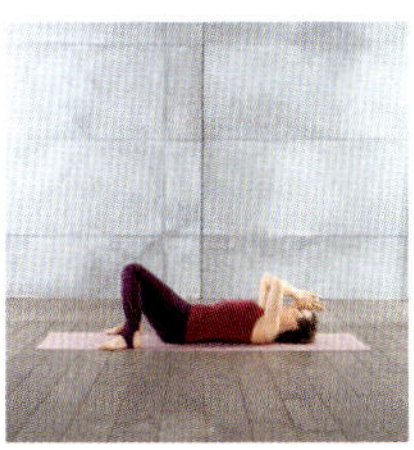
Entspannungspose (Seite 42)

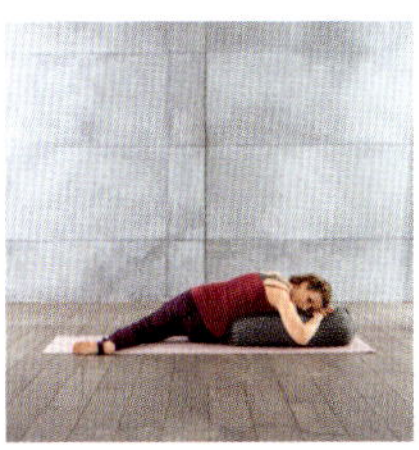
Sitzender Korkenzieher (Seite 93)

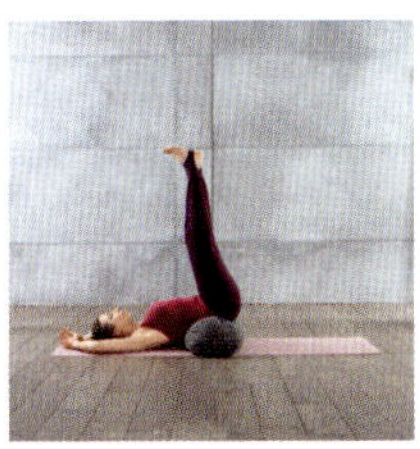
Gestützter Schulterstand (Seite 51)

Schutzmeditation (Seite 122)

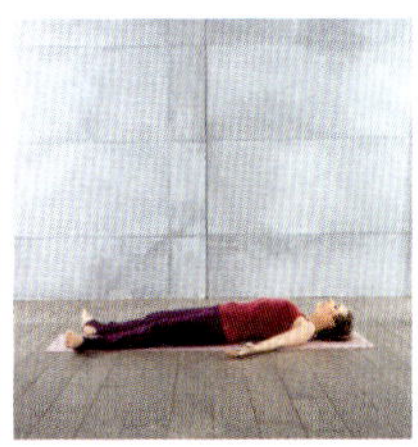
Entspannte Rückenlage (Seite 41)

Knieschmerzen

Knie können sehr schmerzanfällig sein, ganz besonders bei Sportlern oder bei älteren Menschen, bei denen die Gelenke unter Verschleiß leiden. Häufig stehen Knieschmerzen auch in Zusammenhang mit dem Iliotibialband, einer Faszie an der Außenseite des Beins, die verklebt oder zu stark gespannt sein kann und naturgemäß sehr fest ist, um die Hüftgelenke zu stabilisieren. Daher zielt die folgende Sequenz nicht nur auf die einschlägigen Meridiane ab, sondern dehnt in vielen Positionen auch das Iliotibialband. Zudem wirkt sich Yin Yoga generell positiv auf die Gelenke aus. Wenn dir die vorgeschlagene Sequenz zu schwierig ist – je nach Schweregrad der Schmerzen –, dann übe alternativ die Sequenz für Senioren (siehe Seite 134 f.), die einen Stuhl miteinbezieht und somit weniger Druck auf die Knie ausübt. Natürlich kannst du die Übungen auch einfach kürzer halten oder jederzeit mehr Hilfsmittel einsetzen, um einen eventuellen Druck(schmerz) im Bereich der Knie zu vermeiden.

Bei Knieschmerzen bietet sich wieder eine Ausrollübung für die Faszien an. Dafür benötigst du zwei weiche Bälle in einem Netz oder in einer Socke verpackt. Komme in einen Vierfüßlerstand und platziere die Ballrolle quer unter deinem rechten Knie. Halte zuerst nur den Druck und beginne dann, dein Knie vor und zurück zu bewegen. Nimm anschließend einen Ball aus der Rolle heraus, setze dich auf die Matte, winkle das rechte Bein an und lege den Ball in deine rechte Kniekehle. Ziehe den Unterschenkel nah zum Oberschenkel heran und massiere somit deine Kniekehle. Rolle das rechte Knie einige Minuten lang aus und wechsle dann die Seite.

Aus ganzheitlicher Sicht haben die Knie etwas mit Demut zu tun: Wir gehen in die Knie, wenn wir uns ergeben. Wir brauchen die Knie aber auch, um ausdauernd aufrecht laufen zu können, sie stehen also gleichermaßen für unseren Lebensweg.

Mögliche Reflexionsfragen sind:
Welche Umstände in meinem Leben zwingen mich in die Knie?
Begegne ich den Herausforderungen auf meinem Lebensweg mutig und mit Tatendrang?
Verfolge ich noch meinen Lebensweg und höre auf meine innere Stimme?

In der TCM behandelt man bei Knieschmerzen die Meridiane von Niere, Leber, Magen, Milz und Gallenblase.

Zusätzlich zur **Meridianmassage** (Seite 32 f.) empfehle ich dir diese **Yin-Yoga-Sequenz:**

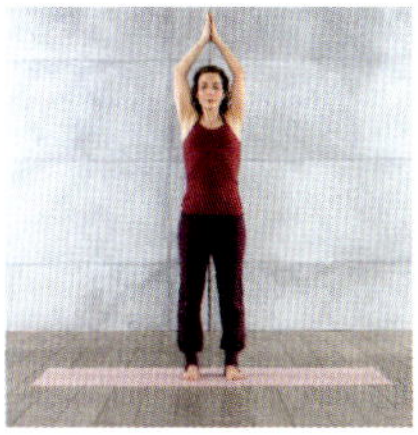
Energieatmung (Seite 118)

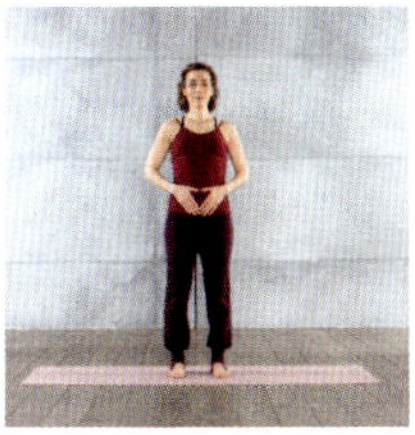
Energieatmung (Seite 118)

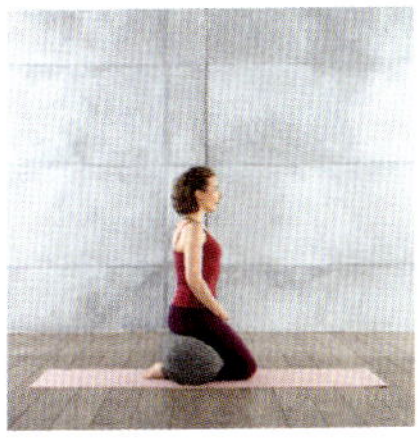
Fersensitz mit Yogarolle (Seite 46 f.)

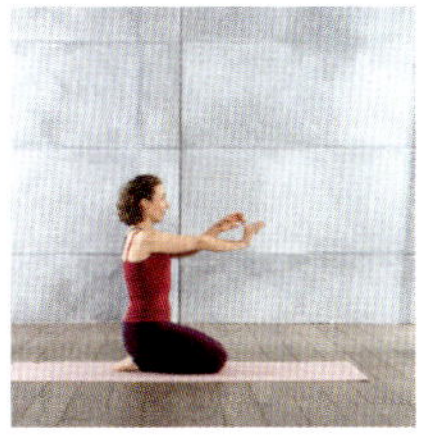
Fersensitz mit Fingerdehnung (Seite 46 f.)

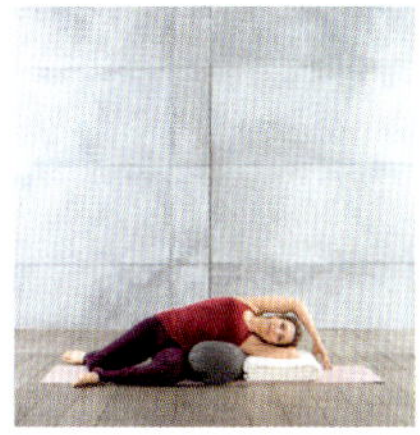
Liegende Banane (Seite 66)

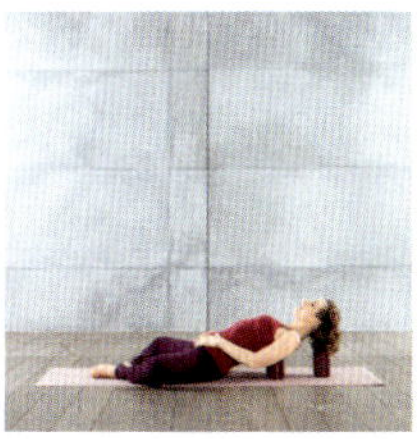
Liegender Schmetterling (Seite 69)

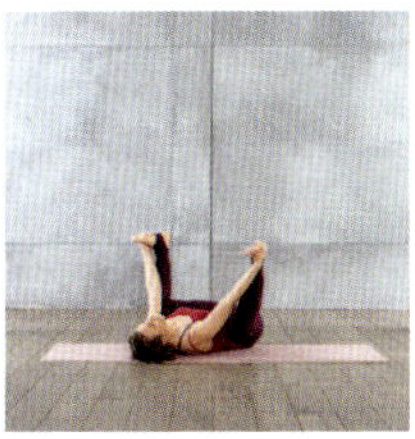
Glückliches Baby (Seite 52 f.)

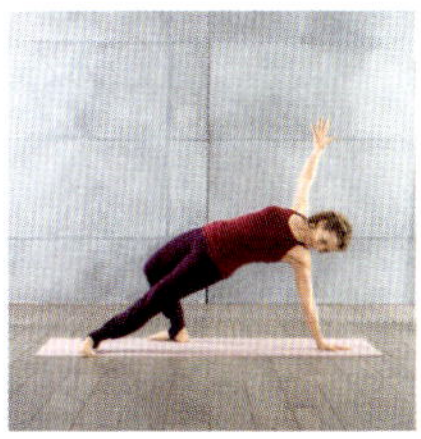
Dreibein (Seite 107)

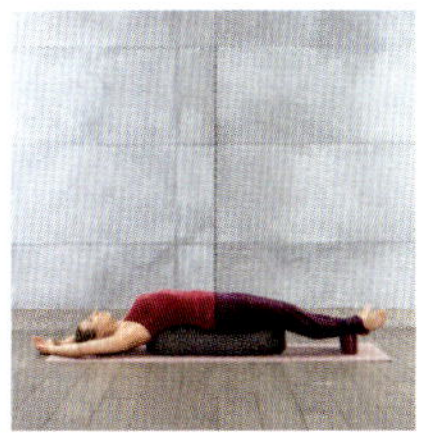
Gestützte Schulterbrücke (Seite 50)

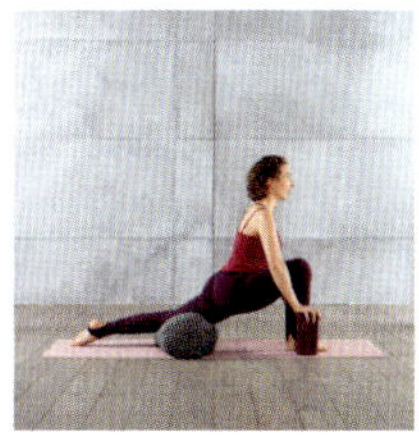
Drache mit Blöcken und Yogarolle (Seite 44 f.)

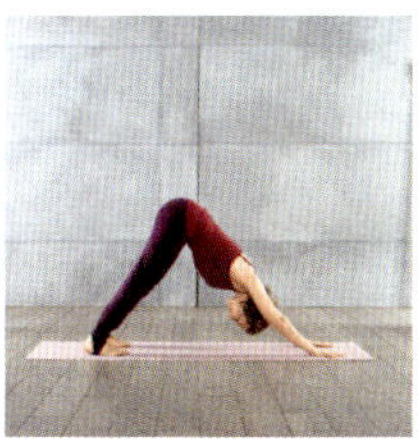
Herabschauender Hund (Seite 110)

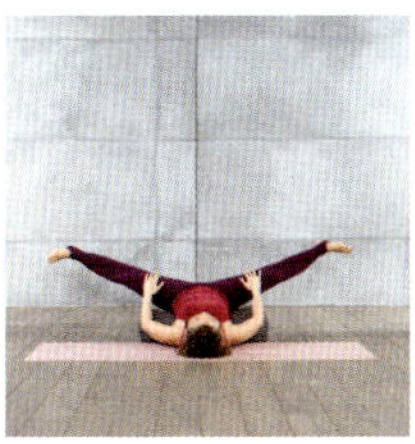
Libelle in Rückenlage (Seite 65)

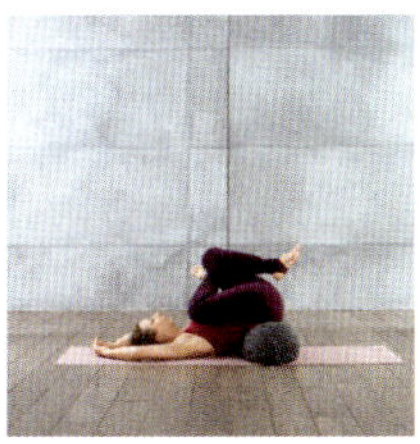
Nadelöhr (Seite 72 f.)

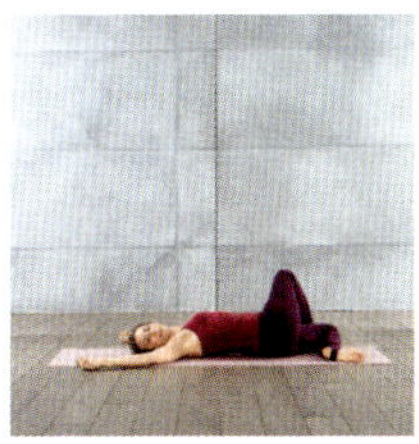
Nadelöhr mit Drehung (Seite 72 f.)

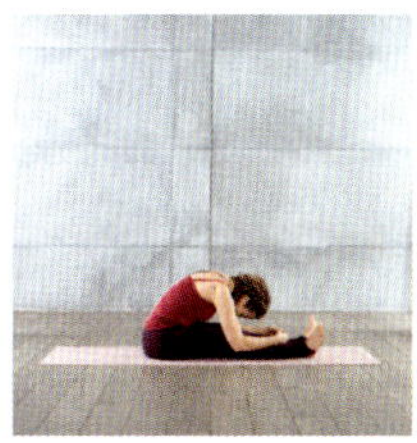
Raupe (Seite 78 f.)

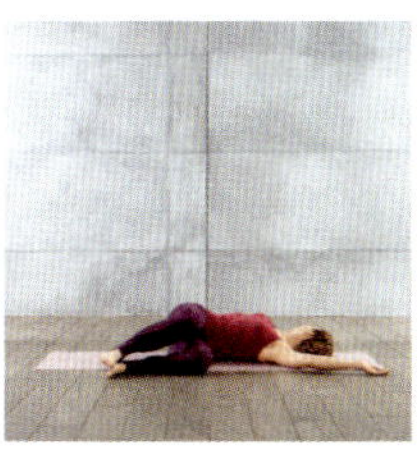
Korkenzieher (Seite 60 f.)

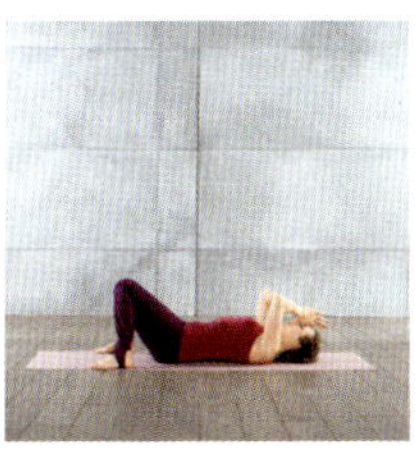
Entspannungspose (Seite 42)

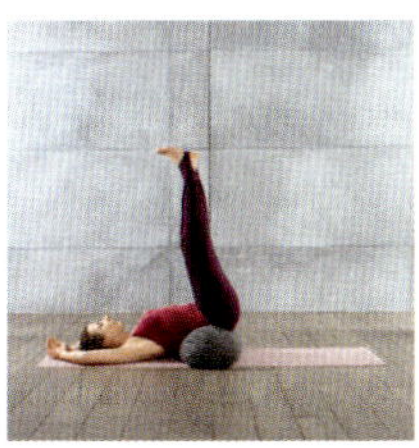
Gestützter Schulterstand (Seite 51)

Stillemeditation (Seite 123)

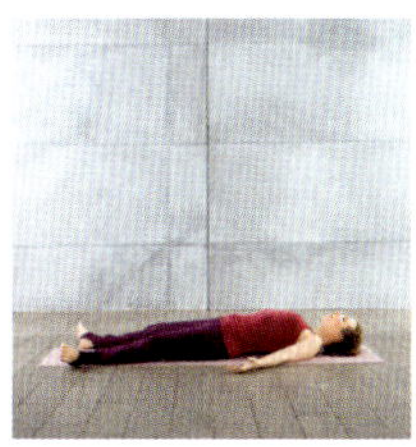
Entspannte Rückenlage (Seite 41)

Kopfschmerzen

Nach Rückenschmerzen sind Kopfschmerzen die zweithäufigste Schmerzform. Meist handelt es sich um Spannungskopfschmerzen, die aus Verspannungen im Schulter-Nacken-Bereich resultieren, oder Migräne. Bei akuten Spannungskopfschmerzen verschafft die Yin-Yoga-Praxis oft schnell Linderung, bei Migräne geht es vielmehr um eine regelmäßige Praxis, die den harmonischen Chi-Fluss fördert.

Wer häufig unter Kopfschmerzen leidet, dem hilft Magnesium, das entspannend und entkrampfend wirkt. Sehr gute Magnesiumlieferanten sind Amaranth, Hirse, Bananen, grünes Gemüse, Hafer, Hülsenfrüchte, Kartoffeln, Nüsse, Kerne und Samen, Kakao, Trockenfrüchte, Vollkornprodukte und Wildkräuter. Da Kopfschmerzen häufig auf einen Flüssigkeitsmangel zurückzuführen sind, ist Trinken oberstes Gebot: zwei bis drei Liter stilles Wasser täglich, gut ist zudem frischer Minztee. Ebenfalls bewährt: Kurkuma, ein altes Heilgewürz, das die Leber bei der Entgiftung unterstützt und so Entgiftungssymptomen wie Kopfschmerzen entgegenwirkt.

Aus ganzheitlicher Sicht stehen Kopfschmerzen häufig für Grübelei über emotionale Themen, die nicht ausgelebt oder gar unterdrückt werden. Nicht selten betrifft das eher kopflastige Menschen, die ein mangelndes Vertrauen zu ihrer Intuition haben.

Mögliche Reflexionsfragen sind:

Welche Emotionen in mir möchten mehr ausgelebt werden?
Wie kann ich noch mehr auf meine Intuition vertrauen?
Wie kann ich mich noch besser von gedanklichem Ballast befreien?

Aus der Sicht der TCM unterscheidet man zwischen Fülle- und Leere-Kopfschmerz. Bei Fülle ist der Schmerz eher scharf, berstend, pulsierend und eindeutig lokalisierbar – hier arbeitest du bei der Meridianmassage gegen den Meridianverlauf. Bei Leere ist es eher ein dumpfer und milderer Schmerz – dann massierst du im Meridianverlauf. Die Lokalisation des Schmerzes entscheidet darüber, welche Meridiane behandelt werden:

- Bei Schmerzen im Scheitelbereich: Leber, Blase, Lenkergefäß und Gallenblase
- Bei Schmerzen an den Schläfen: Dreifacher Erwärmer und Gallenblase
- Bei Schmerzen an der Stirn: Dickdarm, Magen, Lenkergefäß und Gallenblase
- Bei Schmerzen am Hinterkopf: Blase, Dünndarm, Gallenblase und Lenkergefäß

Zusätzlich zur **Meridianmassage** (Seite 32 f.) empfehle ich dir diese **Yin-Yoga-Sequenz:**

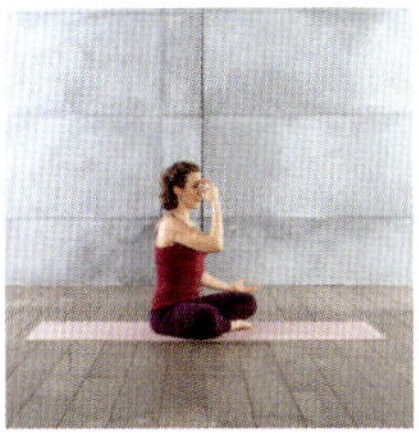

Wechselatmung (Seite 121)

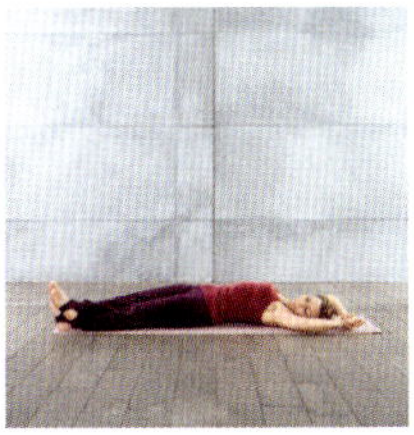

Liegender Halbmond (Seite 67)

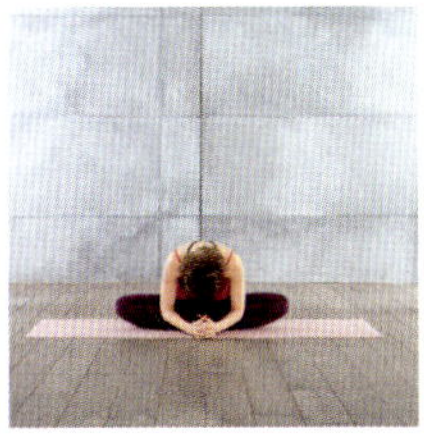

Schmetterling (Seite 88 f.)

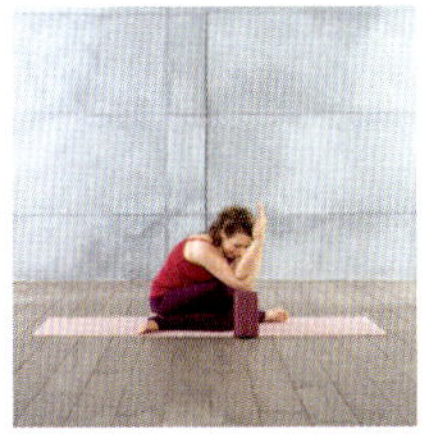

Schnürsenkel mit Schulterdehnung (Seite 90 f.)

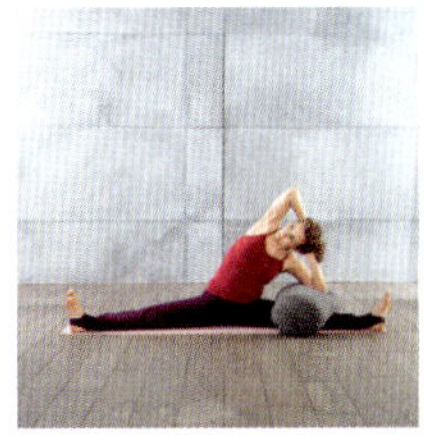

Libelle mit Seitbeuge (Seite 64 f.)

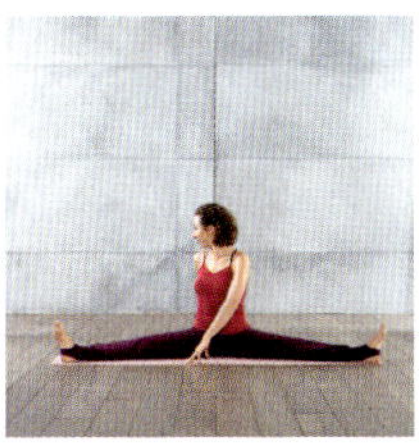

Libelle mit Drehung (Seite 64 f.)

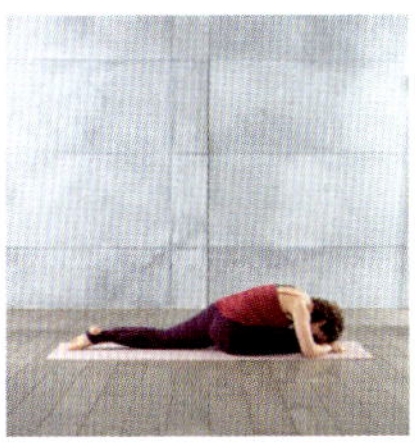

Schlafender Schwan (Seite 86 f.)

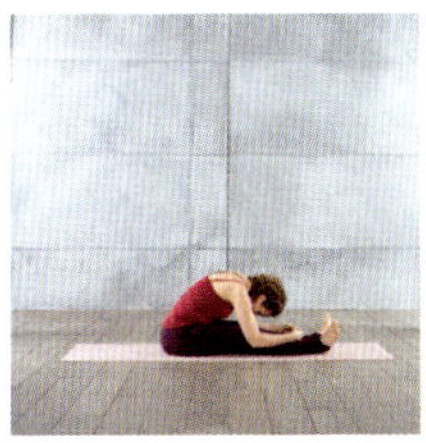

Raupe (Seite 78 f.)

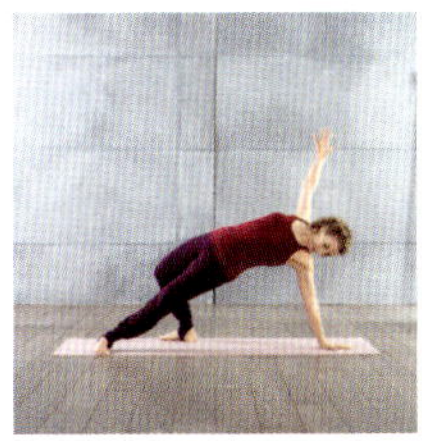

Dreibein (Seite 107)

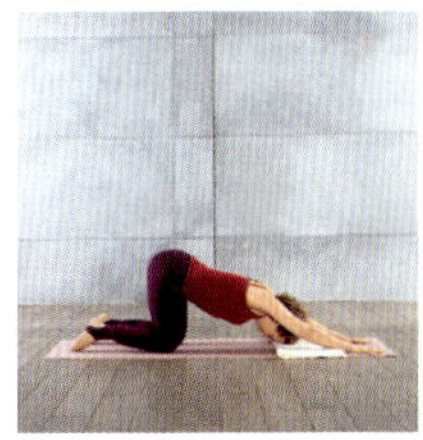

Öffnende Herz-stellung (Seite 75)

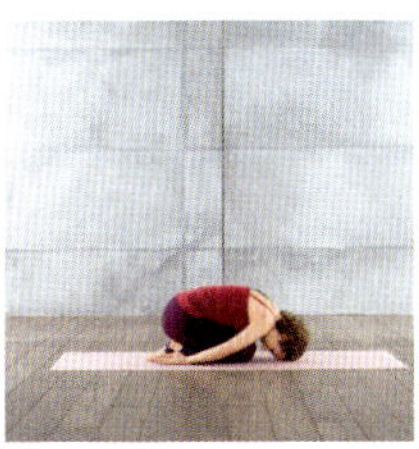

Kindshaltung (Seite 58)

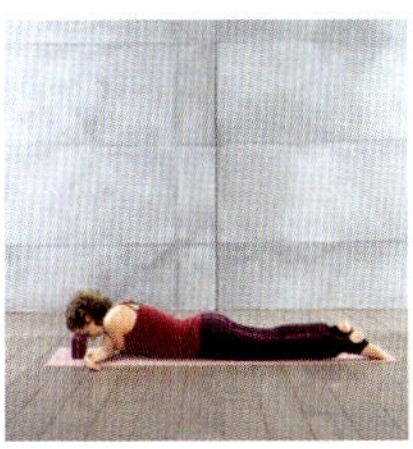

Umarmende Flügel (Seite 101)

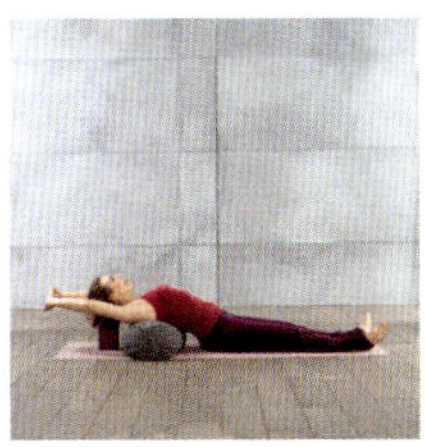

Fisch (Seite 43)

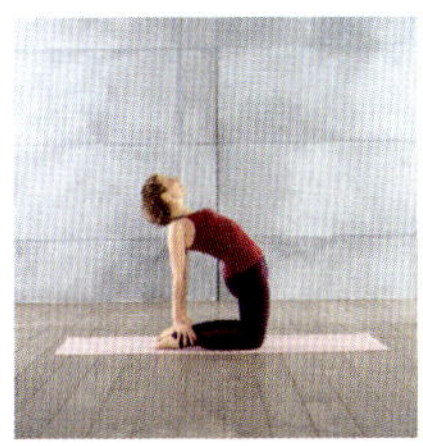

Kamel (Seite 111)

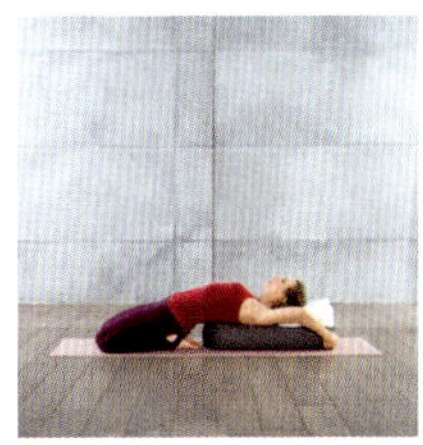

Sattel (Seite 82 f.)

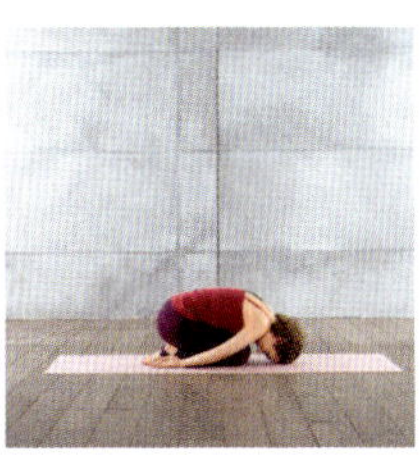

Kindshaltung (Seite 58)

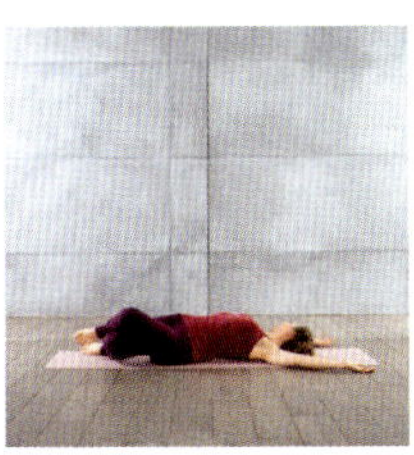

Verdrehte Wurzeln (Seite 103)

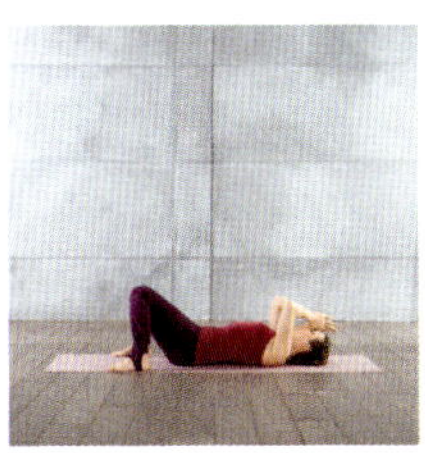

Entspannungspose (Seite 42)

Atemmeditation (Seite 123)

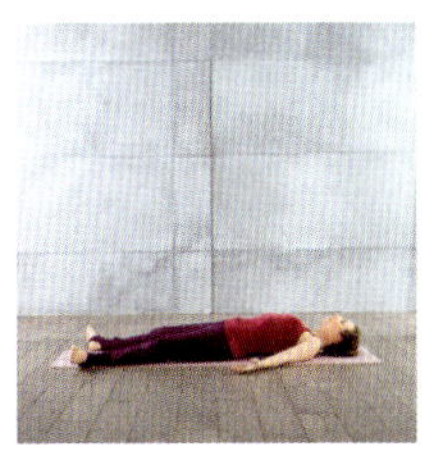

Entspannte Rücken-lage (Seite 41)

Menstruationsbeschwerden und PMS

Menstruationsbeschwerden treten entweder vor oder während der Menstruation auf und können sehr belastend sein. Am häufigsten handelt es sich dabei um Regelschmerzen oder das prämenstruelle Syndrom (PMS). Regelschmerzen entstehen durch die Muskelkontraktionen der Gebärmutter, die sich zusammenziehen muss, um die Gebärmutterschleimhaut abstoßen zu können. PMS-Symptome sind wiederum sehr vielfältig – sie reichen von Wasseransammlungen im Körper und Spannungsgefühlen in den Brüsten über Hautveränderungen, Krämpfe im Unterbauch und Verdauungsstörungen bis hin zu großer Müdigkeit oder Reizbarkeit. Das PMS tritt bis zu zwei Wochen vor der Menstruation auf und endet mit Einsetzen der Blutung. Viele Frauen fühlen sich in dieser Zeit auch in ihrer persönlichen Freiheit eingeschränkt, da sie gerade bei einer starken Blutung immer eine Toilette in der Nähe haben wollen, um Tampons oder Binden wechseln zu können. Eine tolle Möglichkeit, die mehr Unabhängigkeit schenkt, sind Menstruationstassen. Sie werden aus medizinischem Silikon gefertigt und sind in verschiedenen Größen und Härtegraden erhältlich, sodass jede Frau ein für ihre individuellen Bedürfnisse passendes Modell auswählen kann. Dabei fangen die Tassen viel mehr Blut auf als andere Monatshygieneprodukte und sind daneben sehr langlebig, was eine große Menge an Müll spart. Viele Frauen mit einer starken Blutung können durch den Einsatz von Menstruationstassen sogar wieder ruhige und trockene Nächte erleben, in denen sie nicht mehr aufstehen müssen, um den Schutz zu wechseln.

Aus ganzheitlicher Sicht stehen Menstruationsbeschwerden in Zusammenhang mit einer mangelnden Annahme der eigenen Weiblichkeit, möglicherweise aber auch mit Wut und Schuldgefühlen. Die Zeit der Menstruation wird als ein Reinigungsritual angesehen und in den ersten Tagen darf sich die Frau gern mehr Ruhe und Erholung gönnen. Für Mütter sollte es selbstverständlich sein, ihren Töchtern vorzuleben, dass die Menstruation ein natürlicher Vorgang ist, dem man nicht mit negativen Gefühlen begegnen muss. So lernen junge Mädchen einen selbstverständlicheren Umgang mit ihrer Weiblichkeit und dies wirkt sich in der weiteren Entwicklung und den folgenden Jahren der Fruchtbarkeit zumeist sehr positiv aus. Man konnte beobachten, dass Frauen, die der Menstruation ablehnend gegenüberstehen, deutlicher und häufiger unter Regelbeschwerden leiden und auch die Wechseljahre als eine schwierigere Zeit mit stärkeren Symptomen erleben. In manchen Ländern bekommen die Frauen während ihrer Menstruation die »Erlaubnis«, sich bewusst zurückzuziehen, um den Körper in seiner Reinigung zu unterstützen und sich eine Pause zu gönnen. Solche Rituale verändern natürlich die Sicht auf diesen Prozess und lenken ihn in eine positive Richtung – statt sich dessen zu schämen, wie es in der westlichen Welt leider immer noch oft der Fall ist.

Mögliche Reflexionsfragen sind:
Kann ich mein Wesen als Frau und die weiblichen Energien ganz annehmen?
Bin ich glücklich mit dem Weg, den ich gewählt habe?
Setze ich meine eigene Kreativität um oder verbiege ich mich für andere?
Wie kann ich mich dem Fluss des Lebens noch besser anvertrauen?

Die TCM unterscheidet hier zwischen verschiedenen Beschwerdebildern und therapiert demnach:

- Bei Schmerzen kurz vor und zu Beginn der Menstruation: Leber, Milz und Magen
- Bei Schmerzen am Ende der Menstruation: Konzeptionsgefäß, Milz, Magen und Leber
- Bei Brustspannen: Dreifachen Erwärmer, Magen, Leber, Gallenblase und bei emotionalen Belastungen, die Druckgefühle in der Brust verursachen, zusätzlich den Herzbeutel
- Bei Stimmungsschwankungen, Frustrationsgefühlen, depressiven Verstimmungen und Reizbarkeit: Leber, Dickdarm, Blase und Herzbeutel

Bei Menstruationsbeschwerden und PMS sprechen Betroffene ebenso wie bei Kopfschmerzen gut auf eine magnesiumreiche Ernährung an – insofern gelten hier die gleichen Empfehlungen: Amaranth, Hirse, Bananen, grünes Gemüse, Hafer, Hülsenfrüchte, Kartoffeln, Nüsse, Kerne, Samen, Kakao, Vollkornprodukte, Trockenfrüchte und Wildkräuter sichern eine gute Magnesiumversorgung. Während Magnesium entspannt und entkrampft, kann auch ein Plus an Kalzium Beschwerden lindern – Kalzium reguliert unter anderem die Erregbarkeit der Muskel- und Nervenzellen. Viel Kalzium steckt etwa in Algen, Brennnesseln, Brokkoli, Fenchel, Grünkohl, Wirsing, Löwenzahn, Nüssen und Kernen (besonders in Mandeln), Samen (besonders in Mohn und Sesam), Eiern und Milchprodukten. Wichtig zu wissen: Verschiedene Stoffe wie Phosphate (zum Beispiel in Schmelzkäse, Colagetränken und Wurstwaren), Oxalsäure (zum Beispiel in Spinat, Roter Bete, Rhabarber und Schokolade) oder Ballaststoffe hemmen die Kalziumaufnahme beziehungsweise binden Kalzium und sollten daher nicht zusammen mit kalziumreichen Lebensmitteln im Magen landen. Daneben fördern Salz oder zu viel Kaffee die Kalziumausscheidung. Zudem weisen Studien darauf hin, dass auch Milchprodukte keine optimalen Kalziumspender sind: Sie enthalten zwar relativ große Mengen des wichtigen Mineralstoffs, jedoch soll dieser aufgrund des Phosphat- und Eiweißgehalts der Milch nicht optimal verwertet werden können.

Zusätzlich zur **Meridianmassage** (Seite 32 f.) empfehle ich dir diese **Yin-Yoga-Sequenz:**

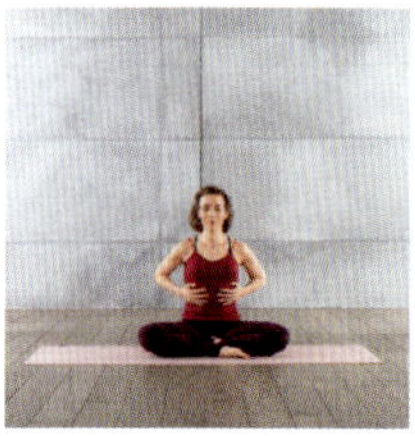

Vollatmung (Tipp: im Liegen mit Händen auf dem Bauch) (Seite 120)

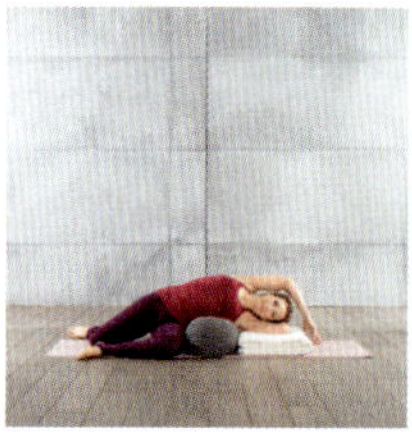

Liegende Banane (Seite 66)

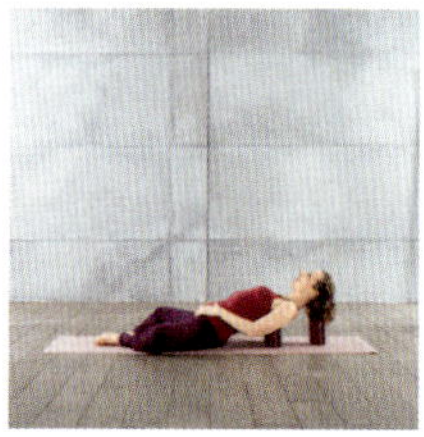

Liegender Schmetterling (Seite 69)

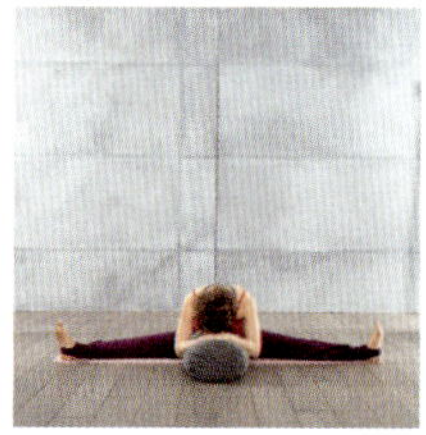

Libelle (Seite 64 f.)

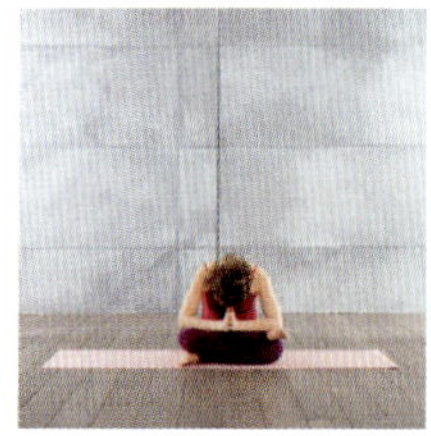

Quadrat (Seite 76 f.)

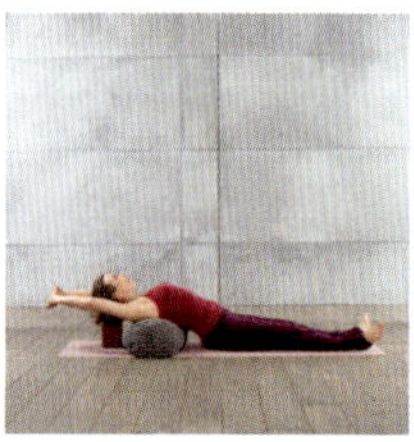

Fisch (Seite 43)

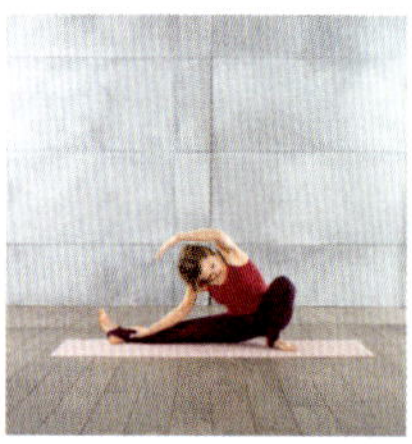

Kranich mit Seitbeuge (Seite 62 f.)

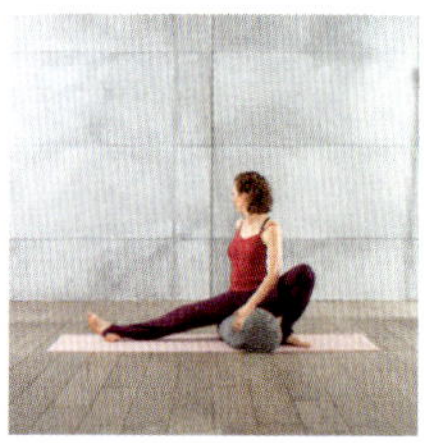

Kranich mit Drehung (Seite 62 f.)

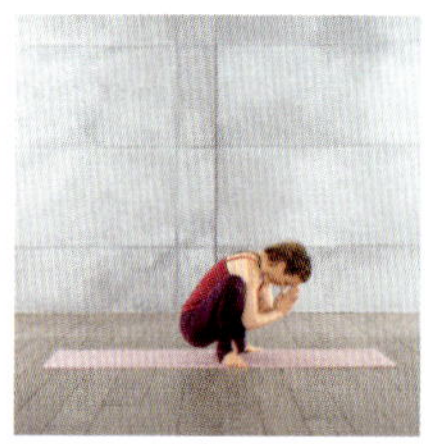

Hocke (Seite 57)

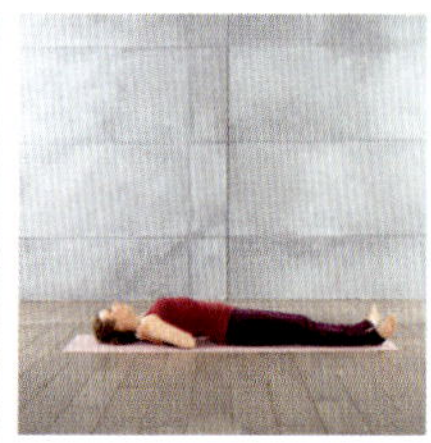

Verdrehte Arme (Seite 102)

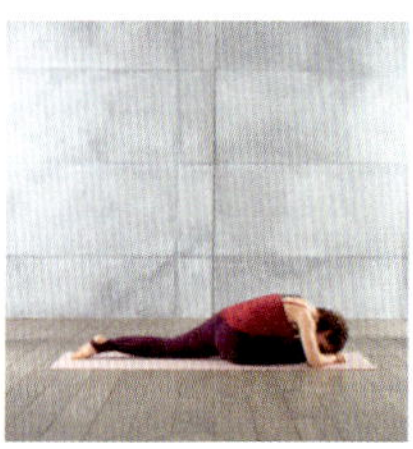

Schlafender Schwan (Seite 86 f.)

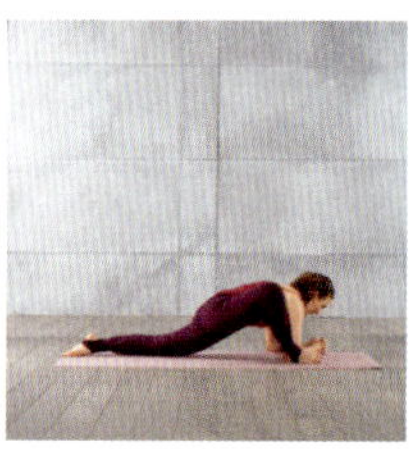

Drache (Seite 44 f.)

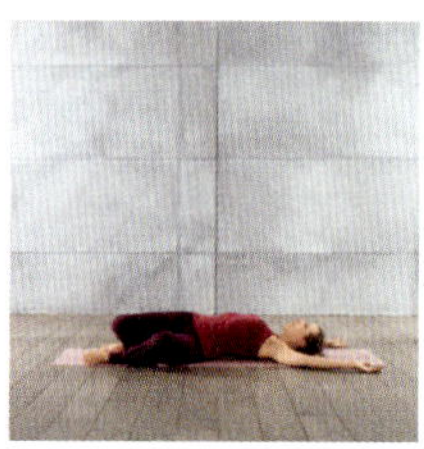

Dynamischer Scheibenwischer (Seite 108)

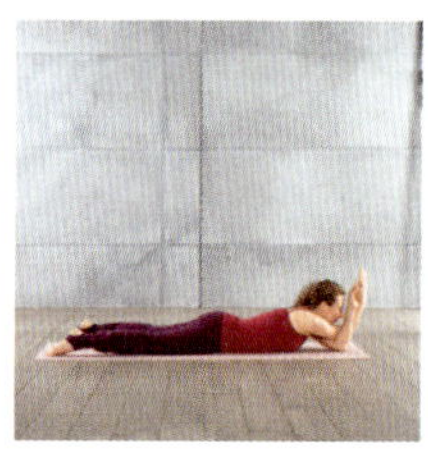

Sphinx mit Schulterdehnung (Seite 94 f.)

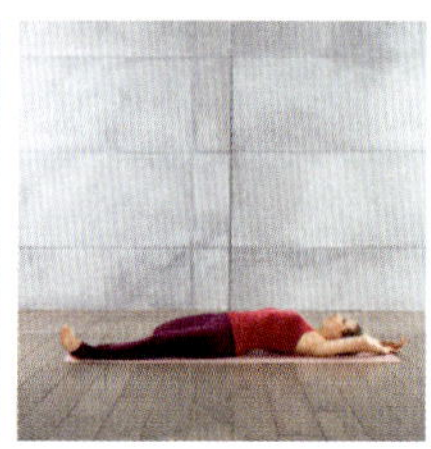

Halber Sattel (Seite 82 f.)

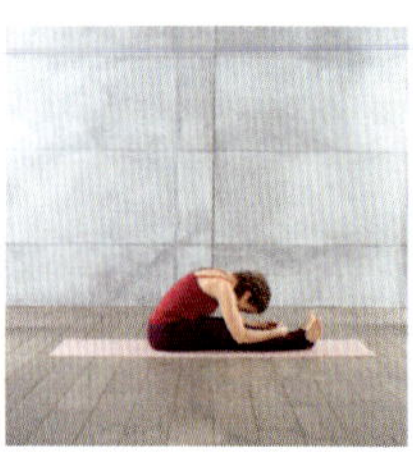

Raupe (Seite 78 f.)

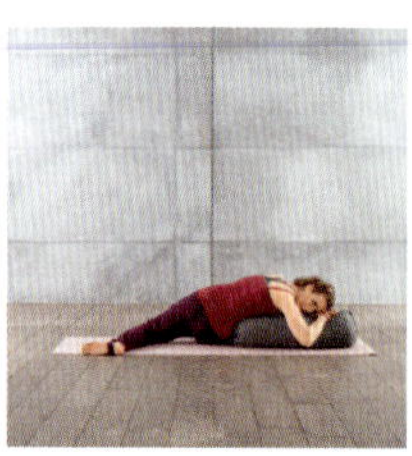

Sitzender Korkenzieher (Seite 93)

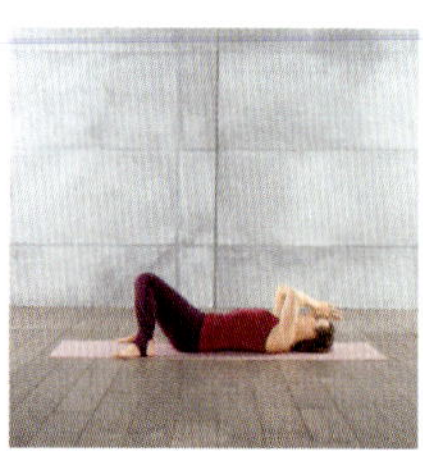

Entspannungspose (Seite 42)

Atemmeditation (Seite 123)

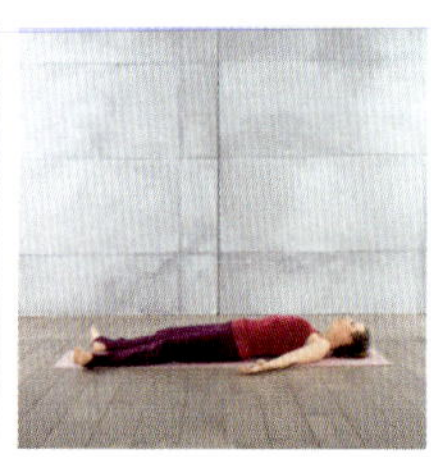

Entspannte Rückenlage (Seite 41)

Beschwerden in der Schwangerschaft

Die Schwangerschaft ist eine sehr intensive Zeit, in der es gilt, liebevoll für sich und damit auch für das heranwachsende Baby zu sorgen. Da der Körper der werdenden Mutter wirklich Unglaubliches leistet, sollten es sich Schwangere zur Priorität machen, jetzt auch mal Nein zu sagen – ganz besonders in Bezug auf Energie raubende Dinge und Menschen. Das hat einen unmittelbaren Effekt auf das Baby und auch auf die Geburt. Bei meiner ersten Schwangerschaft hatte ich noch keine Erfahrung mit Yoga, war noch sehr im Yang verhaftet und habe mir nur wenig Zeit für mich selbst genommen. Das hat sich sowohl in der Schwangerschaft wie auch in der Geburt widergespiegelt. Ich hatte schon sehr früh vorzeitige Wehen, musste Wehenhemmer nehmen und hatte eine Geburt, die sich über 39 Stunden hingezogen hat. Bei der zweiten Schwangerschaft, in der ich schon mit Yoga vertraut war, verlief alles ganz anders. Obwohl mein Körper wieder sehr früh mit Wehen reagiert hat, konnte ich durch meine Yogapraxis gegenlenken und habe keine Medikamente benötigt. Und es wurde eine sehr schöne Geburt, die nur wenige Stunden dauerte. Viele meiner schwangeren Kursteilnehmerinnen berichteten mir später auch, dass ihre Babys sehr ausgeglichen waren und nur wenig geweint haben. Da Yin Yoga eher die weibliche Seite in uns betont, passt es hervorragend zu diesem Lebensabschnitt. Wenn du ein paar Grundsätze befolgst, spricht nichts gegen eine regelmäßige Yin-Yoga-Praxis in der Schwangerschaft.

Schwangere sollten immer nur sanft dehnen und den Bauchbereich nicht so intensiv miteinbeziehen – dabei helfen Hilfsmittel wie Yogarollen, Decken und Kissen. In der Schwangerschaft sorgt das Hormon Relaxin dafür, dass der Körper der Frau zunehmend weicher wird, der Muskeltonus nimmt etwas ab und die Bänder geben nach. Deshalb sind viele Frauen jetzt auch beweglicher als sonst. Dennoch besteht ein Verletzungsrisiko, wenn Dehnungen zu intensiv ausgeführt werden. Teste auch die Haltezeiten individuell aus, eine kürzere Haltezeit ist meist angebrachter.

Vorsicht ist ebenfalls bei Drehungen geboten, sie sollten nur zur offenen Seite hin beziehungsweise in der Brustwirbelsäule ausgeführt werden. Zudem ist es nicht empfehlenswert, länger auf dem Rücken zu liegen, wenn der Bauch mit fortschreitender Schwangerschaft zu groß und sein Gewicht zu schwer wird. Die Rückenlage verursacht dann möglicherweise zu viel Druck auf die Hohlvene (Vena cava), die das Blut zum Herzen zurückführt. Angenehmer ist oft die Seitlage auf der linken Körperseite. Allerdings gibt es keine allgemeingültige Regel für alle. Als Schwangere solltest du einfach jederzeit achtsam nach innen spüren und beobachten, welche Positionen guttun und welche nicht. Schenke deinem inneren Yogalehrer dein volles Vertrauen und respektiere die Signale deines Körpers. Wenn es dir gut geht, dann geht es auch deinem Baby gut.

Während der Schwangerschaft kann es zu Beschwerden wie Erbrechen, starker Müdigkeit, übermäßiger Gewichtszunahme oder Schwangerschaftsdiabetes kommen. In den meisten Fällen ist die Hormonumstellung der Grund für mögliche Veränderungen. **Aus ganzheitlicher Sicht** sollte sich eine werdende Mutter aber auch bewusst machen, welche Veränderungen auf sie zukommen und ob sie sie innerlich bereits akzeptiert hat oder über die Körpersymptome noch dagegen rebelliert.

Mögliche Reflexionsfragen sind:
Bin ich bereit für meine neue Rolle als Mutter? Wie stehe ich zum Vater des Kindes?
Was möchte ich anders machen als meine eigenen Eltern?
Welche Aspekte müssen in der Beziehung zu meiner Mutter noch geheilt werden?

Die TCM therapiert in der Zeit der Schwangerschaft besonders Niere, Herz und Uterus mit den Verbindungen zu den acht außerordentlichen Gefäßen (siehe Seite 18), Leber, Magen und Milz. Die Niere speichert die vorgeburtliche Essenz und liefert die stoffliche Grundlage für die Bildung und Reifung der Keimzellen und die Bildung des Menstruationsbluts. Sie steuert mit dem Herz den Beginn, den Verlauf und das Ende der Fruchtbarkeit. Das Herz beherbergt den Geist (chinesisch *Shen)*, kontrolliert die acht außerordentlichen Gefäße und die Blutzirkulation. Es fördert den Eisprung sowie die spätere Freisetzung des Menstruationsbluts. Der Uterus reguliert zusammen mit den Eierstöcken, Eileitern und dem Gebärmutterhals die Empfängnis, Schwangerschaft, Geburt und Menstruation.

Die Ernährung spielt für werdende Mütter eine besonders große Rolle. Die Idee, für zwei essen zu müssen, bezieht sich jedoch weniger auf die Größe der Portionen als vielmehr auf den Gehalt der Nahrungsmittel. In der Schwangerschaft läuft der Körper auf Hochtouren und braucht genügend hochwertige Nährstoffe, um Mutter und Baby ausreichend mit Energie zu versorgen. Wichtig sind vor allem Eisen, Jod und Folsäure, die sich in Amaranth, Quinoa, Pumpernickel, Hafer, Hirse, Datteln, getrockneten Aprikosen und Feigen (bitte ungeschwefelt), Sesam, Nüssen, Algen, grünem Blattgemüse, Brokkoli, Wildkräutern, Basilikum, Petersilie, Rosinen, Bananen, Orangen, dunklen Beeren, Hefeflocken, Roter Bete, Kartoffeln und Hülsenfrüchten finden. Da schwangere Frauen sensibler reagieren, geben die allseits bekannten plötzlichen Gelüste oft schon einen Hinweis, ob dem Körper ein bestimmter Nährstoff fehlt.

Die folgende **Yin-Yoga-Sequenz** ist eine Option, um diese Meridiane anzusprechen. Entscheide aber bitte selbst und variiere, falls dir manche Positionen nicht guttun sollten.

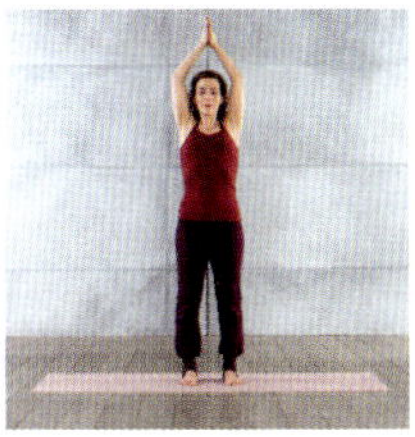

Energieatmung (Seite 118)

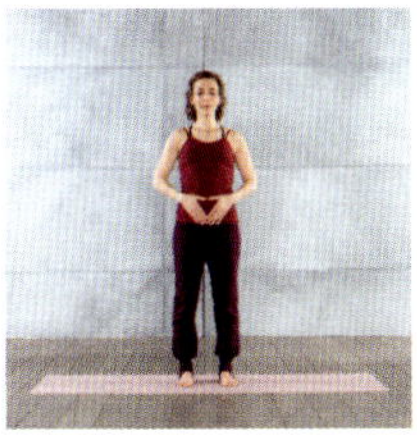

Energieatmung (Seite 118)

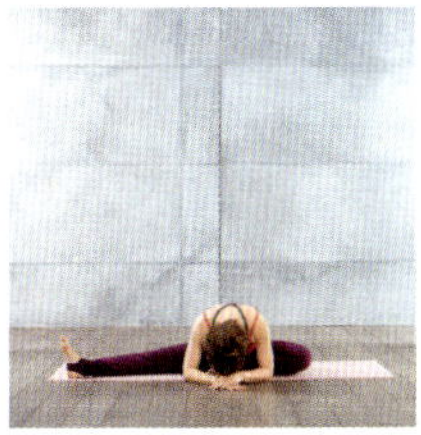

Halbe Libelle (Seite 64 f.)

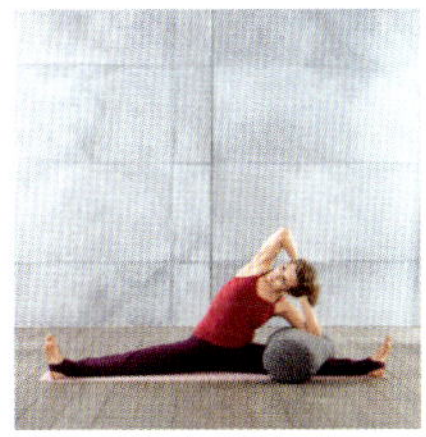

Libelle mit Seitbeuge (Seite 64 f.)

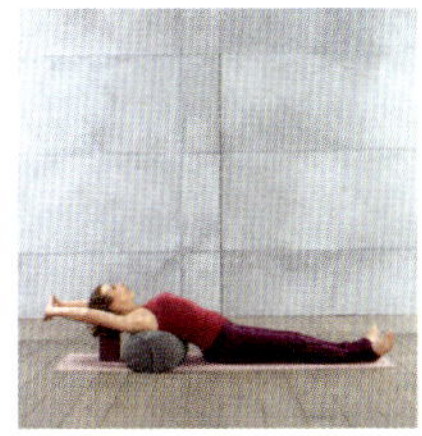

Fisch (Seite 43)

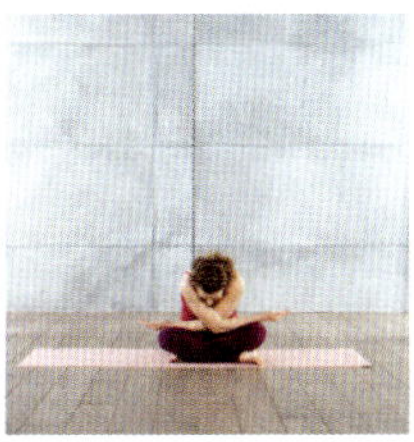

Schneidersitz mit Arm- und Schulterdehnung (Seite 85)

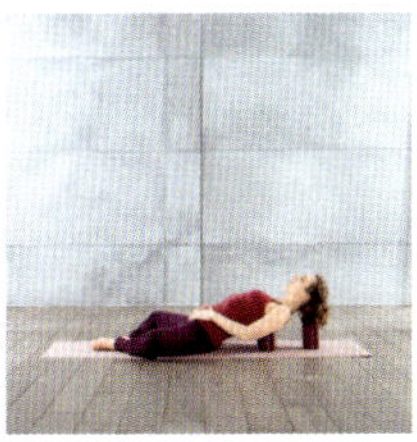

Liegender Schmetterling (Seite 69)

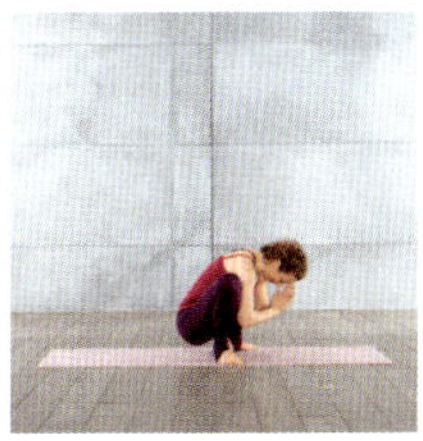

Hocke (Seite 57)

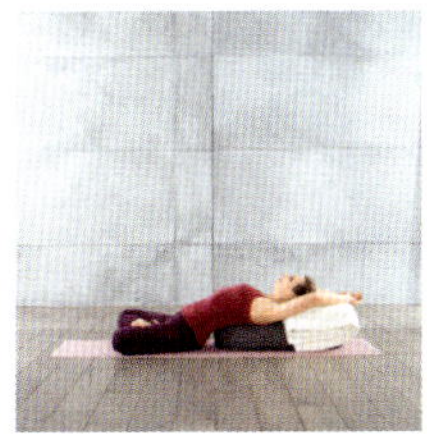

Halber liegender Lotus (Seite 56)

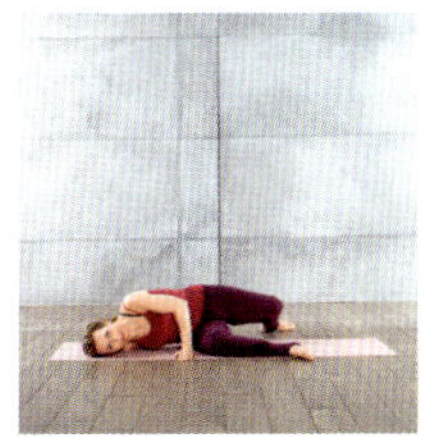

Offene Flügel (Seite 59)

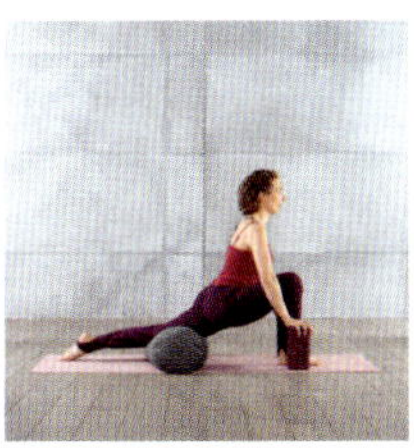

Drache mit Blöcken und Yogarolle (Seite 44 f.)

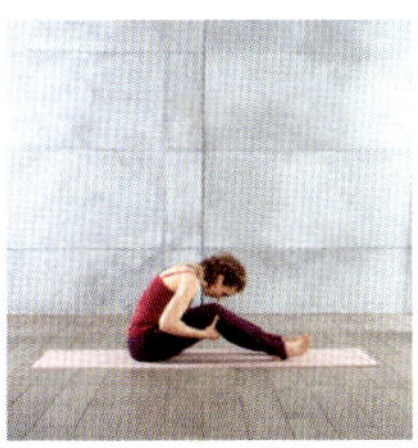

Kutscher (Seite 78 f.)

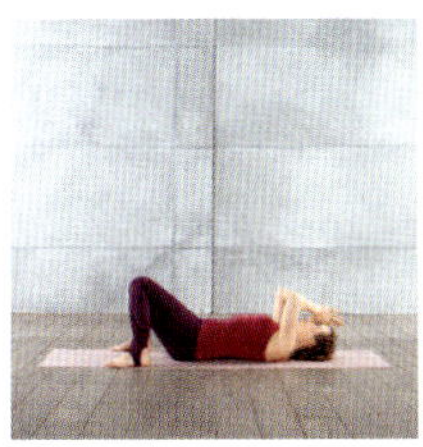

Entspannungspose (Seite 42)

Atemmeditation (Seite 123)

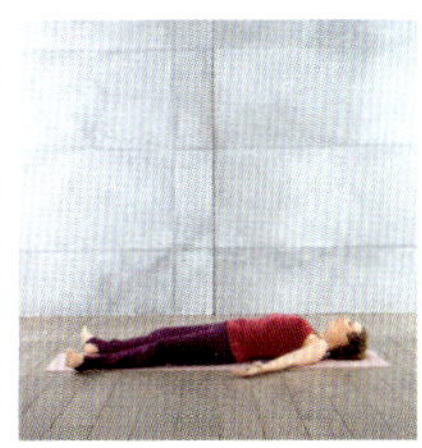

Entspannte Rückenlage (Seite 41)

Nackenschmerzen

Der Schulter- und Nackenbereich ist ein Schwachpunkt der Wirbelsäule und in der westlichen Kultur gibt es viele, die über Nackenverspannungen oder Nackenschmerzen klagen. Eine der Hauptursachen dafür ist das stundenlange Sitzen in einer halbrunden Position auf Sitzmöbeln. Wenn ein Mensch das jahrelang täglich so praktiziert, passt sich der Körper allmählich an … und dann ist es höchste Zeit, konsequent gegenzusteuern. Die Vorbeugen im Yin Yoga dehnen sehr schön den Nackenbereich mit. Wenn dein Nacken jedoch noch sehr verspannt ist, können sie zu Beginn etwas unangenehm sein. Das sollte dich jedoch nicht entmutigen, weiter zu praktizieren. Arbeite dann bitte bewusst mit noch mehr Ruhe und Achtsamkeit, setze mehr Hilfsmittel ein, um deinen Kopf entsprechend abstützen zu können, oder aktiviere zwischendurch immer wieder einmal deine Nackenmuskulatur, indem du von rechts nach links oder auf und ab schaust.

Aus ganzheitlicher Sicht steht der Nacken für Selbstvertrauen. Da man davon ausgeht, dass Energie durch die Wirbelsäule fließt, ist der Energiefluss bei chronischen Nackenverspannungen hier gestaut. In diesem Bereich befindet sich das Halschakra (siehe Seite 19), das Zentrum unserer Kommunikation. Zudem ist es wichtig, mit der eigenen Vergangenheit ins Reine zu kommen und eventuell erlebte Nackenschläge aufzuarbeiten.

Mögliche Reflexionsfragen sind:

Wer oder was sitzt mir im Nacken?
Was in mir möchte noch kommuniziert werden?
Bin ich geradlinig oder verbiege ich mich für andere?

In der TCM behandelt man bei Nackenbeschwerden Gallenblase, Blase, Dünndarm und den Dreifachen Erwärmer.

Bei schmerzhaften Verspannungen im Nackenbereich hilft dir die folgende Faszienübung. Du benötigst dafür zwei kleine Bälle, die du in eine Socke oder in ein Netz steckst und leicht erhöht auf einem Yogablock oder einem Buch positionierst. Lege dich dann auf den Rücken und platziere die Ballrolle quer unter deinem Nacken. Bewege nun den Kopf langsam auf und ab, hin und her und mache kreisende Bewegungen, so als ob du mit deinem Hinterkopf liegende Achterfiguren zeichnen wolltest. Rolle den Nacken so lange aus, wie es dir guttut, gern auch täglich.

Zusätzlich zur **Meridianmassage** (Seite 32 f.) empfehle ich dir diese **Yin-Yoga-Sequenz.** Bitte nimm vor Beginn und zum Abschluss der Sequenz jeweils eine bequeme Sitzposition ein und spüre für einige Momente ganz bewusst in deinen Nacken hinein.

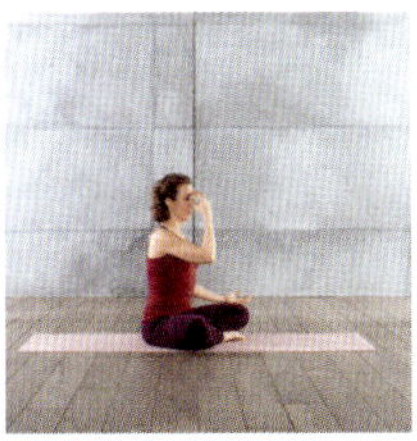
Wechselatmung (Seite 121)

Nackendehnungen (im Schneidersitz) (Seite 70 f.)

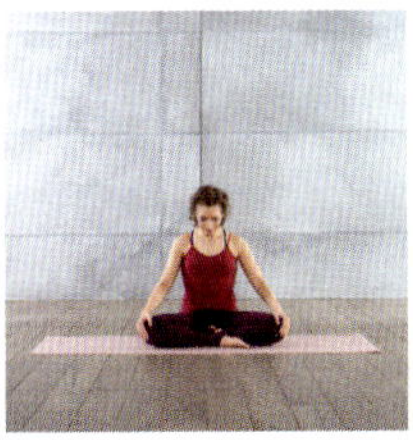
Vorbeuge

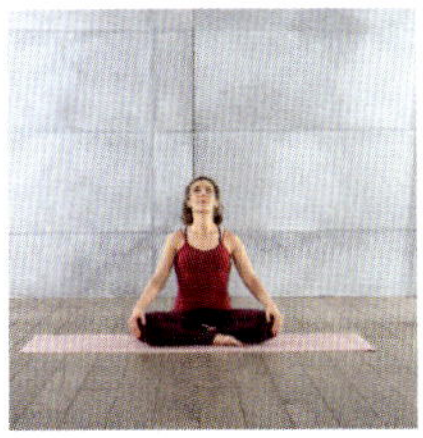
Rückbeuge

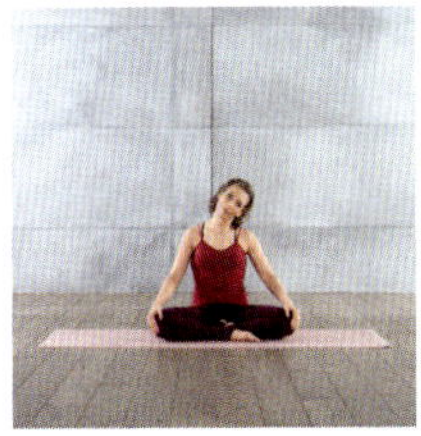
Seitbeuge

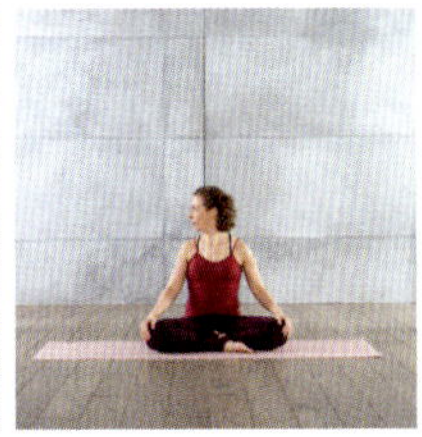
Drehung

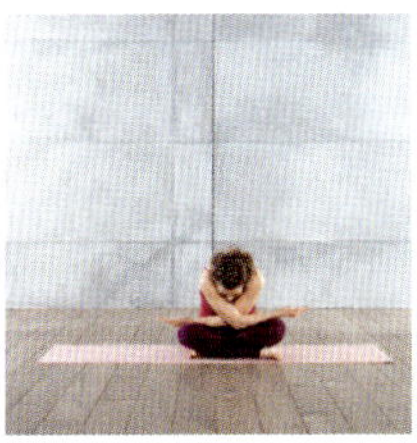
Schneidersitz mit Arm- und Schulterdehnung (Seite 85)

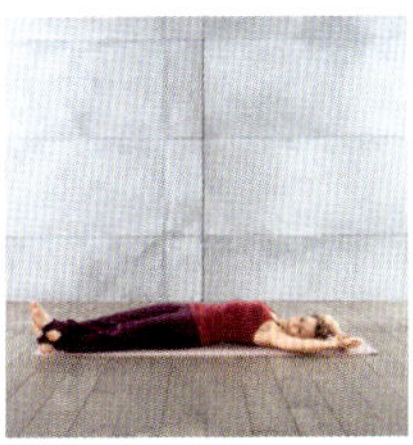
Liegender Halbmond (Seite 67)

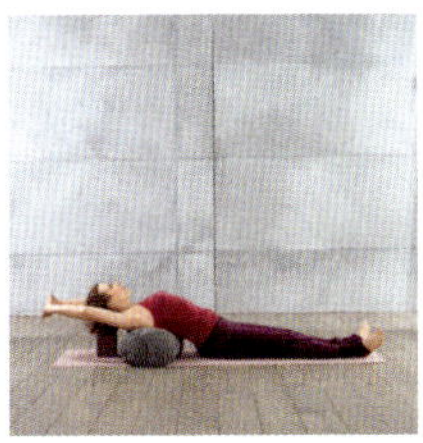
Fisch (Seite 43)

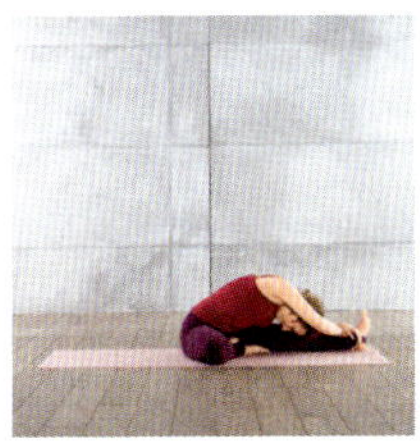
Halber Schmetterling (Seite 54 f.)

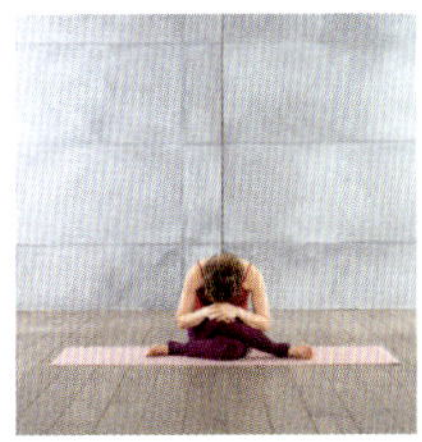
Schnürsenkel (Seite 90 f.)

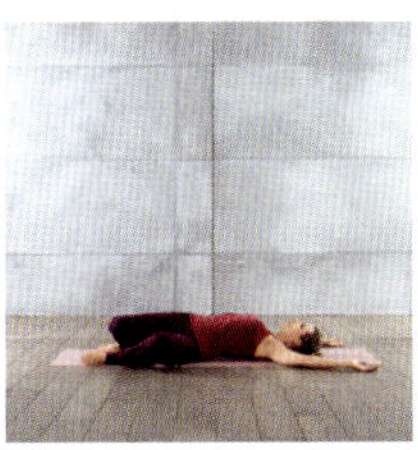
Dynamischer Scheibenwischer (Seite 108)

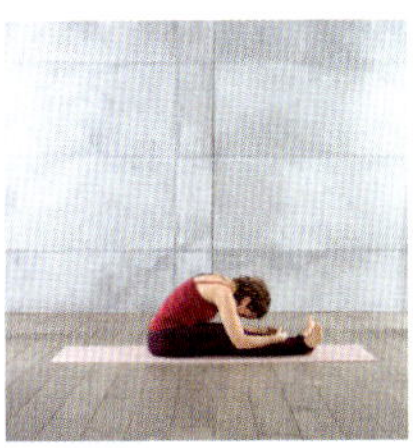
Raupe (Seite 78 f.)

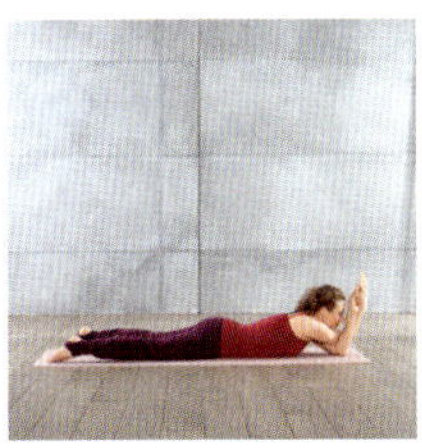
Sphinx mit Schulterdehnung (Seite 94 f.)

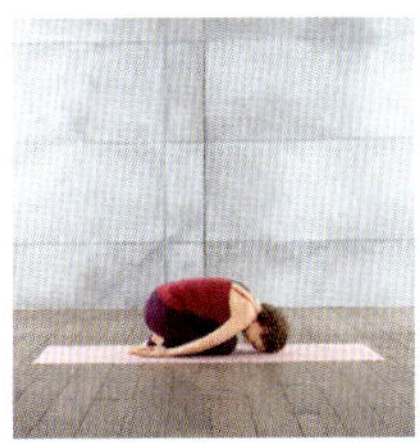
Kindshaltung (Seite 58)

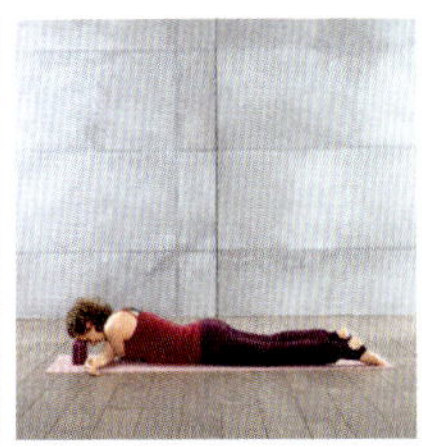
Umarmende Flügel (Seite 101)

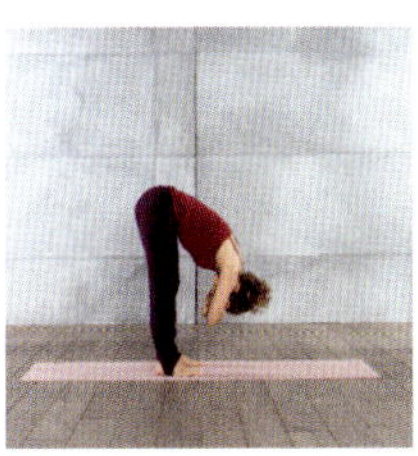
Stehende Vorbeuge (Seite 96 f.)

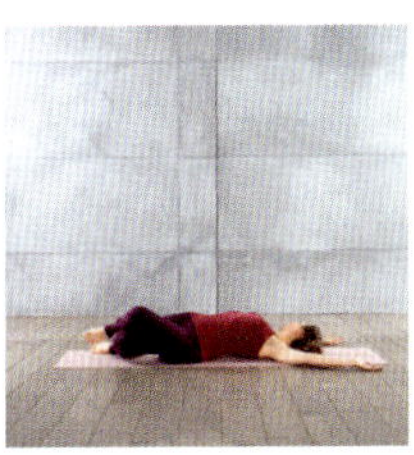
Verdrehte Wurzeln (Seite 103)

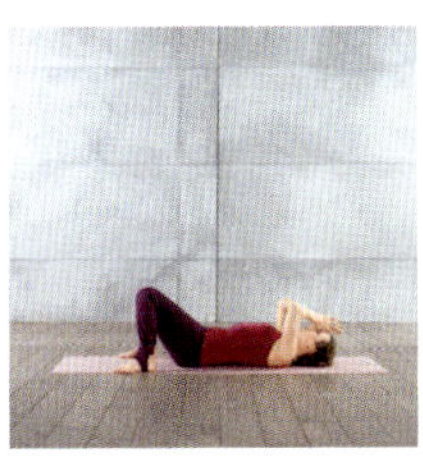
Entspannungspose (Seite 42)

Atemmeditation (Seite 123)

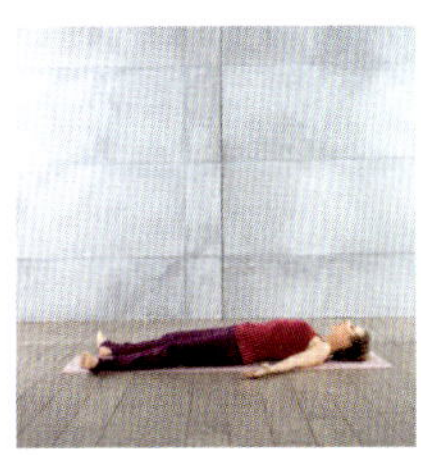
Entspannte Rückenlage (Seite 41)

Ohrenbeschwerden

Unsere Ohren sind nicht nur Sinnesorgan, in ihrem Inneren sitzt auch das für uns so wichtige Gleichgewichtsorgan. Die Ohren sind bei vielen Menschen sehr empfindlich, sie reagieren schnell auf Zugluft oder Wasser im Gehörgang. Auch Erkältungskrankheiten werden nicht selten von einem unangenehmen Stechen oder Ziehen im Bereich der Ohren begleitet. Klassische Ohrenentzündungen sind in der Regel sehr schmerzhaft. Daneben leiden auch immer mehr Menschen unter einem Tinnitus – einem pfeifenden, piepsenden oder summenden Ohrgeräusch, das Betroffene Tag und Nacht begleitet und sehr quälend sein kann. Nicht zuletzt stressen Lärm und laute Musik unsere Ohren, sodass gerade bei Jugendlichen, die regelmäßig mit Kopfhörern unterwegs sind, Hörschäden zu befürchten sind.

Wenn Ohrenschmerzen immer wieder auftreten, solltest du vorübergehend auf die klassischen allergieauslösenden Lebensmittel wie Weizen, Eier, Nüsse, Milchprodukte, Zusatzstoffe wie Glutamat, Fisch, Krustentiere oder Soja verzichten, um zu überprüfen, ob sich der Zustand so verbessert. Bei Allergien wird oft viel Schleim produziert, der sich im Nasen- und Rachenraum sammelt und schmerzhaften Druck auf die Ohren ausübt. Eine allergische Reaktion kann auch eine Ohrenentzündung bedingen.

Aus ganzheitlicher Sicht haben Ohren mit dem Thema Gehorsam zu tun. Eltern sagen ihren Kindern häufig, dass sie auf das hören müssen, was sie ihnen sagen. Und dieses Schema setzt sich fort: Der Schüler muss auf den Lehrer hören, der Angestellte muss auf das hören, was der Chef ihm vorschreibt … Wenn sich genügend Aggressionen und unterdrückte Wut aufgestaut haben, dann sagt man, dass man etwas nicht mehr hören kann.

Mögliche Reflexionsfragen sind:

Was möchte ich nicht hören?
Habe ich einen guten Kontakt zu meiner inneren Stimme?
Führe ich ein selbstbestimmtes Leben?

In der TCM geht man bei nachlassendem Hören davon aus, dass der Funktionskreis der Niere geschwächt ist. Es ist eine typische Alterserkrankung, die auf dem Verlust der Nierenenergie basiert. Bei wiederholten Ohrenerkrankungen stärkt man die Abwehrkräfte dadurch, dass Lunge, Dreifacher Erwärmer, Milz, Magen, Dickdarm und Gallenblase therapiert werden.

Zusätzlich zur **Meridianmassage** (Seite 32 f.) empfehle ich dir diese **Yin-Yoga-Sequenz:**

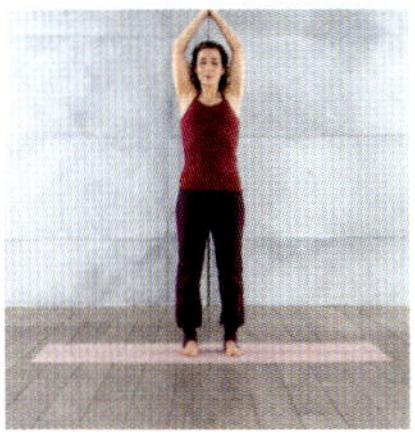

Energieatmung (Seite 118)

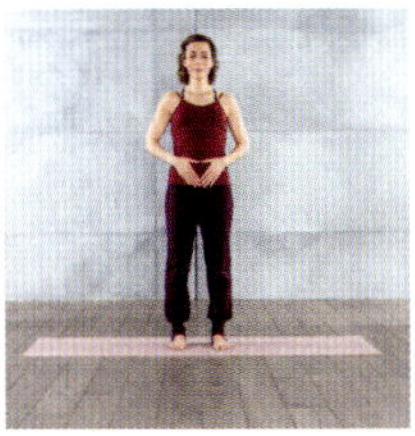

Energieatmung (Seite 118)

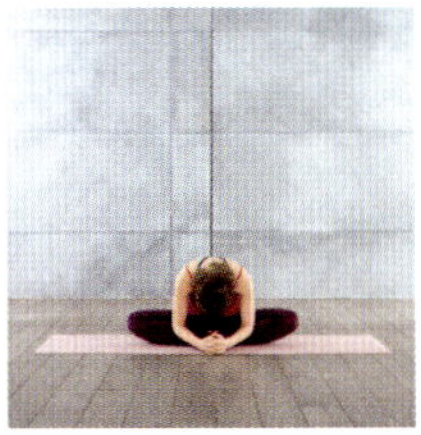

Schmetterling (Seite 88 f.)

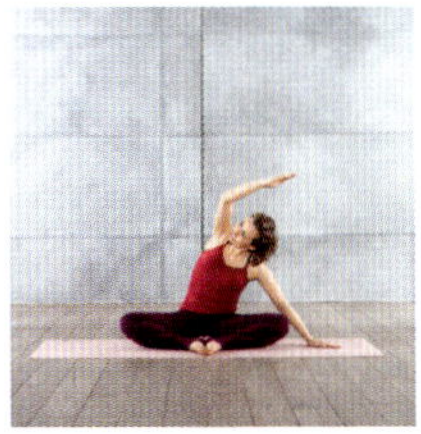

Schmetterling mit Seitbeuge (Seite 88 f.)

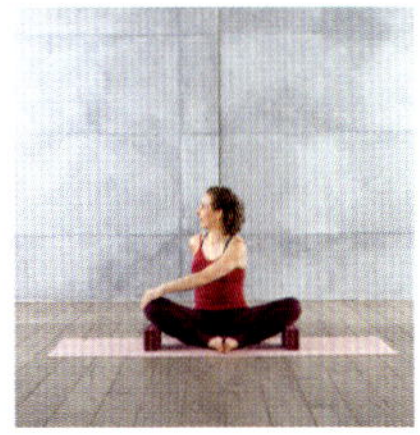

Schmetterling mit Drehung (Seite 88 f.)

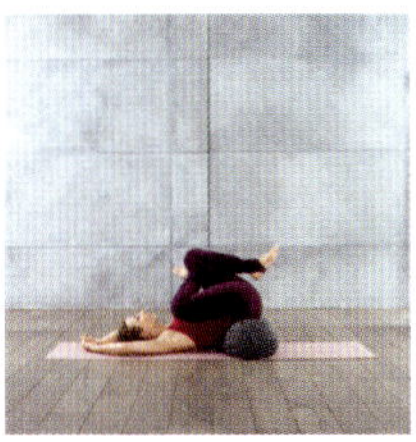

Nadelöhr (Seite 72 f.)

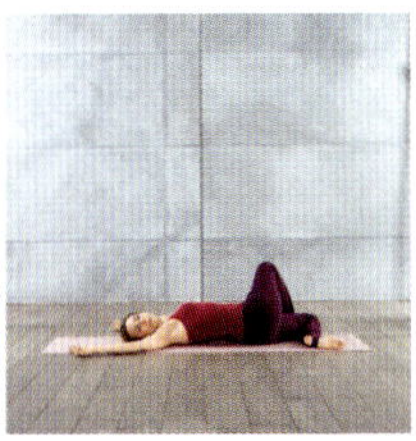

Nadelöhr mit Drehung (Seite 72 f.)

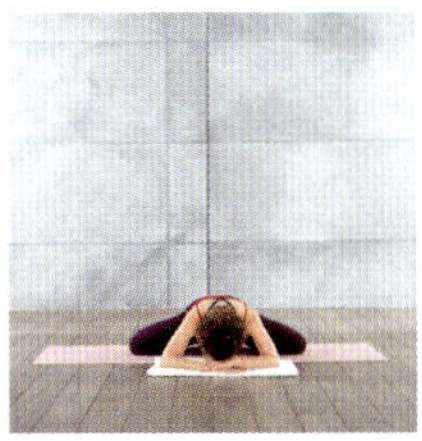

Frosch (Seite 48 f.)

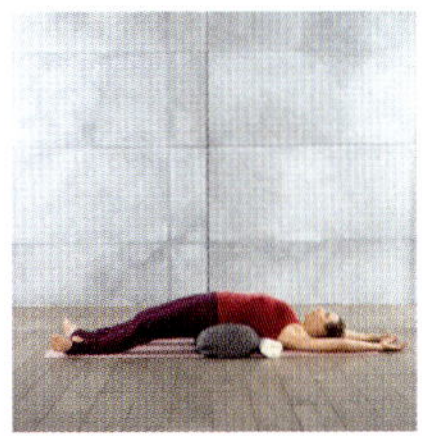

Regenbogenbrücke (Seite 80)

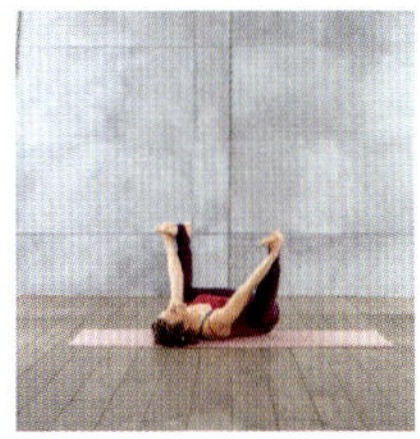

Glückliches Baby (Seite 52 f.)

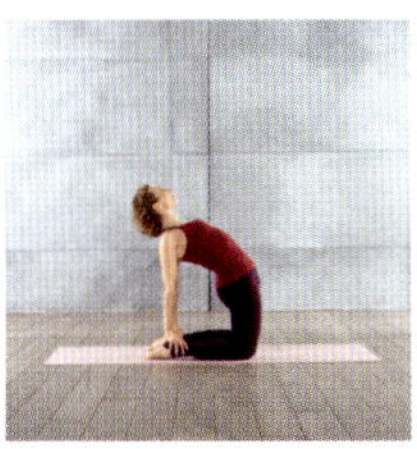

Kamel (Seite 111)

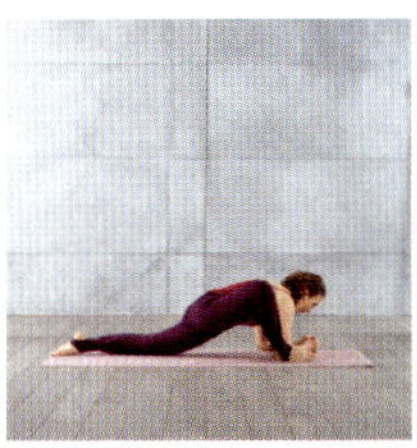

Drache (Seite 44 f.)

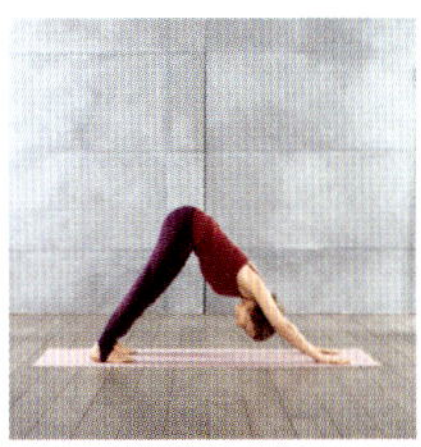

Herabschauender Hund (Seite 110)

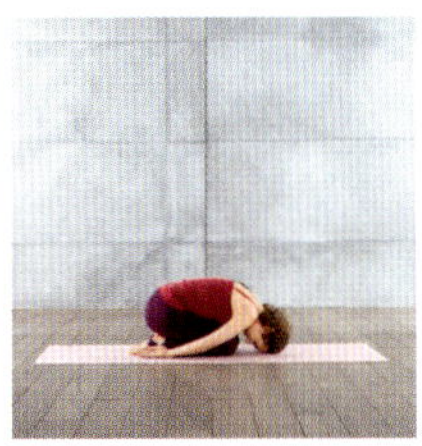

Kindshaltung (Seite 58)

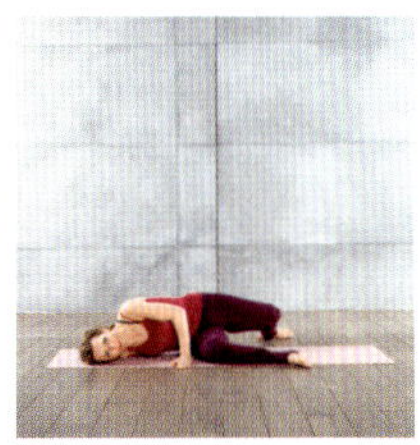

Offene Flügel (Seite 59)

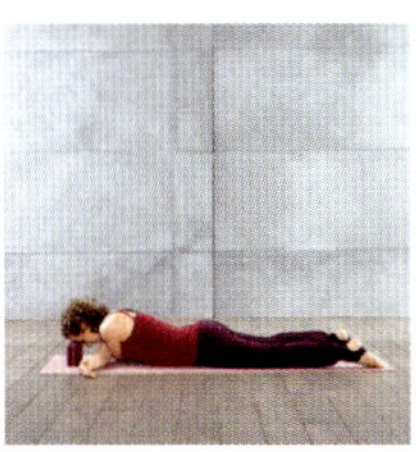

Umarmende Flügel (Seite 101)

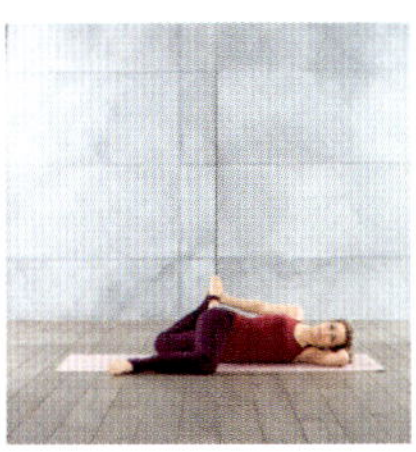

Liegende Katze (Seite 68)

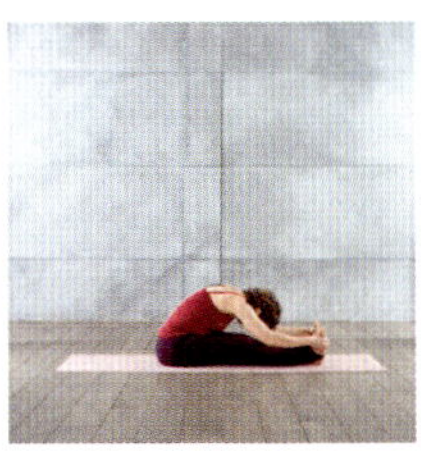

Raupe mit Akupressurpunkt (Seite 78 f.)

Stillemeditation (Seite 123)

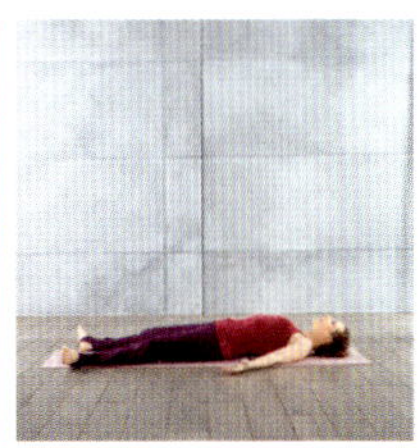

Entspannte Rückenlage (Seite 41)

Rundrücken

Der Rundrücken ist eine Fehlhaltung, bei der die Schulterblätter nach vorn oben ziehen und die Kyphose (Krümmung der Wirbelsäule nach hinten Richtung Rücken) der Brustwirbelsäule zu stark ausgeprägt ist. Wenn der Rundrücken Schmerzen verursacht oder dadurch zusätzlich Nacken- und Kopfschmerzen ausgelöst werden, kann man mit der Yin-Yoga-Praxis sehr schön gegenwirken, indem man sich auf die Rückbeugen fokussiert. Im Yang Yoga ist hingegen die Kräftigung des Bauchs und der gesamten Körpervorderseite wichtig. Im Yin Yoga geht man bewusst immer wieder in ein passives Hohlkreuz und auch in einen passiven Rundrücken, um zum einen die langen Faszienketten anzusprechen, und zum anderen, um die natürliche Flexibilität der Wirbelsäule zu fordern. Da die Yin-Yoga-Übungen stets mit Hilfsmitteln unterstützt und individuell angepasst werden können, kannst du diese Positionen sicher und bedenkenlos ausführen.

Aus ganzheitlicher Sicht steht ein Rundrücken für die Probleme, die auf einem lasten. Manche beugen sich, um Konfrontationen zu vermeiden. Häufig fehlt der innere Halt und man fühlt sich gebeutelt.

Mögliche Reflexionsfragen sind:

Wo in meinem Leben fehlt mir der Rückhalt und wie kann ich ihn erlangen?
Kann ich Konfrontationen selbstsicher begegnen?
Wie kann ich Frieden schließen mit meinen vergangenen Problemen?

In der TCM therapiert man beim Rundrücken den Blasen- und den Dünndarmmeridian.

Eine Faszienübung mit zwei Bällen kann Beschwerden durch einen Rundrücken lindern. Stecke die Bälle in ein Netz oder in eine Socke, lege dich auf den Rücken und platziere die Bälle so unter deiner Brustwirbelsäule, dass einer rechts und einer links davon liegt. Stütze nun deinen Kopf in deinen gefalteten Händen ab, setze die Füße auf, hebe dein Becken und bewege dich ganz langsam auf den Bällen auf und ab. Wenn du weiche Bälle hast, kannst du die Ballrolle anschließend noch längs neben der Wirbelsäule positionieren und von rechts nach links rollen oder die Schulterblätter umkreisen. Entscheide nach Gefühl, ob du die Bälle auch einzeln benutzen oder etwas weiter auseinander oder tiefer nehmen möchtest. Alternativ kannst du die Übung im Stehen an der Wand ausführen.

Zusätzlich zur **Meridianmassage** (Seite 32 f.) empfehle ich dir diese **Yin-Yoga-Sequenz:**

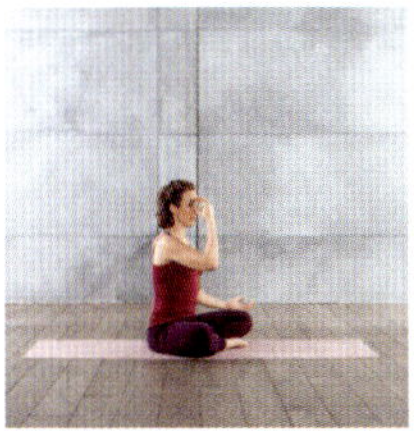
Wechselatmung (Seite 121)

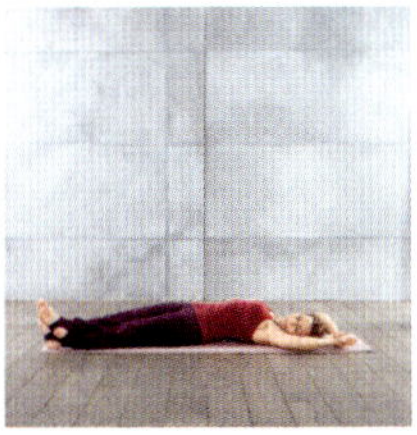
Liegender Halbmond (Seite 67)

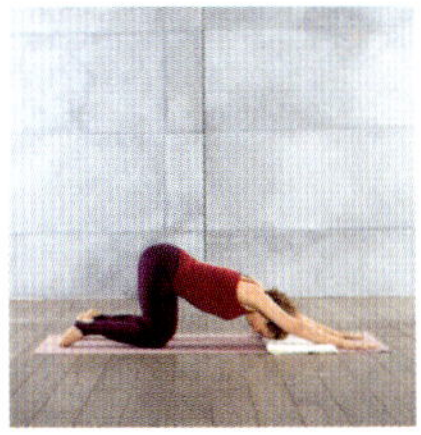
Öffnende Herzstellung (Seite 75)

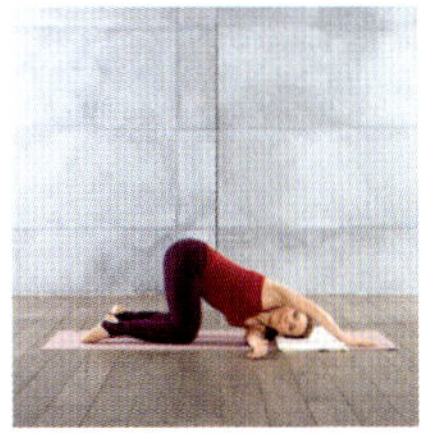
Öffnende Herzstellung mit Drehung (Seite 75)

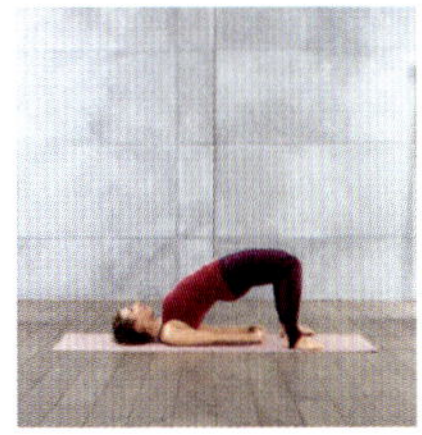
Aktive Schulterbrücke (Seite 104)

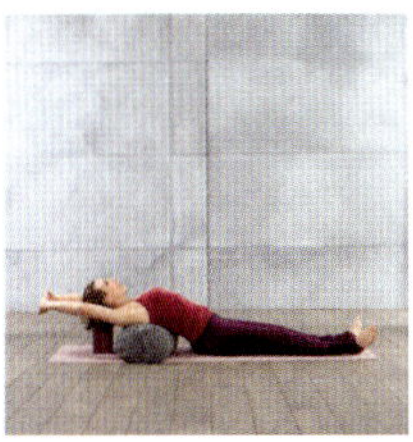
Fisch (Seite 43)

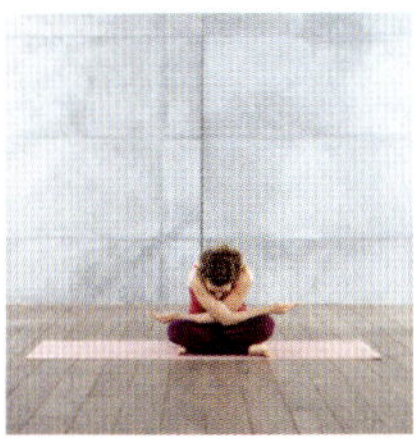
Schneidersitz mit Arm- und Schulterdehnung (Seite 85)

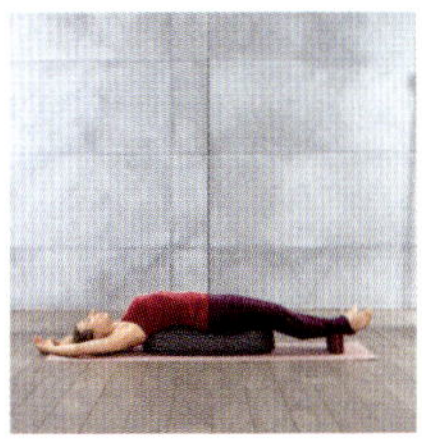
Gestützte Schulterbrücke (Seite 50)

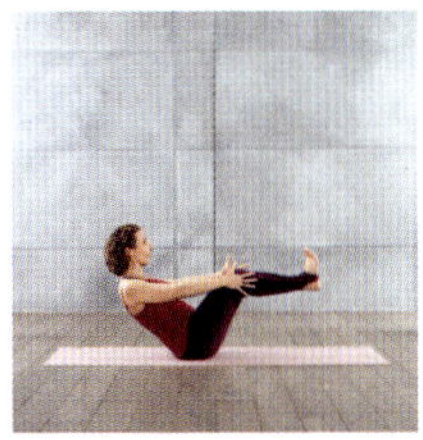
Boot (Seite 105)

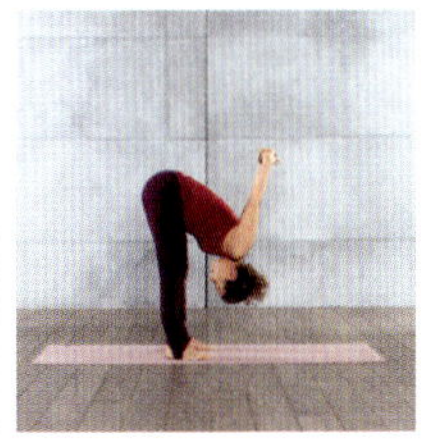
Stehende Vorbeuge mit Armdehnung (Seite 96 f.)

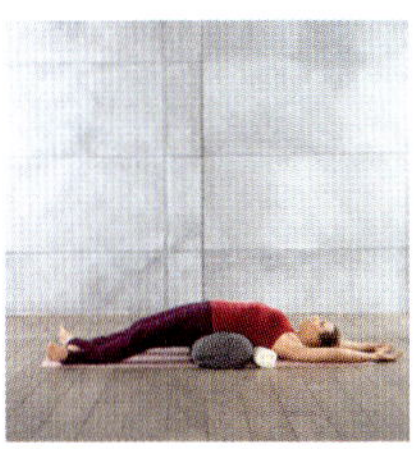
Regenbogenbrücke (Seite 80)

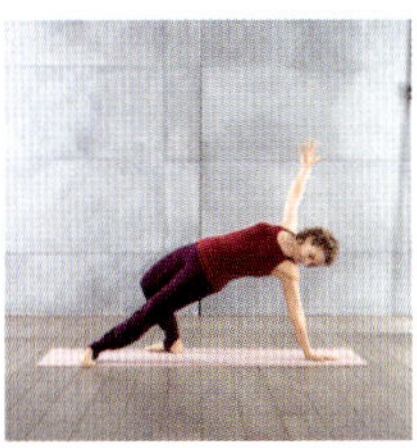
Dreibein (Seite 107)

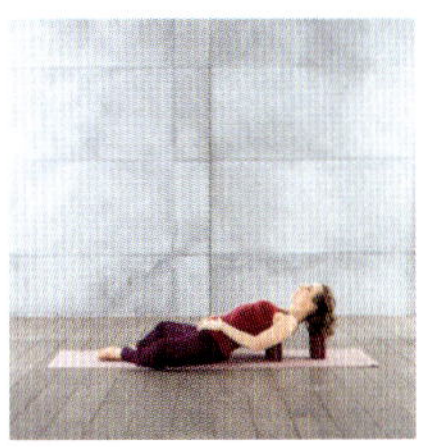
Liegender Schmetterling (Seite 69)

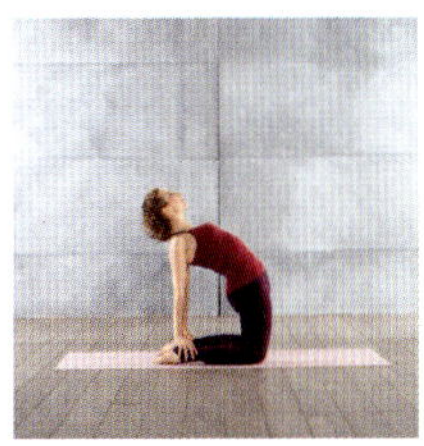
Kamel (Seite 111)

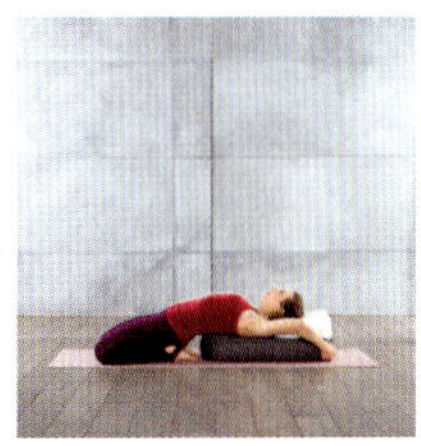
Sattel (Seite 82 f.)

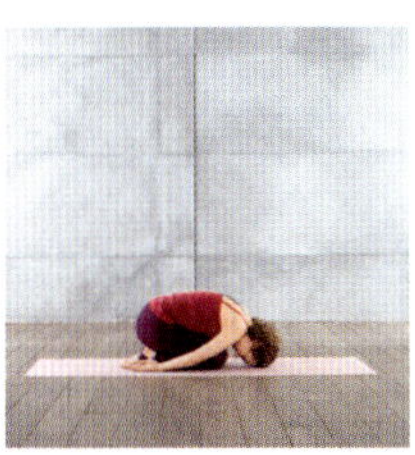
Kindshaltung (Seite 58)

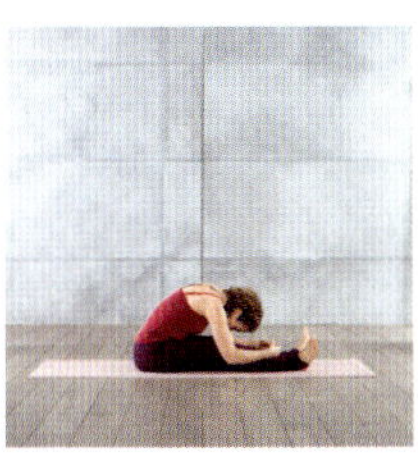
Raupe (Seite 78 f.)

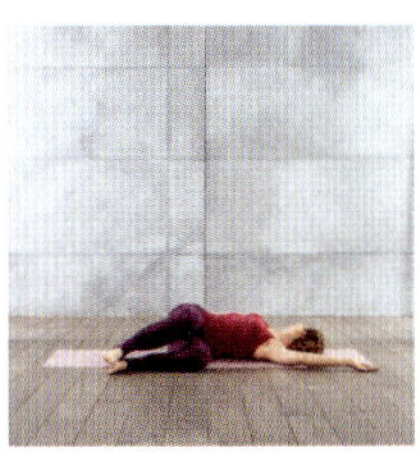
Korkenzieher (Seite 60 f.)

Stillemeditation (Seite 123)

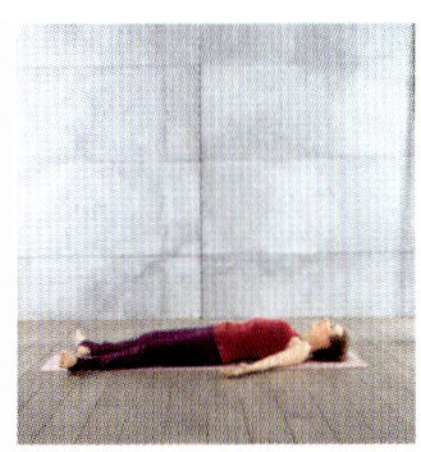
Entspannte Rückenlage (Seite 41)

Schulterschmerzen

Das Schultergelenk ist das beweglichste aller Gelenke, es besitzt keine tiefe Gelenkpfanne und hält den Oberarmkopf in erster Linie durch Bänder, Sehnen und Muskeln in Position. Damit ist die Schulter sehr verletzungsanfällig und Schulterschmerzen sind ebenso wie Nackenschmerzen weit verbreitet. Häufig treten Verkalkungen und Entzündungen auf, aber auch Arthrose und Fehlhaltungen können Schulterschmerzen verursachen. In vielen Yin-Yoga-Übungen werden die Schultern miteinbezogen, sodass die schmerzhaften Bereiche energetisiert und geheilt werden können. Bitte lege dir Blöcke oder eine andere Erhöhung unter deine Hände oder Arme, falls die Dehnungen zu intensiv sein sollten.

Da Schulterschmerzen oft faszial bedingt sind, kann eine Faszienübung mit zwei Bällen hier gut für Linderung sorgen. Komme dazu in die Rückenlage auf den Boden und platziere die Bälle unter deinen Schulterblättern. Lege deinen Kopf auf deinen gefalteten Händen ab, setze die Füße auf, hebe dein Becken und bewege dich nun ganz langsam auf den Bällen auf und ab, hin und her oder lasse kreisende Bewegungen entstehen. Positioniere die Bälle dann oberhalb der Schulterblätter, anschließend an der Innenseite neben der Wirbelsäule und zum Schluss auch an der Außenseite und unterhalb der Schulterblätter. Rolle so lange aus, wie es dir guttut. Alternativ kannst du diese Übung auch im Stehen an der Wand ausführen.

Aus ganzheitlicher Sicht stehen Schulterschmerzen für zu viel Last oder Verantwortung auf den Schultern. Ebenso können emotionale Verletzungen ein Grund sein – wir ziehen die Schultern intuitiv nach oben und vorn, um den Herzraum zu schützen.

Mögliche Reflexionsfragen sind:

Wer oder was lastet auf meinen Schultern?
Wie kann ich mehr Verantwortung oder Aufgaben an andere abgeben?
Wie kann ich mir mehr Ruhe- und Auszeiten gönnen?

In der TCM behandelt man bei Schulterschmerzen Dickdarm, Dünndarm, Dreifachen Erwärmer, Gallenblase und Magen. Ein Fernpunkt, der sich sehr gut bei Schulterschmerzen eignet, ist der **Akupressurpunkt** *Magen 38.* Er liegt genau mittig auf dem Unterschenkel – zwischen der Unterkante der Kniescheibe und dem Außenknöchel einen Daumenbreit nach außen neben dem Schienbein.

Zusätzlich zur **Meridianmassage** (Seite 32 f.) empfehle ich dir diese **Yin-Yoga-Sequenz:**

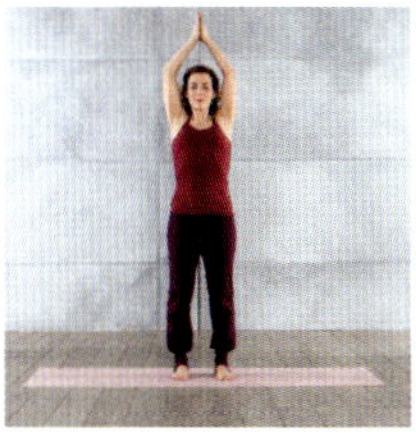
Energieatmung (Seite 118)

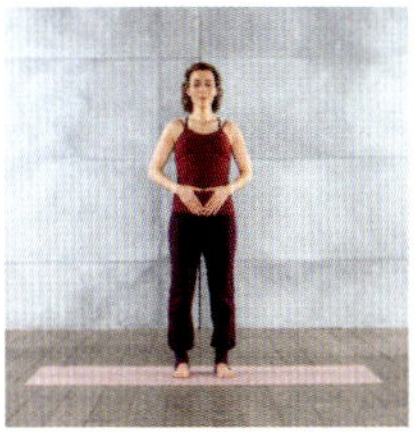
Energieatmung (Seite 118)

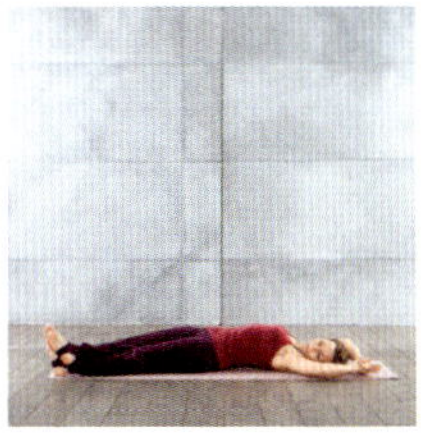
Liegender Halbmond (Seite 67)

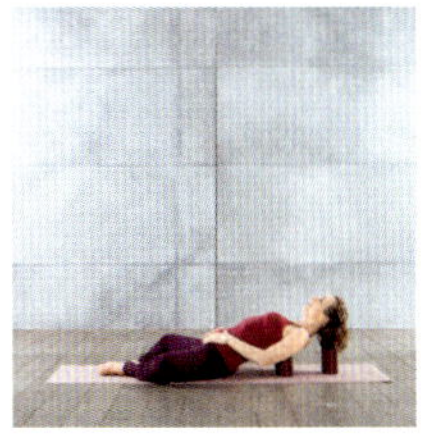
Liegender Schmetterling (Seite 69)

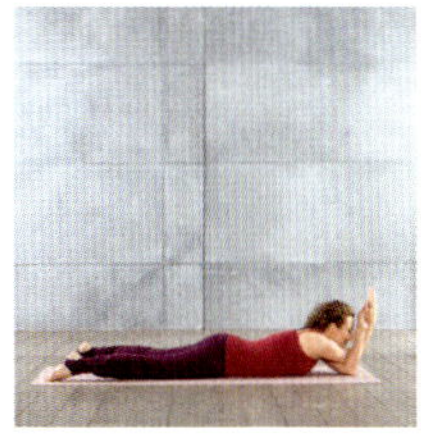
Sphinx mit Schulterdehnung (Seite 94 f.)

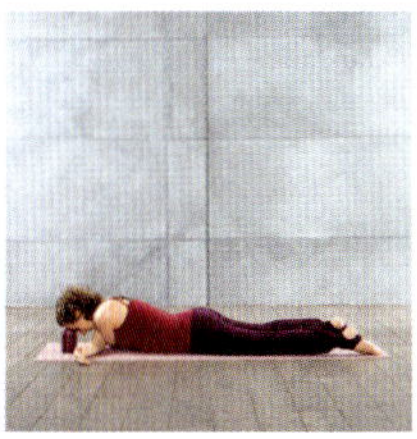
Umarmende Flügel (Seite 101)

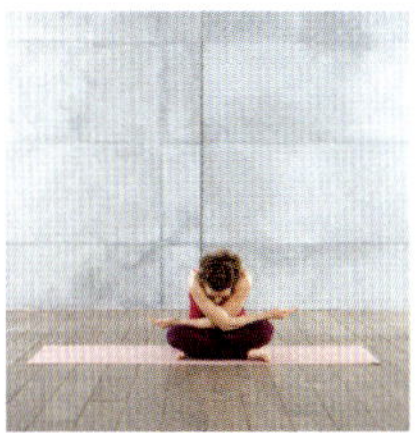
Schneidersitz mit Arm- und Schulterdehnung (Seite 85)

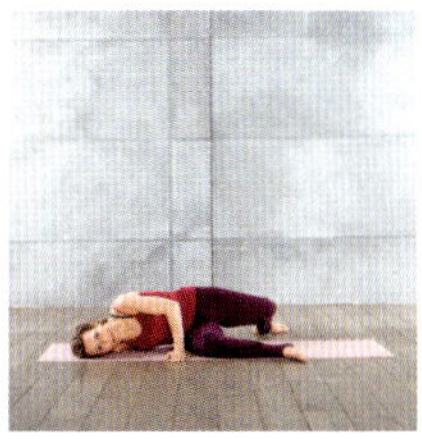
Offene Flügel (Seite 59)

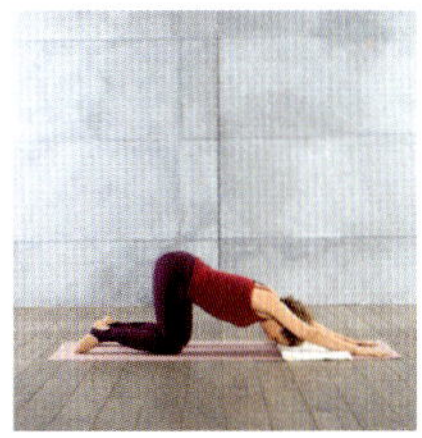
Öffnende Herzstellung (Seite 75)

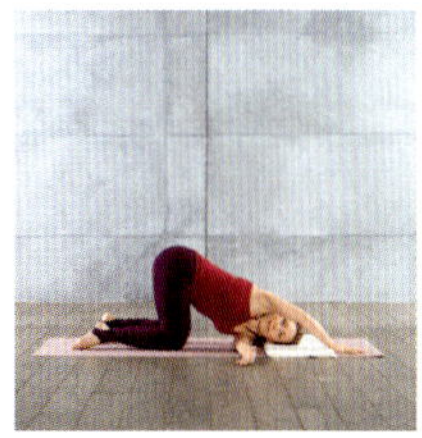
Öffnende Herzstellung mit Drehung (Seite 75)

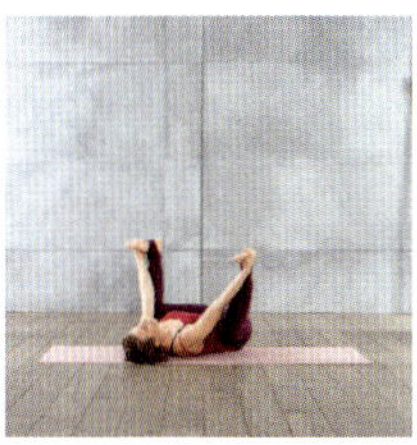
Glückliches Baby (Seite 52 f.)

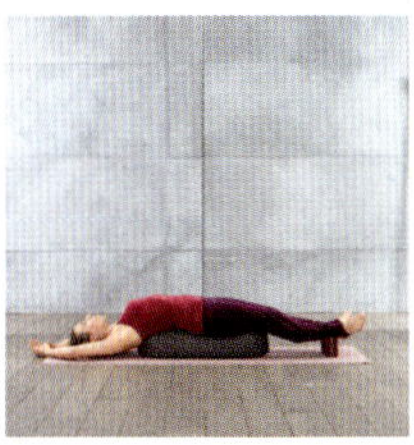
Gestützte Schulterbrücke (Seite 50)

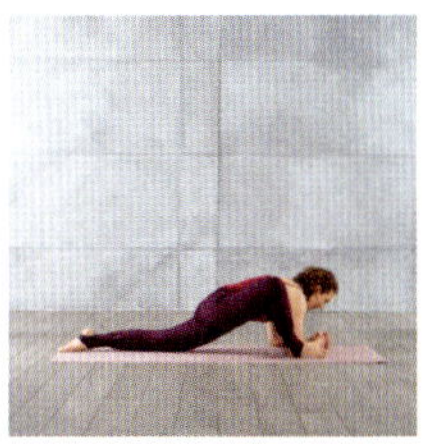
Drache (Seite 44 f.)

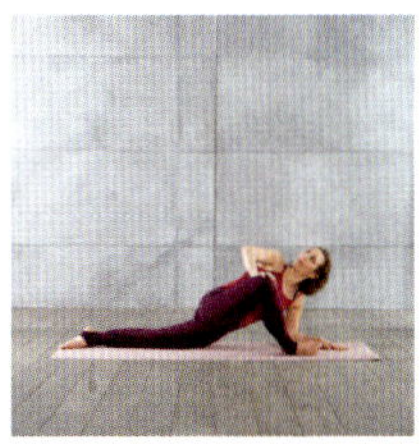
Drache mit Drehung (Seite 44 f.)

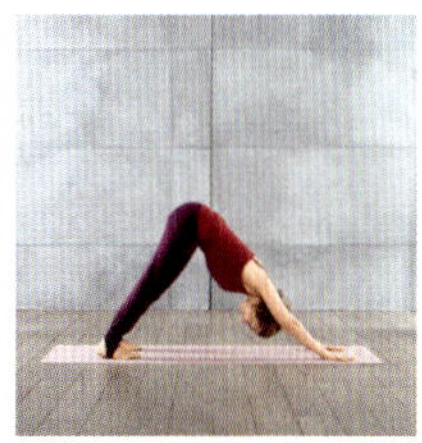
Herabschauender Hund (Seite 110)

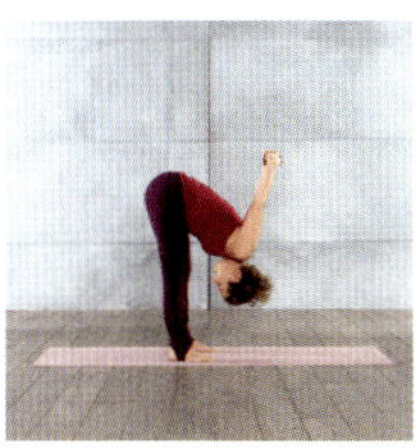
Stehende Vorbeuge mit Armdehnung (Seite 96 f.)

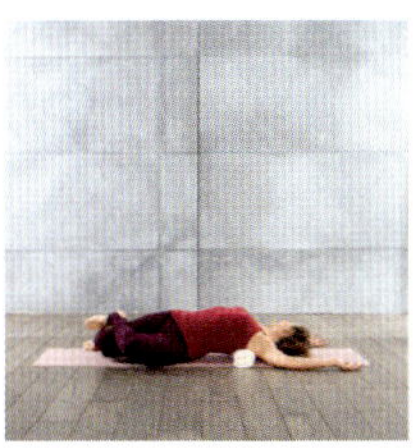
Scheibenwischer mit Herzöffnung (Seite 81)

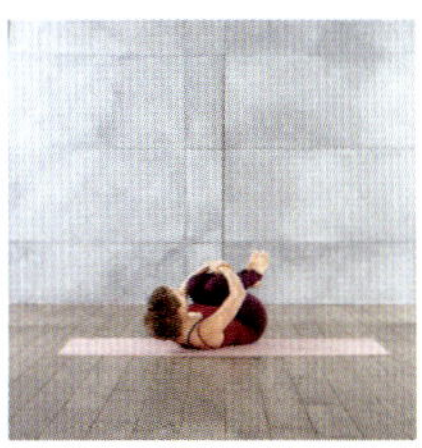
Päckchen (Seite 114)

Schutzmeditation (Seite 122)

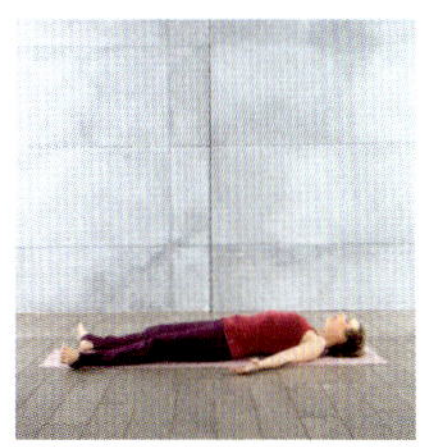
Entspannte Rückenlage (Seite 41)

Sehkraft

Unsere Augen sind täglich gefordert und bei den meisten Menschen lässt die Sehkraft im Laufe des Lebens nach. Auch Smartphones und stundenlange Bildschirmarbeit stressen die Augen. Wenn die Sehkraft nachlässt, kannst du jedoch einiges tun, um sie zu stabilisieren oder sogar wieder zu verbessern. Zum Beispiel mit klassischem Augenyoga oder auch gezielten Yin-Yoga-Sequenzen. Alles, was du brauchst, ist Konsequenz und etwas Geduld, bis sich erste Erfolge zeigen.

Täglich praktiziert, hilft dir die folgende Augenübung, deine Sehkraft zu verbessern. Bewege deine Augen mit geöffnetem Blick vier- bis achtmal von Seite zu Seite hin und her, danach auf und ab, anschließend diagonal von oben rechts nach unten links und von oben links nach unten rechts. Lasse die Augen dann mit großem Radius in beide Richtungen kreisen und führe nachfolgend große Achterbewegungen aus. Schaue abschließend einige Male nah und fern, zum Beispiel auf die Nasenspitze und durch ein Fenster. Schließe dann deine Augen, lasse sie ruhen und spüre nach. Diese Übung kann zu Beginn eher unangenehm sein und in manchen Fällen auch leichte Übelkeit oder Schwindel verursachen. In der Regel ist das ein Zeichen von Überanstrengung. Lasse dich in diesem Fall aber nicht davon entmutigen, sondern praktiziere in kleinen Schritten und in sanfter Weise weiter, um deine Sehmuskulatur langfristig wieder zu stärken.

Aus ganzheitlicher Sicht sind die Augen das Fenster zur Seele. Man kann an den Augen ablesen, ob jemand fröhlich, traurig, glücklich, wütend oder ängstlich ist. Über die Augen nehmen wir ersten Kontakt zu anderen auf. Wir schauen weg, wenn wir mit einer Person oder Sache nichts zu tun haben möchten.

Mögliche Reflexionsfragen sind:

Wen oder was in meinem Leben möchte ich nicht sehen?
Wie kann ich meinen Blick noch besser nach innen richten?
Auf was möchte ich mich in meinem Leben noch mehr fokussieren?

Aus der Sicht der TCM ist der Funktionskreis Leber/Gallenblase der wichtigste für die Sehkraft. Man kann sie zusätzlich stärken, wenn man ebenso die Mitte mit Magen und Milz miteinbezieht.

Zusätzlich zur **Meridianmassage** (Seite 32 f.) empfehle ich dir diese **Yin-Yoga-Sequenz:**

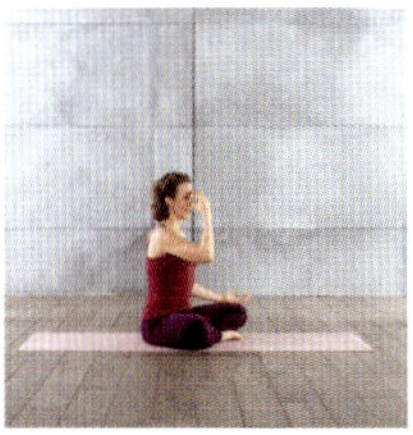
Wechselatmung (Seite 121)

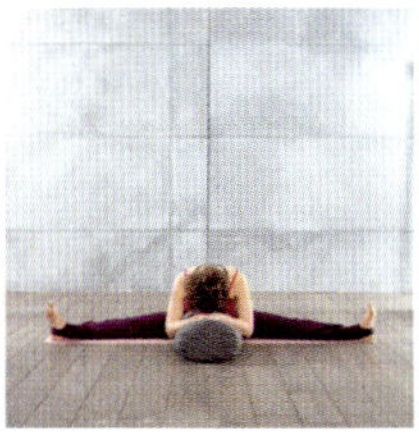
Libelle (Seite 64 f.)

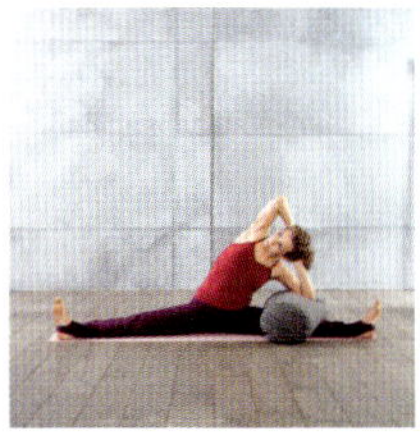
Libelle mit Seitbeuge (Seite 64 f.)

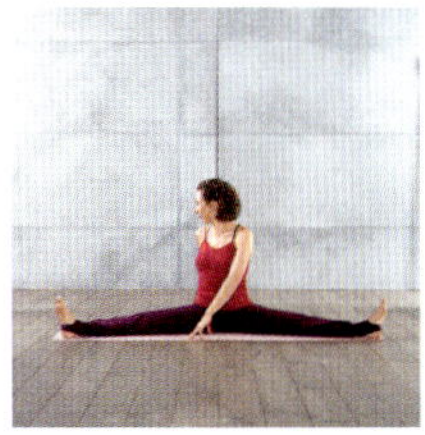
Libelle mit Drehung (Seite 64 f.)

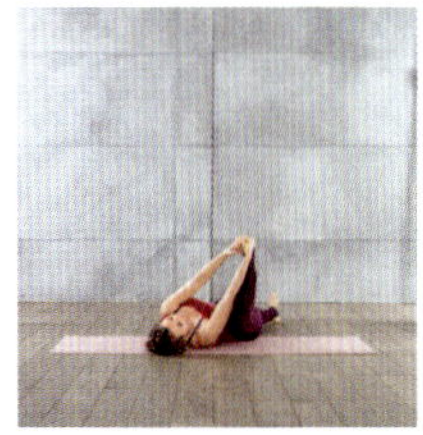
Halbes Glückliches Baby (Seite 52 f.)

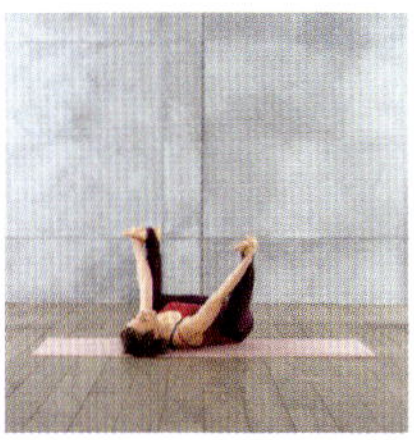
Glückliches Baby (Seite 52 f.)

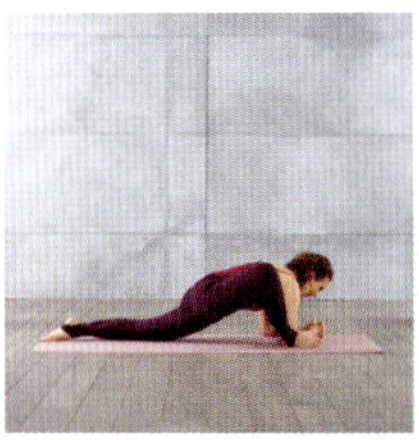
Drache (Seite 44 f.)

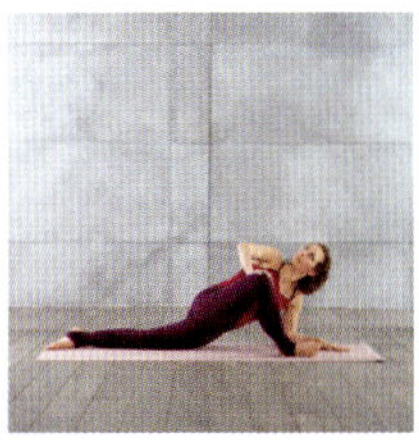
Drache mit Drehung (Seite 44 f.)

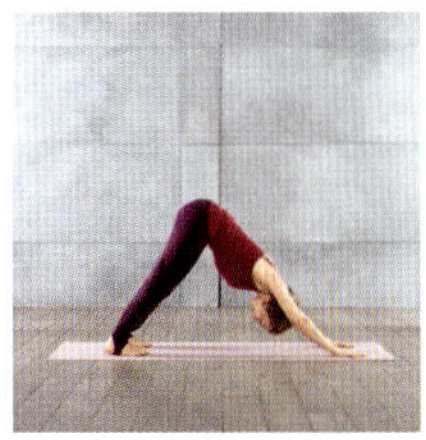
Herabschauender Hund (Seite 110)

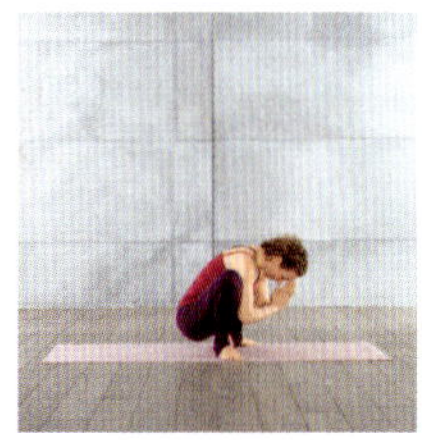
Hocke (Seite 57)

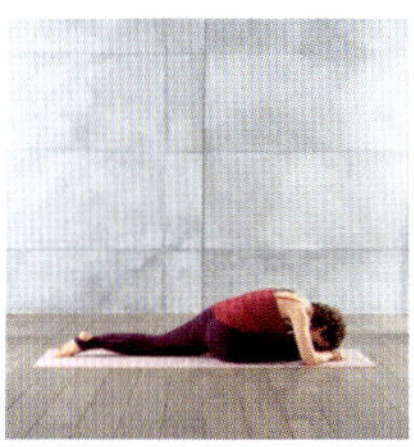
Schlafender Schwan (Seite 86 f.)

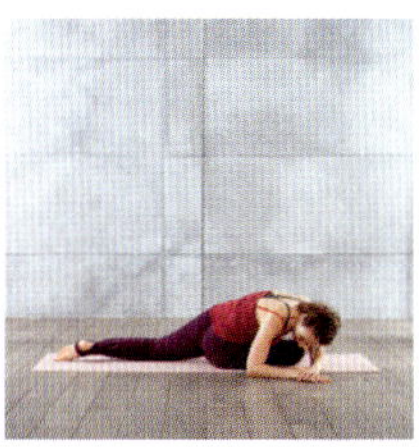
Schlafender Schwan mit Drehung (Seite 86 f.)

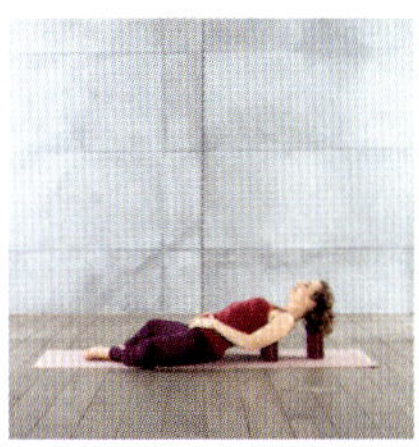
Liegender Schmetterling (Seite 69)

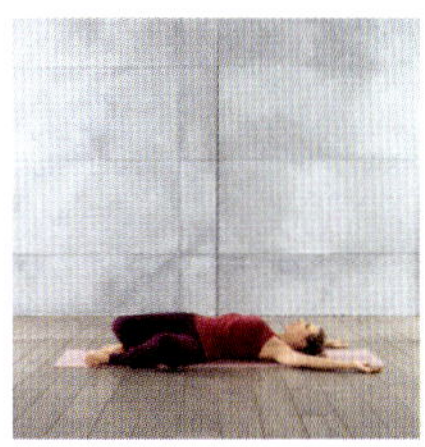
Dynamischer Scheibenwischer (Seite 108)

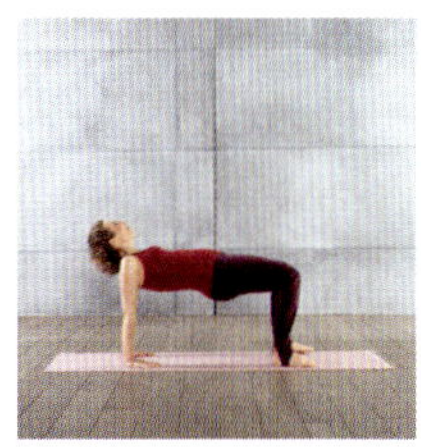
Tisch (Seite 115)

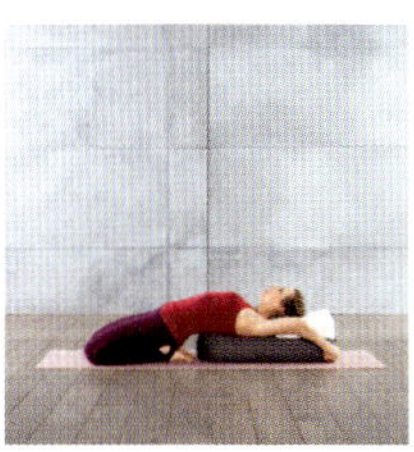
Sattel (Seite 82 f.)

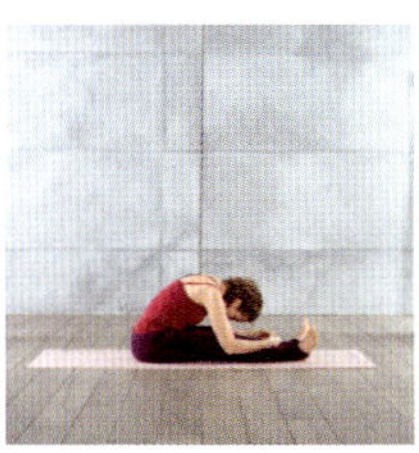
Raupe (Seite 78 f.)

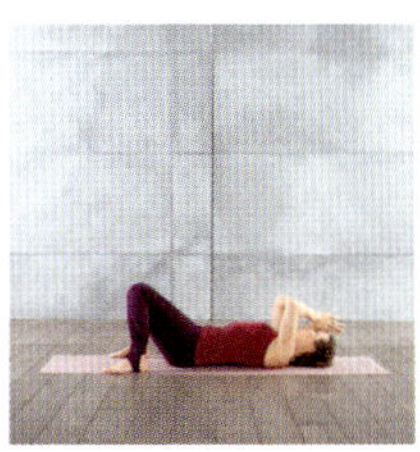
Entspannungspose (Seite 42)

Reinigungsmeditation (Seite 122)

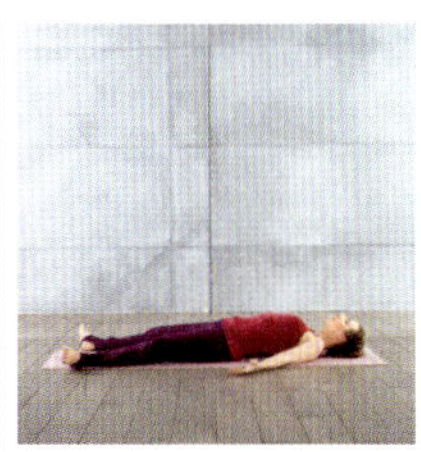
Entspannte Rückenlage (Seite 41)

Sorgen, Grübeln, Traurigkeit und Trauer

Viele Menschen sorgen sich um Dinge, die nie eintreten werden. Sie machen sich durch ihre Gedanken und unnötigen Grübeleien das Leben selbst schwer. Traurigkeit und Trauer haben hingegen meist einen realen und konkreten Anlass, es sind aber keine negativen Emotionen, obschon sie häufig so verstanden werden. Trauer ist sehr schmerzhaft und wird deshalb gern verdrängt. Dennoch ist es eine immens wichtige Emotion, die angenommen und durchlebt werden muss, um sie heilen zu können. Wenn Gefühle wie Sorge oder Trauer zu überwältigend sind, kann die Zusammenarbeit mit einem Therapeuten sehr hilfreich sein.

Wer Emotionen durchlebt, die Unbehagen bereiten, greift gern mal zu Genussmitteln wie Alkohol oder Süßigkeiten, um die Seele zu trösten. Das ist natürlich ein Trugschluss, da der Effekt nur kurz vorhält und sich die Situation letztlich verschlimmert. Versuche, in solchen Momenten einen anderen Ausgleich zu finden, oft hilft schon ein Gespräch mit einem guten Freund. Darüber hinaus gelten bei Sorge und Trauer die gleichen Ernährungsempfehlungen wie beim Thema Ängste (siehe Seite 128).

Aus ganzheitlicher Sicht steht häufiges Sorgenmachen für ein mangelndes Urvertrauen. Es ist wichtig, sich immer wieder zu erden und Vertrauen zurückzuerlangen. Yin Yoga hat einen sehr erdenden Effekt, da die meisten Positionen am Boden ausgeführt werden. Generell ist es gut, sich immer wieder auf den Boden zu setzen oder viel Zeit in der Natur zu verbringen.

Mögliche Reflexionsfragen sind:

Warum ist mein Urvertrauen geschwächt und wie kann ich mehr Vertrauen entwickeln?
Kann ich erkennen, dass viele Sorgen in der Vergangenheit absolut unnötig waren?
Was muss ich tun, um besser loslassen zu können?
Wie bekomme ich wieder Zugang zu meinen inneren Kraftquellen?

In der TCM therapiert man bei Menschen, die sich viele Sorgen machen oder häufig grübeln, die Milz. Die Milz ist die Mutter aller Organe und nährt den ganzen Körper. Auch die Lunge kann mitbehandelt werden, da sie mit den Emotionen Traurigkeit und Trauer in Verbindung steht. Auf der körperlichen Ebene transportiert die Milz die Energie zur Lunge, um sich dort mit der Atemenergie zu verbinden und diese gepaarte Energie im gesamten Körper zu verteilen.

Zusätzlich zur **Meridianmassage** (Seite 32 f.) empfehle ich dir diese **Yin-Yoga-Sequenz:**

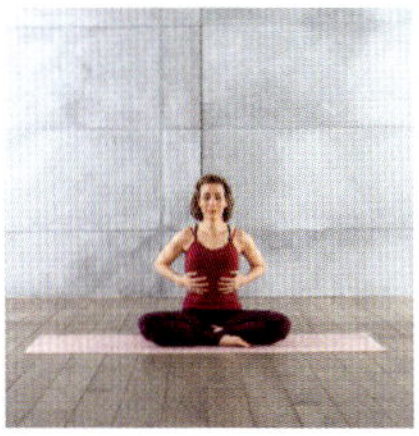
Vollatmung (Seite 120)

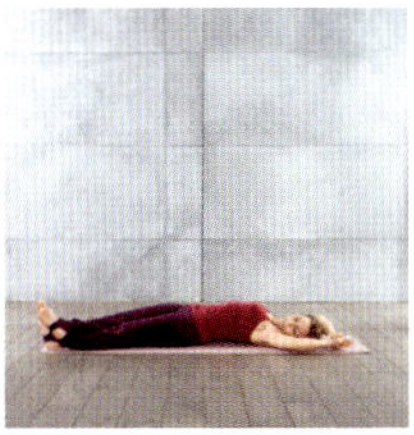
Liegender Halbmond (Seite 67)

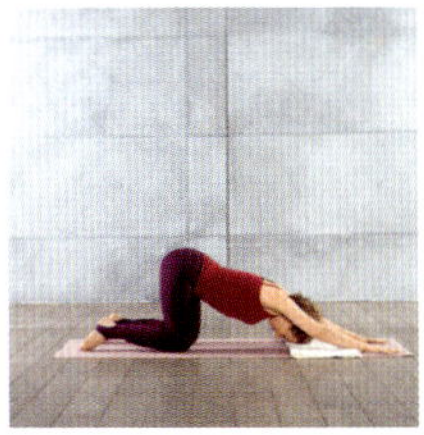
Öffnende Herzstellung (Seite 75)

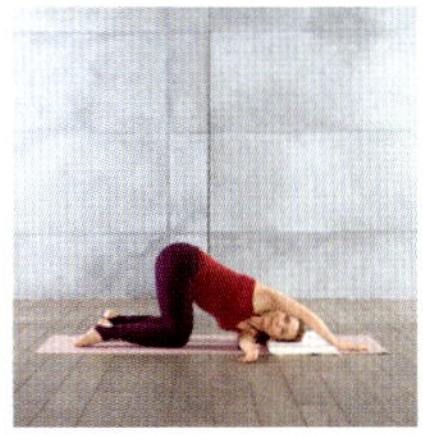
Öffnende Herzstellung mit Drehung (Seite 75)

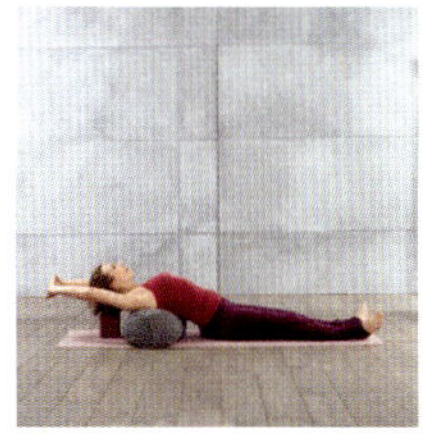
Fisch (Seite 43)

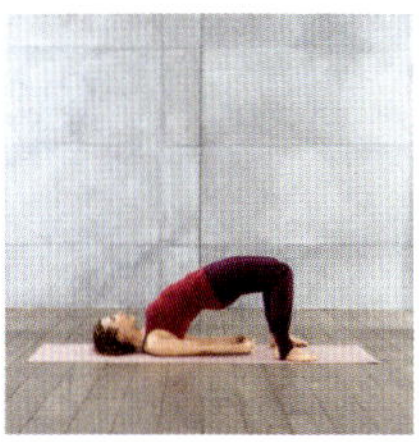
Aktive Schulterbrücke (Seite 104)

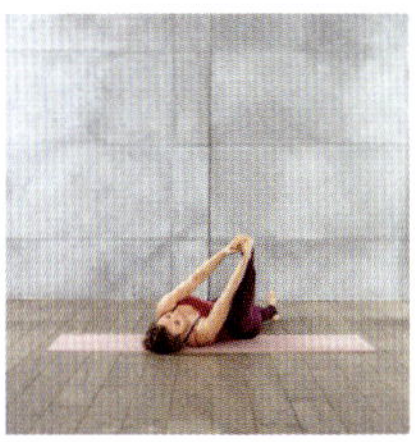
Halbes Glückliches Baby (Seite 52 f.)

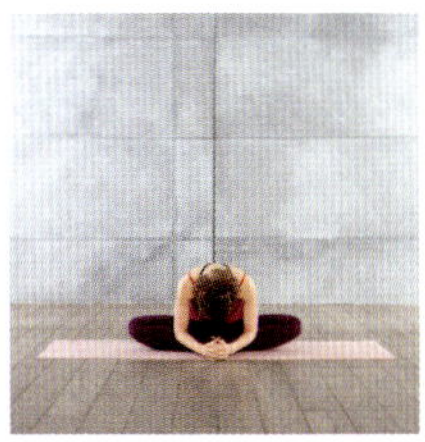
Schmetterling (Seite 88 f.)

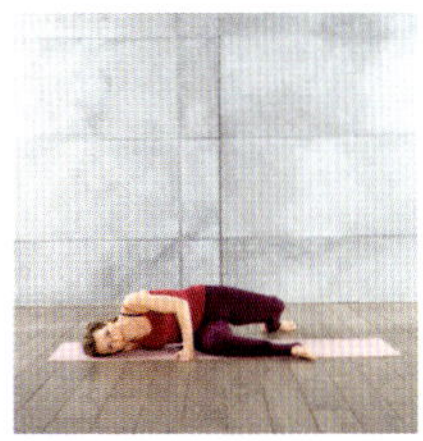
Offene Flügel (Seite 59)

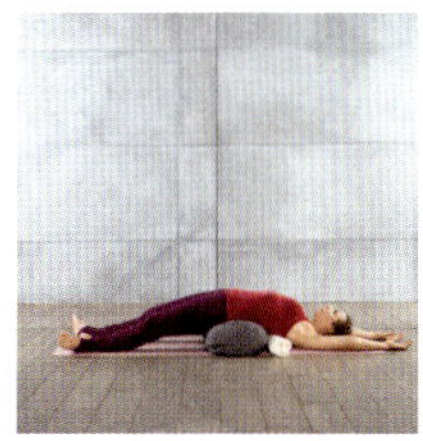
Regenbogenbrücke (Seite 80)

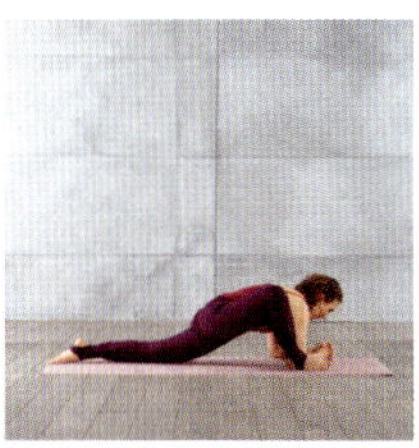
Drache (Seite 44 f.)

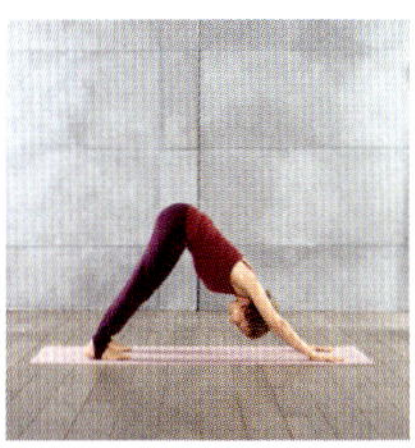
Herabschauender Hund (Seite 110)

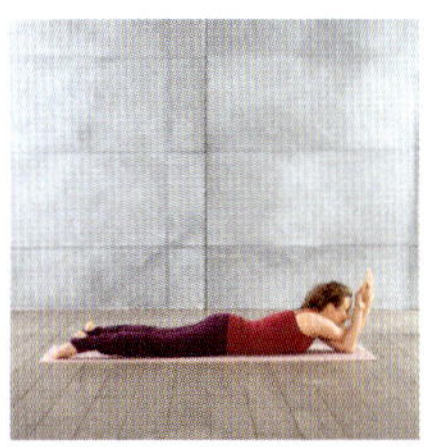
Sphinx mit Schulterdehnung (Seite 94 f.)

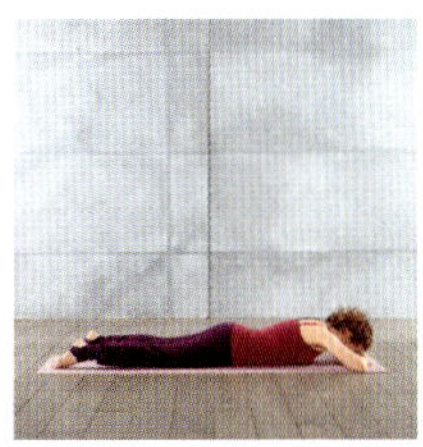
Entspannte Bauchlage (Seite 40)

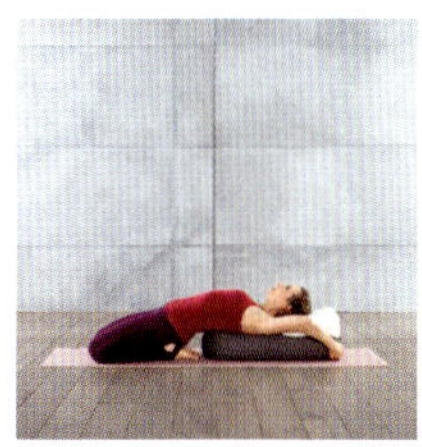
Sattel (Seite 82 f.)

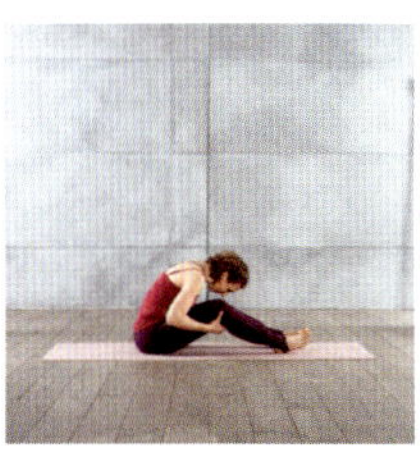
Kutscher (Seite 78 f.)

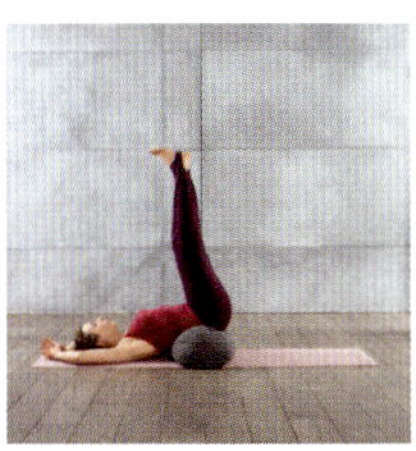
Gestützter Schulterstand (Seite 51)

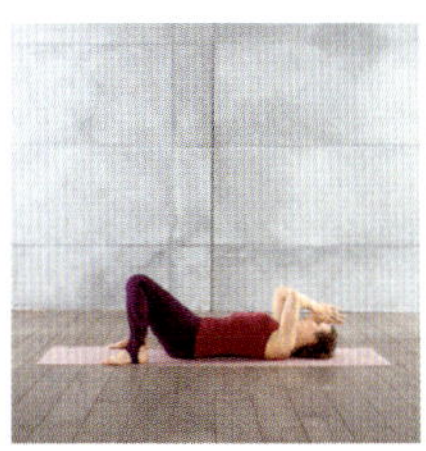
Entspannungspose (Seite 42)

Schutzmeditation (Seite 122)

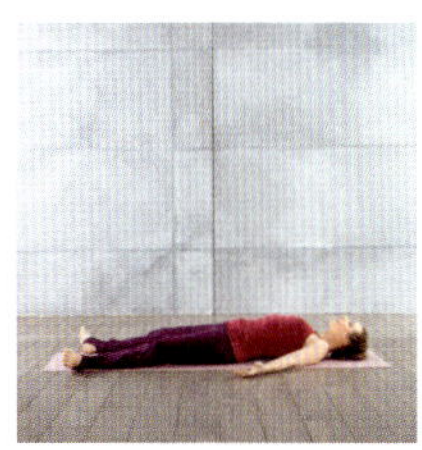
Entspannte Rückenlage (Seite 41)

Starkes Schwitzen

Schwitzen ist ein gesunder Prozess, der Körper reguliert dadurch seine Temperatur und bringt Giftstoffe nach außen. Wer jedoch übermäßig schwitzt, fühlt sich oftmals in seiner Lebensqualität eingeschränkt und schämt sich eventuell für Schweißränder unter den Achseln, Schweißperlen auf der Stirn oder schwitzige Hände und Füße.

Aus ganzheitlicher Sicht steht übermäßiges Schwitzen für den Verlust von Lebenskraft. Da Schweiß über die Haut nach außen dringt, kann es aber genauso bedeuten, dass die Person unbewusst nahen Körperkontakt zu vermeiden versucht. Schließlich ist auch eine Form von Angstschweiß denkbar, wenn man das Gefühl hat, ständig aufpassen zu müssen und anderen nicht trauen zu können. Beim starken Schwitzen ist die Yin-Yoga-Praxis sehr hilfreich, da sie einen kühlenden Effekt auf den Körper hat.

Mögliche Reflexionsfragen sind:
Wovor habe ich in meinem Innersten Angst?
Wodurch überanstrenge ich mich und welche hitzigen Emotionen unterdrücke ich?

Aus Sicht der TCM unterscheidet man zwischen drei Ursachen:

- Wenn eine übermäßige Wärme von innen kommt, dann gilt es, den Auslöser zu erkennen und zu beseitigen.
- Der Schweiß bei Bewegung oder Sport reguliert die Körpertemperatur und ist damit gesund und wichtig.
- Bei Spontanschweiß werden Niere (bringt das Wasser raus), Milz (holt Wasser aus der Nahrung), Lunge (schickt Wasser nach unten und reguliert die Oberfläche) und Herz (spielt eine wichtige Rolle bei der emotionalen Komponente des Schweißes) behandelt.

Wer viel schwitzt, sollte reichlich stilles Wasser (am besten raumtemperiert) trinken, um den Flüssigkeitshaushalt im Körper in Balance zu halten. Salbeitee eignet sich ebenfalls sehr gut, denn er wirkt schweißhemmend. Da über den Schweiß auch Salze und Elektrolyte ausgeschieden werden, ist es ratsam, naturbelassenes Ur- oder Steinsalz zu verwenden, das im Gegensatz zu Tafelsalz noch Mineralstoffe und Spurenelemente enthält. Zu scharfe Gewürze können das Schwitzen begünstigen. Zinkreiche Lebensmittel wie Hefeflocken, Hülsenfrüchte, Nüsse, Pilze, Vollkornbrot und Gemüse können die Schweißbildung hemmen.

Zusätzlich zur **Meridianmassage** (Seite 32 f.), bei der in diesem Fall der Dickdarmmeridian gegen die Fließrichtung und der Nierenmeridian in Fließrichtung behandelt wird, empfehle ich dir diese **Yin-Yoga-Sequenz:**

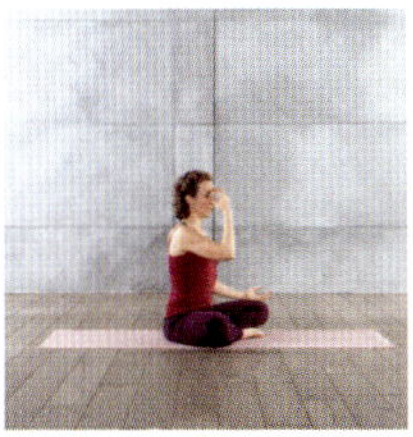
Wechselatmung (Seite 121)

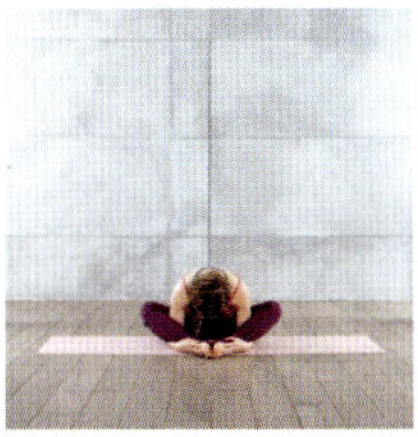
Schildkröte (Seite 84)

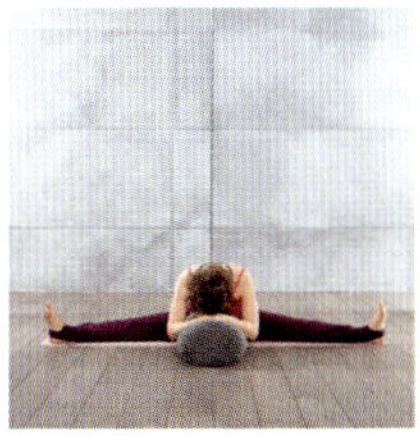
Libelle (Seite 64 f.)

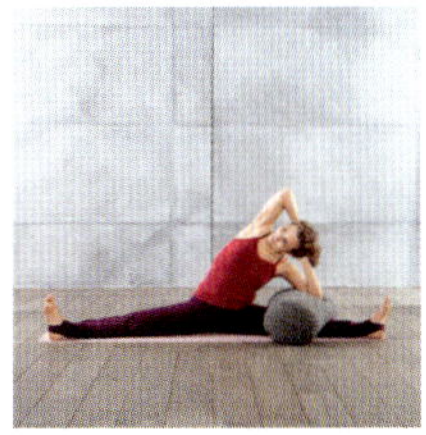
Libelle mit Seitbeuge (Seite 64 f.)

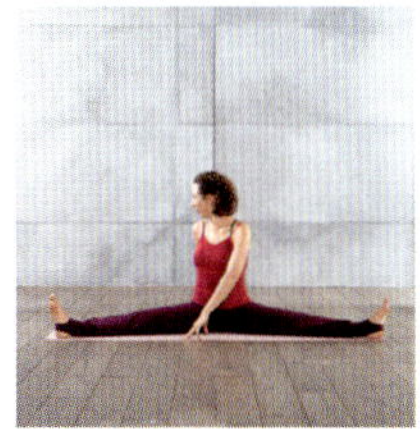
Libelle mit Drehung (Seite 64 f.)

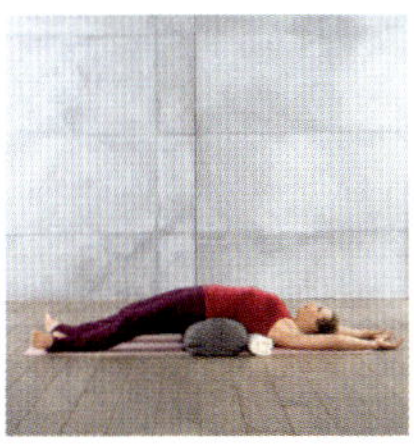
Regenbogenbrücke (Seite 80)

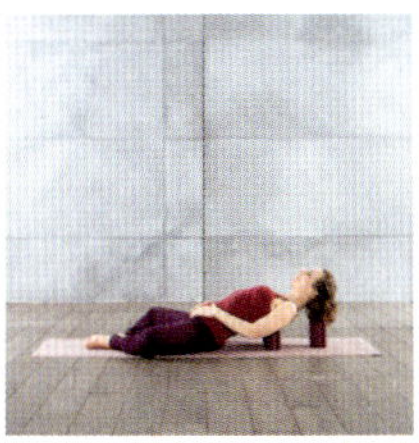
Liegender Schmetterling (Seite 69)

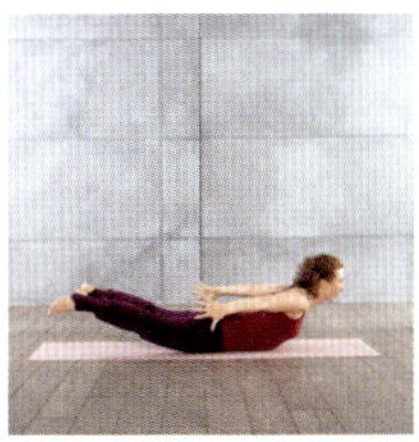
Kleinkind (Seite 113)

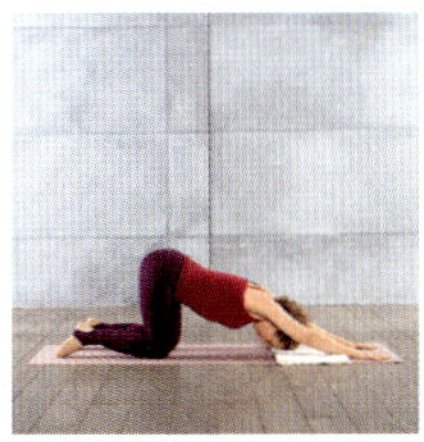
Öffnende Herzstellung (Seite 75)

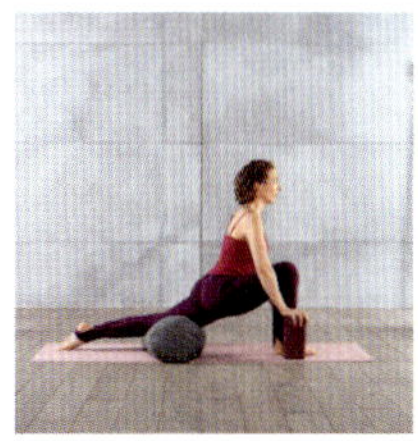
Drache mit Blöcken und Yogarolle (Seite 44 f.)

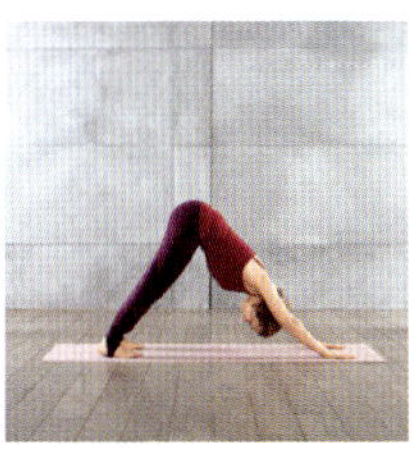
Herabschauender Hund (Seite 110)

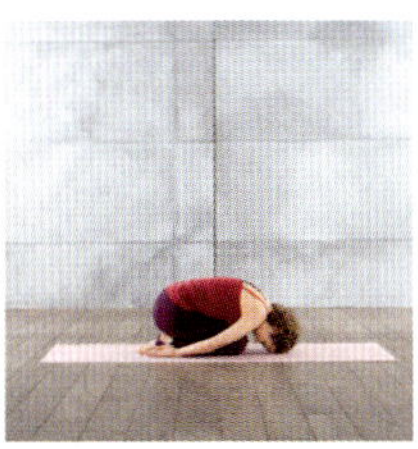
Kindshaltung (Seite 58)

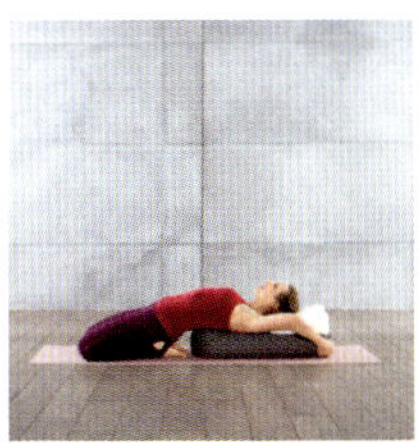
Sattel (Seite 82 f.)

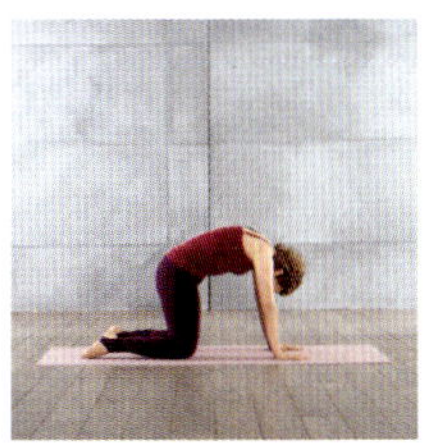
Katze und Kuh (Seite 112)

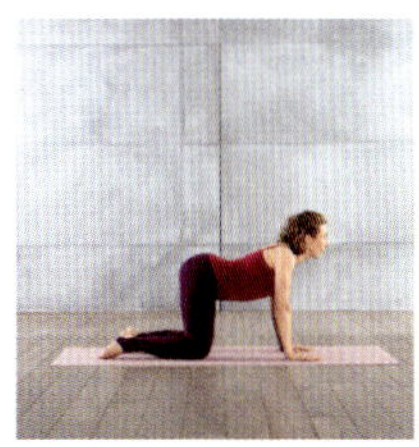
Katze und Kuh (Seite 112)

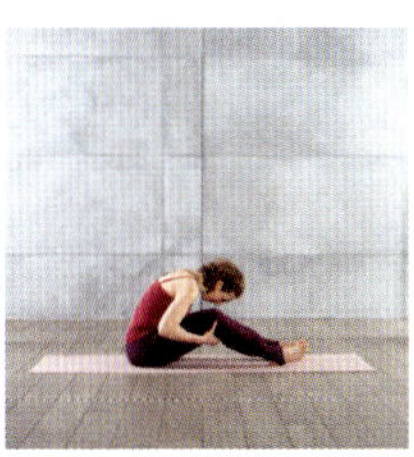
Kutscher (Seite 78 f.)

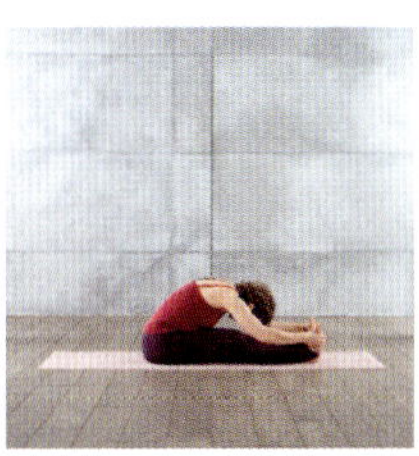
Raupe mit Akupressurpunkt (Seite 78 f.)

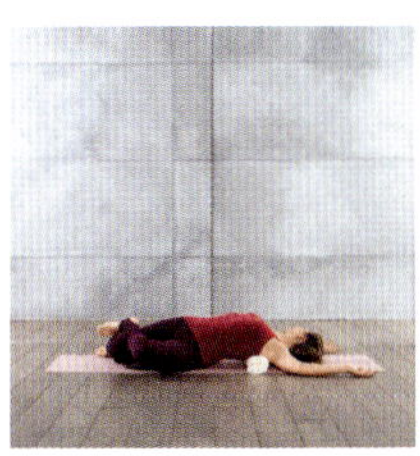
Scheibenwischer mit Herzöffnung (Seite 81)

Stillemeditation (Seite 123)

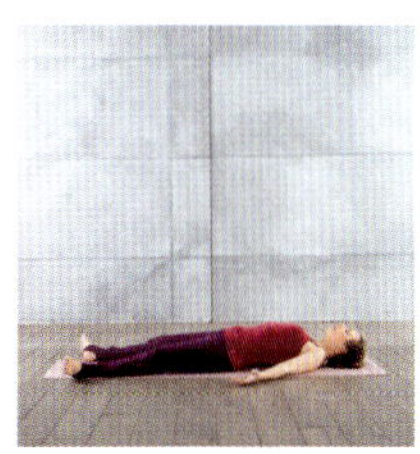
Entspannte Rückenlage (Seite 41)

Unfruchtbarkeit

Ein nicht erfüllter Kinderwunsch trifft heute viel mehr Paare als früher. Mögliche Ursachen dafür können die Belastung der Umwelt, weniger Nährstoffe in unseren Nahrungsmitteln, mangelnde Fürsorge für sich selbst oder negativer Stress sein. Nicht zu unterschätzen ist auch die eigene hohe Erwartungshaltung, als gesunde Frau sehr schnell und problemlos schwanger werden zu müssen.

Sowohl in der TCM als auch im Ayurveda rät man Paaren, die sich ein Kind wünschen, vor der Empfängnis zu entschlacken, damit das ungeborene Baby die besten Voraussetzungen hat, gesund zu werden. Diese Empfehlung gilt auch bei unerfülltem Kinderwunsch. Zum Entschlacken gehört eine vitamin- und nährstoffreiche basische Ernährung mit viel frischem Obst, Gemüse und Salat, Nüssen, Samen, Vollkornprodukten, Kräutern und Wildkräutern, Kartoffeln, Gewürzen, Kokos-, Sesam- oder Olivenöl, stillem Wasser und Kräutertees. Sie wirkt in der Regel auch von ganz allein Übergewicht entgegen – einem weiteren Faktor, der bei Unfruchtbarkeit eine Rolle spielen kann. Genussgifte wie Koffein, Nikotin, Tabak, Alkohol und Zucker stören den Entschlackungsprozess und sollten währenddessen weitestgehend reduziert werden. Zudem sind Darmreinigungskuren empfehlenswert. Da Stress ebenso für Unfruchtbarkeit verantwortlich sein kann, ist die Yin-Yoga-Praxis bestens geeignet, denn sie beeinflusst das gesamte vegetative Nervensystem positiv.

Aus ganzheitlicher Sicht kommt es zu einer Schwangerschaft, wenn einerseits die Eltern bereit sind, eine Seele in Empfang zu nehmen, und sich andererseits die Seele dieses Elternpaar ausgesucht hat.

Mögliche Reflexionsfragen sind:

Bin ich in meinem Innersten wirklich bereit für ein Kind?
Sorge ich genügend für mich selbst und habe ich genügend Kraft und Energie, um einen anderen Menschen zu versorgen?
Wie kann ich besser loslassen und mehr ins Vertrauen gehen?

Die TCM therapiert bei unerfülltem Kinderwunsch besonders Niere, Herz und Uterus mit den Verbindungen zu den acht außerordentlichen Gefäßen (siehe Seite 18), Leber, Magen und Milz.

Zusätzlich zur **Meridianmassage** (Seite 32 f.) empfehle ich dir diese **Yin-Yoga-Sequenz:**

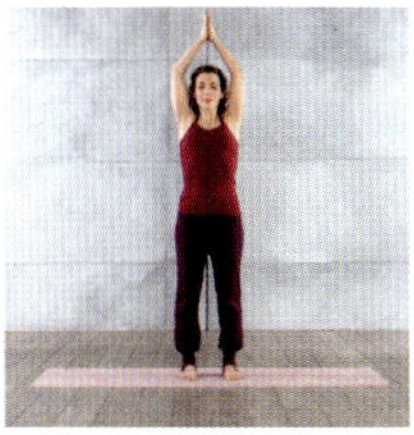
Energieatmung (Seite 118)

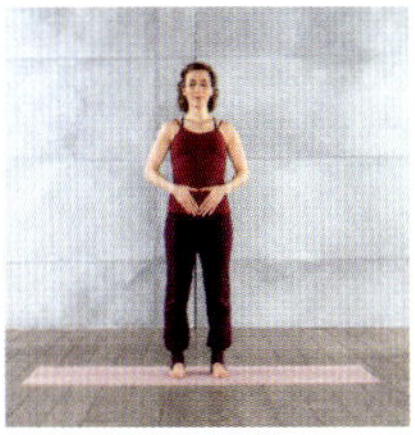
Energieatmung (Seite 118)

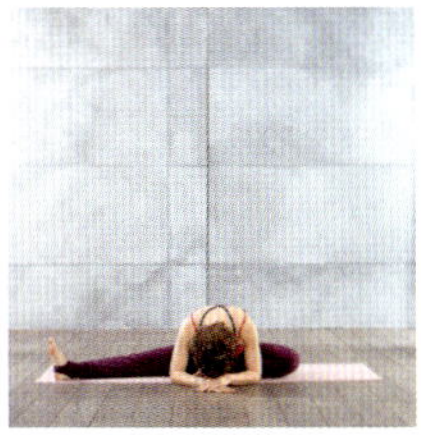
Halbe Libelle (Seite 64 f.)

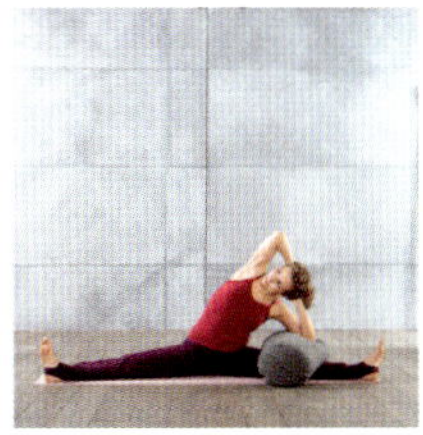
Libelle mit Seitbeuge (Seite 64 f.)

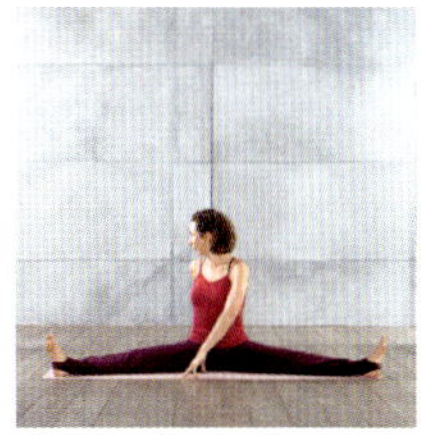
Libelle mit Drehung (Seite 64 f.)

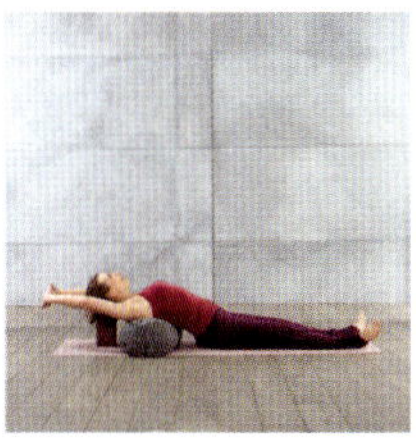
Fisch (Seite 43)

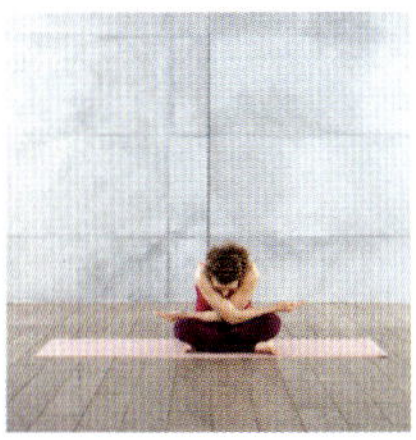
Schneidersitz mit Arm- und Schulterdehnung (Seite 85)

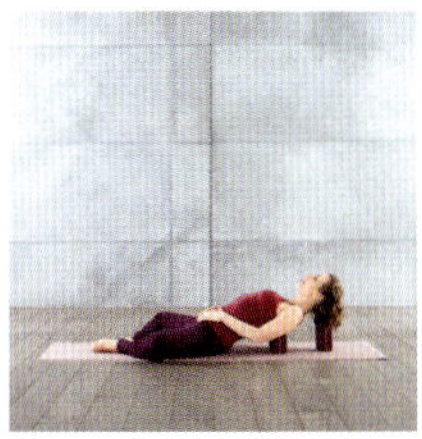
Liegender Schmetterling (Seite 69)

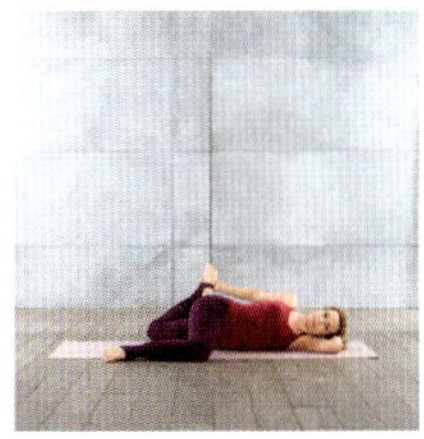
Liegende Katze (Seite 68)

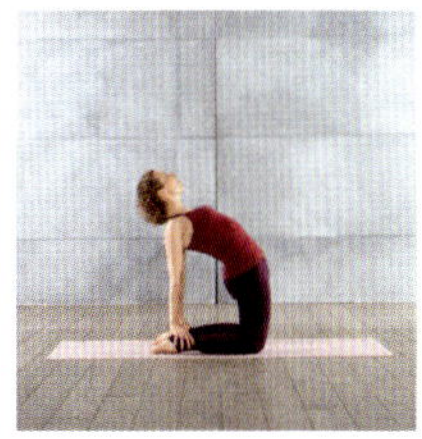
Kamel (Seite 111)

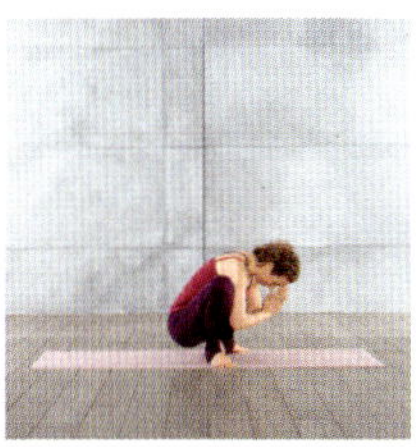
Hocke (Seite 57)

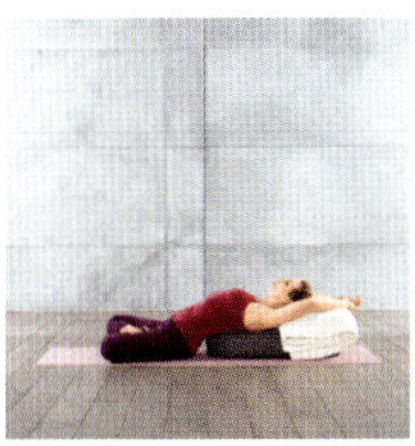
Halber liegender Lotus (Seite 56)

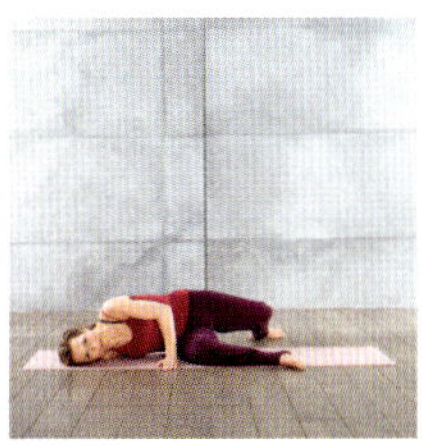
Offene Flügel (Seite 59)

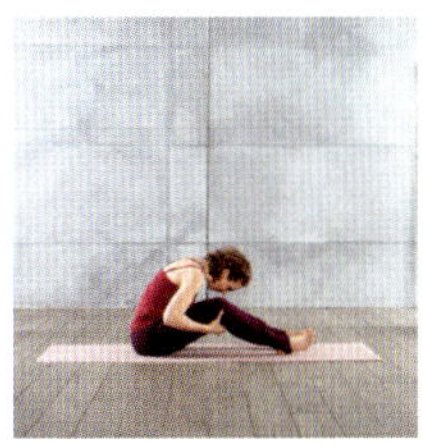
Kutscher (Seite 78 f.)

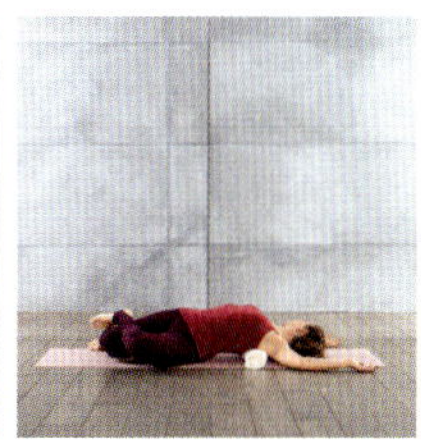
Scheibenwischer mit Herzöffnung (Seite 81)

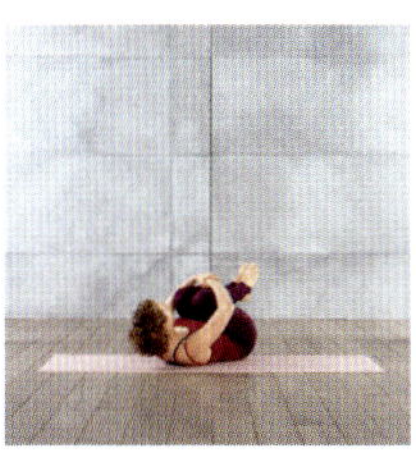
Päckchen (Seite 114)

Bauchmassage mit den Händen oder mit Ball (Seite 39)

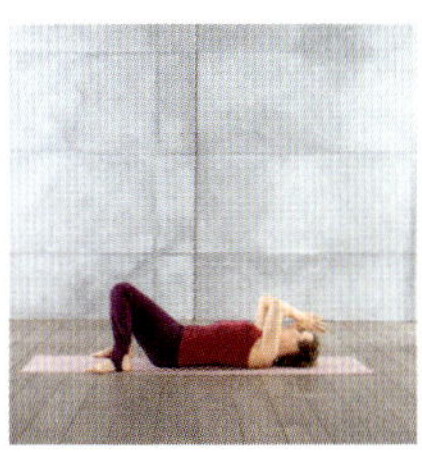
Entspannungspose (Seite 42)

Schutzmeditation (Seite 122)

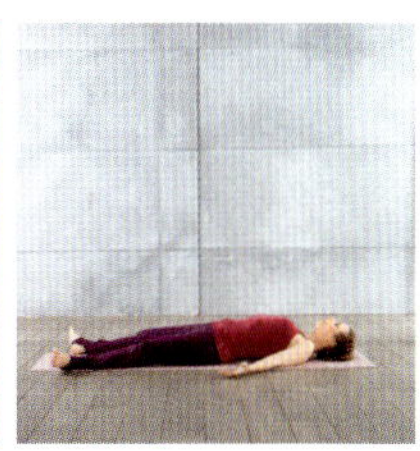
Entspannte Rückenlage (Seite 41)

Unruhe

Die Ursachen für eine allgemeine Unruhe sind schwer zu benennen. Unruhe oder Nervosität ist in manchen Situationen ganz normal – zum Beispiel bei öffentlichen Auftritten oder vor Prüfungen und wichtigen Gesprächen mit dem Chef. Auch der übermäßige Konsum von Koffein, Alkohol oder Zucker kann Unruhe provozieren. Sensitive Menschen reagieren bereits auf geringe Mengen dieser Genussmittel. Häufig ist eine allgemeine Unruhe aber schlicht Folge von zu viel Stress. Lastet große Verantwortung auf den Schultern und ist der Terminkalender permanent überladen, fällt das Abschalten schwer. Ein weiterer Ruheräuber ist die Reizüberflutung, der wir heutzutage ausgesetzt sind, möglicherweise auch zu viel Elektrosmog im nächsten Umfeld. Schließlich können bestimmte Krankheiten Unruhezustände bedingen, etwa Herzbeschwerden, Depressionen oder eine Schilddrüsenüberfunktion. Auch in den Wechseljahren ist eine allgemeine Unruhe nicht ungewöhnlich.

Wenn du dich häufiger unruhig fühlst, empfehle ich dir eine tägliche Meditationspraxis. Ebenso förderlich sind Atemübungen, bei denen du dich immer wieder bewusst mit deinem Atem verbindest. Gerade bei Unruhezuständen kann der eigene Atem wie ein innerer Anker wirken, der uns wieder Sicherheit und Gelassenheit gibt. Auch die Yin-Yoga-Praxis schenkt eine wunderbar ruhige Energie, die insbesondere bei einer gewissen Regelmäßigkeit sehr nachhaltig wirken kann. Manchmal hilft auch ein Auspowern auf der körperlichen Ebene. Ob Joggen an der frischen Luft, Trampolinspringen oder Zumba – fordernde sportliche Aktivitäten eignen sich sehr gut, um schnell überschüssige Anspannungen abzubauen.

Aus ganzheitlicher Sicht steht die allgemeine Unruhe für ein seelisches Ungleichgewicht. Möglicherweise sind die eigenen Ansprüche zu hoch, man ist mit sich selbst nicht im Reinen oder hat den Kontakt zur inneren Mitte verloren. Innere Anspannung wird möglicherweise nicht erkannt, kann somit nicht verarbeitet werden und staut sich auf.

Mögliche Reflexionsfragen sind:

Was schenkt mir innere Ruhe und Gelassenheit?
Was macht mich nervös und wie kann ich diese Faktoren beeinflussen?
Was fehlt mir, um mich wieder ganz in meiner Mitte zu fühlen?

In der TCM behandelt man bei Unruhe Leber, Dickdarm, Herz und Nieren.

Zusätzlich zur **Meridianmassage** (Seite 32 f.) empfehle ich dir diese **Yin-Yoga-Sequenz:**

Schüttelübung (Seite 92)

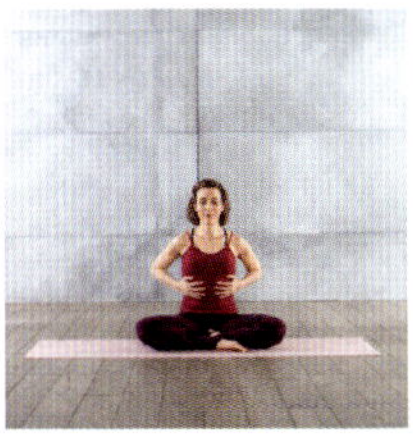

Vollatmung mit verlängerter Ausatmung (Seite 120)

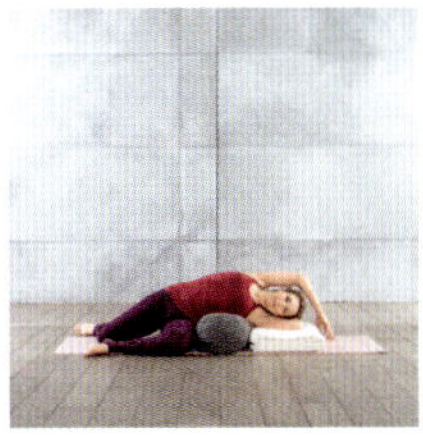

Liegende Banane (Seite 66)

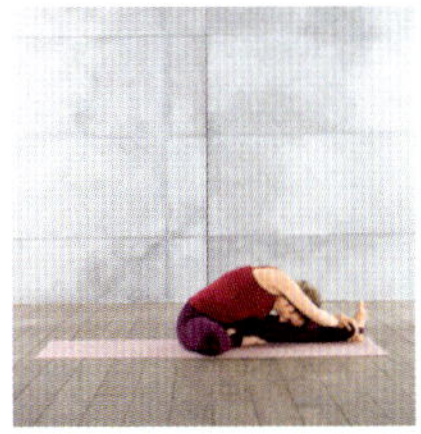

Halber Schmetterling (Seite 54 f.)

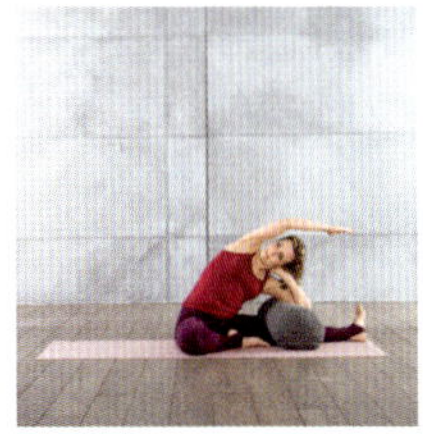

Halber Schmetterling mit Seitbeuge (Seite 54 f.)

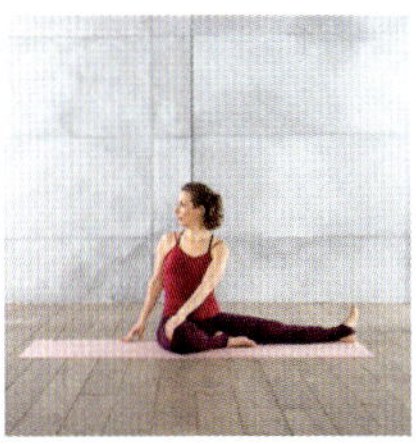

Halber Schmetterling mit Drehung (Seite 54 f.)

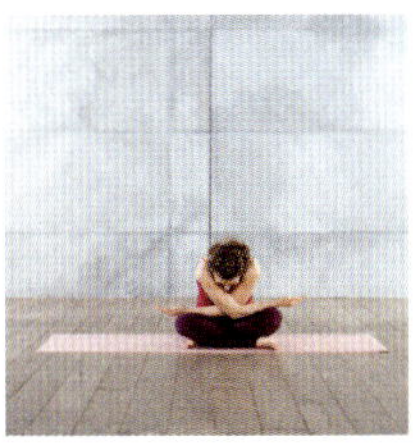

Schneidersitz mit Arm- und Schulterdehnung (Seite 85)

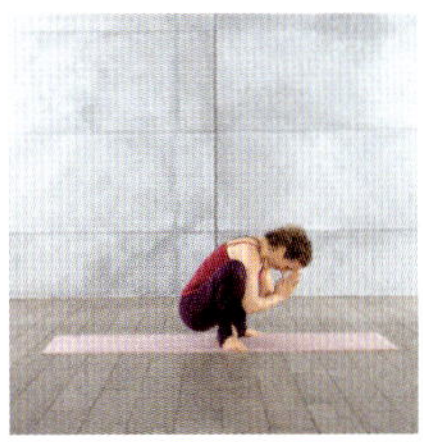

Hocke (Seite 57)

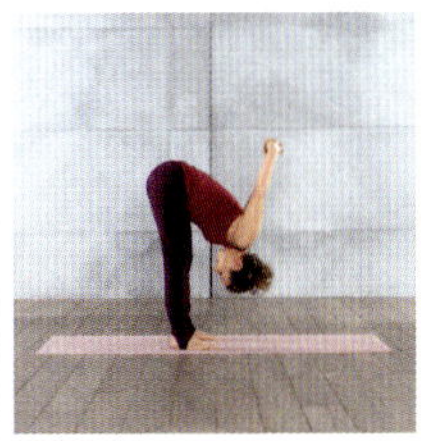

Stehende Vorbeuge mit Armdehnung (Seite 96 f.)

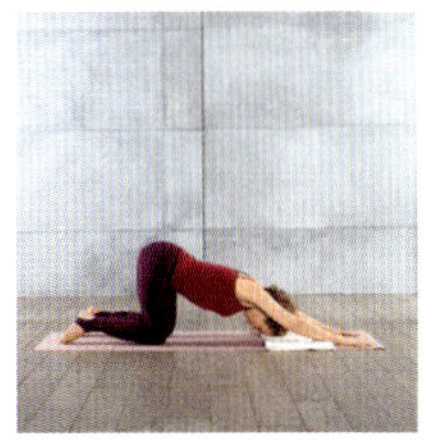

Öffnende Herzstellung (Seite 75)

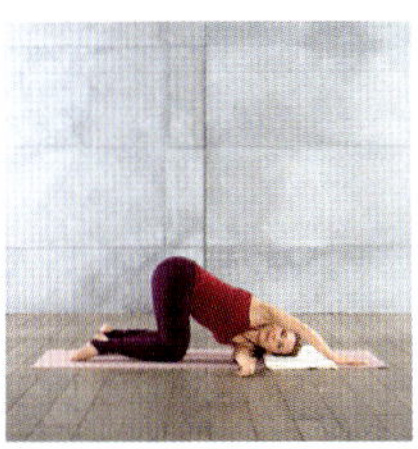

Öffnende Herzstellung mit Drehung (Seite 75)

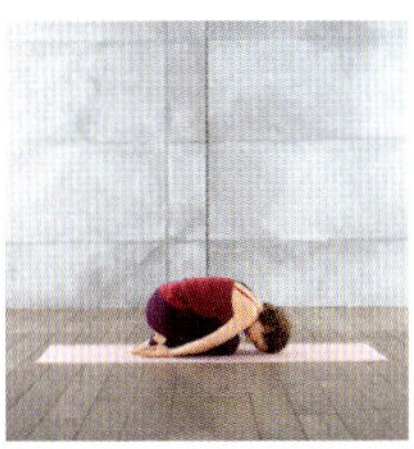

Kindshaltung (Seite 58)

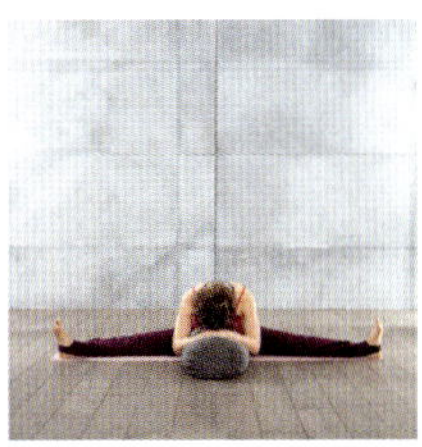

Libelle (Seite 64 f.)

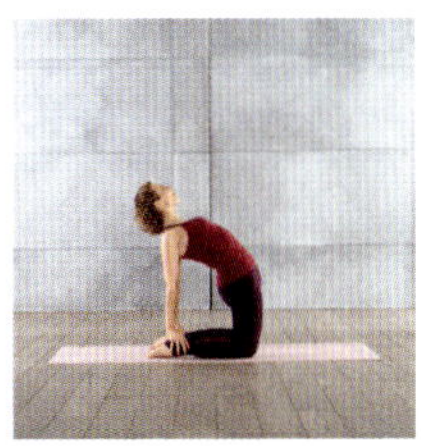

Kamel (Seite 111)

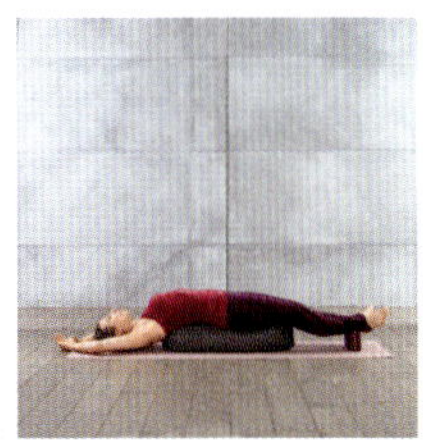

Gestützte Schulterbrücke (Seite 50)

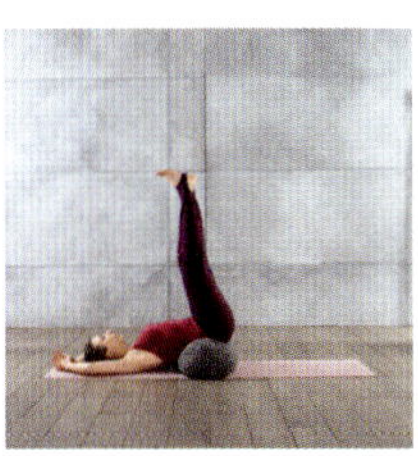

Gestützter Schulterstand (Seite 51)

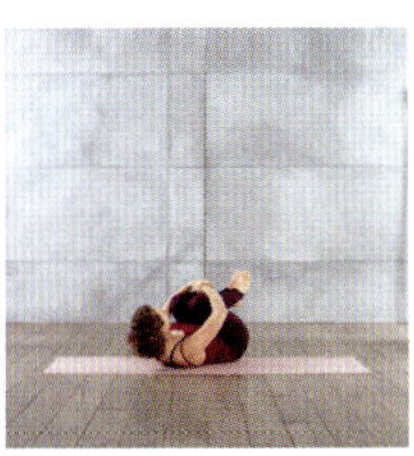

Päckchen (Seite 114)

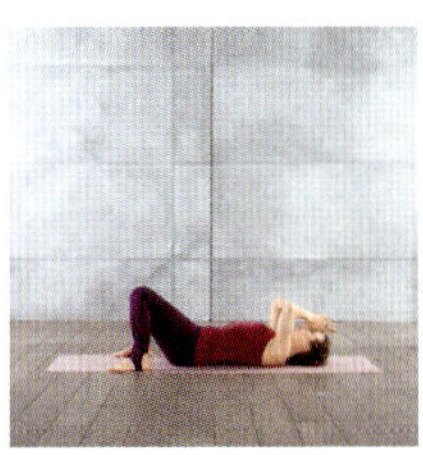

Entspannungspose (Seite 42)

Stillemeditation (Seite 123)

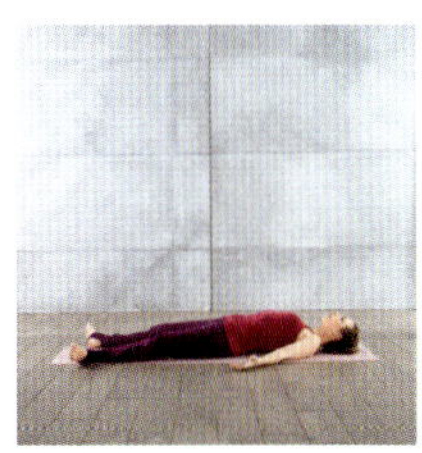

Entspannte Rückenlage (Seite 41)

Unsicherheit und Unentschlossenheit

Eine gewisse Unsicherheit oder Unentschlossenheit kennt bestimmt jeder. Schließlich gibt es Entscheidungen, die reichlich überlegt werden sollten, zum Beispiel ein Jobwechsel oder ein Umzug. Viele Dinge können wir aber rein intuitiv entscheiden und auf unsere innere Stimme hören. Doch der Verstand versucht oft, sich einzumischen. Die Intuition reagiert immer zuerst – es ist der erste Impuls, den wir verspüren, wenn wir uns mit etwas befassen. Der Verstand meldet sich erst kurz danach zu Wort. Das sind die Momente, in denen wir uns unsicher fühlen und zwischen innerer Stimme und Verstand hin- und hergerissen sind. Bei manchen Menschen ist diese Verunsicherung jedoch sehr ausgeprägt. Sie quälen sich mit der Entscheidungsfindung und brauchen immer wieder Bestätigung, bevor sie einen Entschluss fassen. Eine starke Unsicherheit lässt sich auch bei Suchterkrankungen, Depressionen oder Angststörungen beobachten.

Wenn Unentschlossenheit ein großes Thema für dich ist, dann versuche, dich schrittweise wieder an deine eigenen Entscheidungen heranzuwagen: Vertraue deinem inneren Impuls! Probiere das zuerst bei kleinen Dingen aus, die keine allzu große Bedeutung haben, und steigere dich mit der Zeit immer mehr. Beobachte, wie es sich anfühlt, eine Entscheidung getroffen zu haben. Sicher wirst du ein wenig stolz sein und dir immer häufiger und schneller zutrauen, Dinge allein zu entscheiden.

Aus ganzheitlicher Sicht hängt eine ausgeprägte Unentschlossenheit oder mangelnde Selbstsicherheit mit dem Verlust des inneren Selbstvertrauens zusammen. Der Kontakt zur inneren Stimme ist verloren gegangen und man möchte sich auf das Urteil von anderen verlassen können, um selbst keine Fehler zu machen. Dahinter kann ein hoher Perfektionsanspruch stecken, aber auch die Angst, von anderen keine Anerkennung zu erfahren.

Mögliche Reflexionsfragen sind:

Warum habe ich Angst vor Entscheidungen?
Was könnte schlimmstenfalls passieren, wenn ich eine falsche Entscheidung treffe?
Was muss ich tun, um meiner inneren Stimme wieder vertrauen zu können?

Aus Sicht der TCM ist Unentschlossenheit ein Zeichen für eine schwache Gallenblase. Die Leber, die mit der Gallenblase einen Funktionskreis bildet, steht für die Entschluss- und Entscheidungsfreudigkeit, die Gallenblase für den Mut, den Entschluss umzusetzen.

Zusätzlich zur **Meridianmassage** (Seite 32 f.) empfehle ich dir diese **Yin-Yoga-Sequenz:**

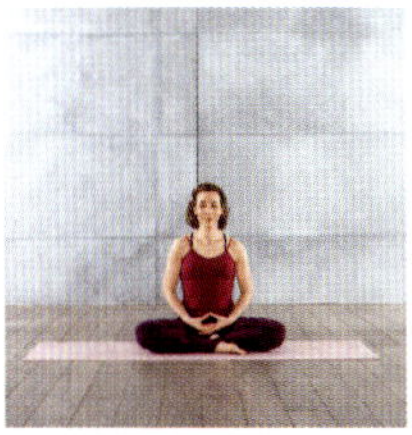

Ujjayi-Atmung (Seite 119)

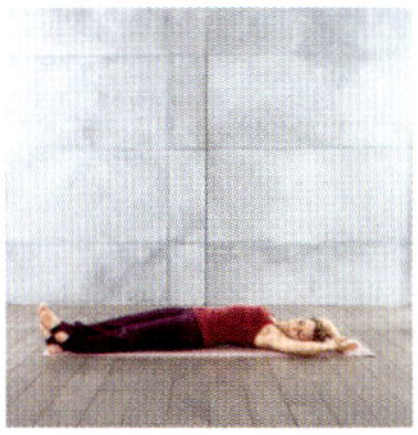

Liegender Halbmond (Seite 67)

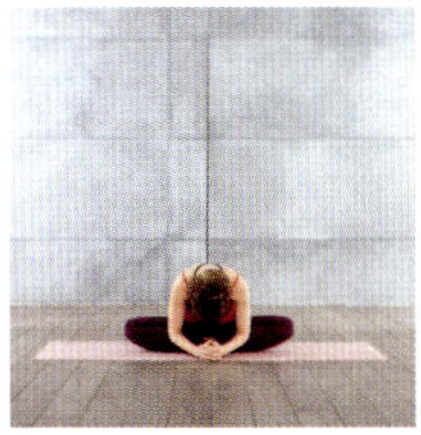

Schmetterling (Seite 88 f.)

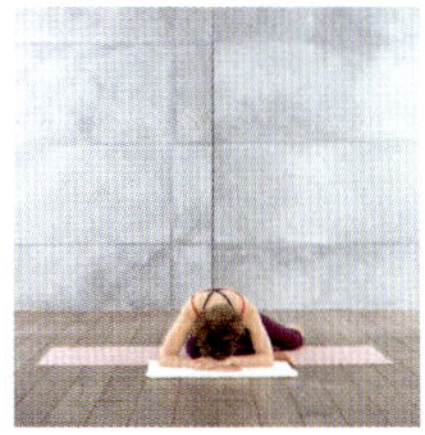

90-90-Position (Seite 74)

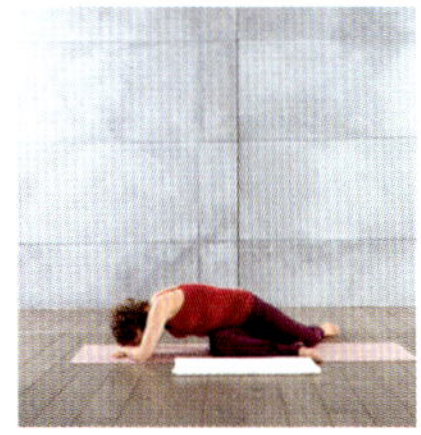

90-90-Position mit Drehung (Seite 74)

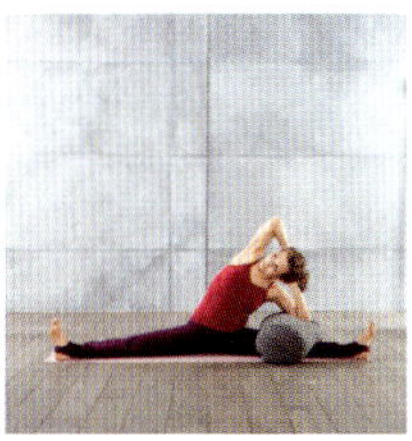

Libelle mit Seitbeuge (Seite 64 f.)

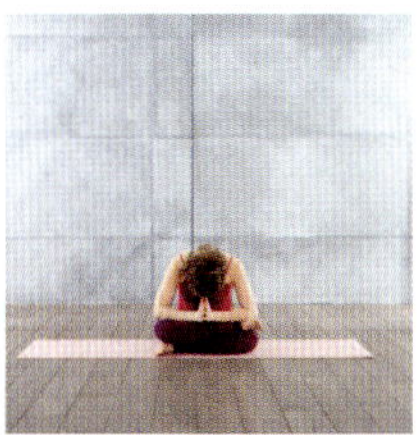

Quadrat (Seite 76 f.)

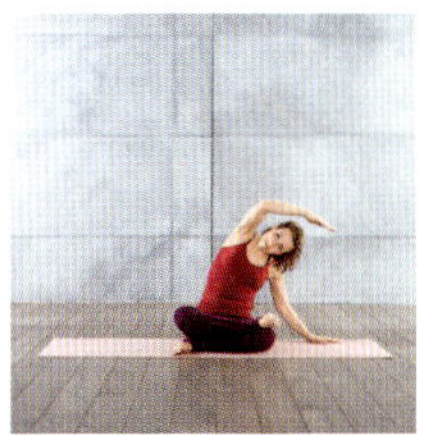

Quadrat mit Seitbeuge (Seite 76 f.)

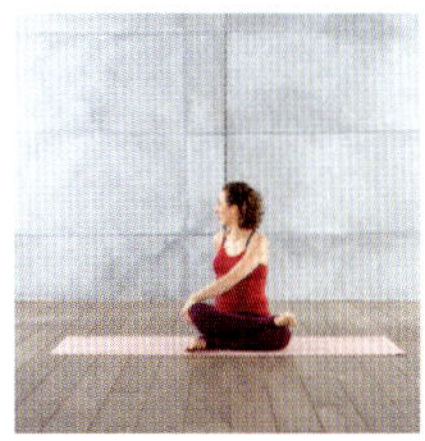

Quadrat mit Drehung (Seite 77)

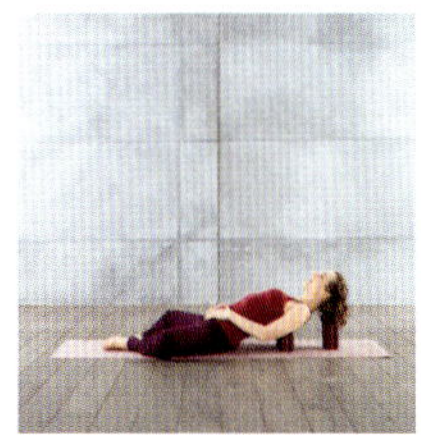

Liegender Schmetterling (Seite 69)

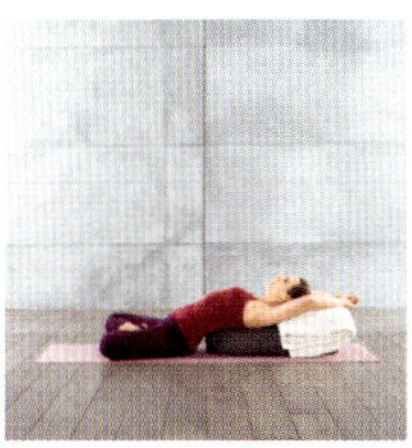

Halber liegender Lotus (Seite 56)

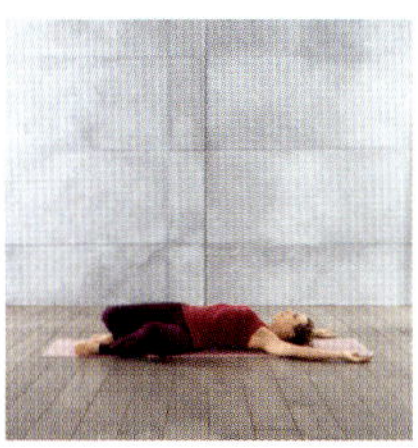

Dynamischer Scheibenwischer (Seite 108)

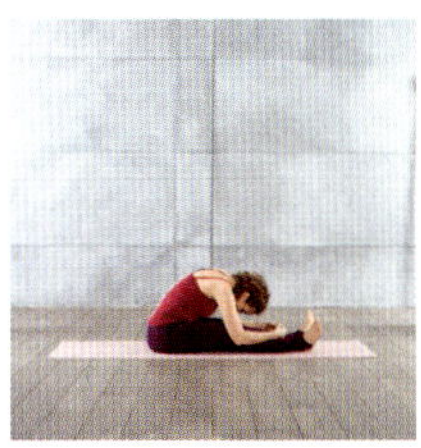

Raupe (Seite 78 f.)

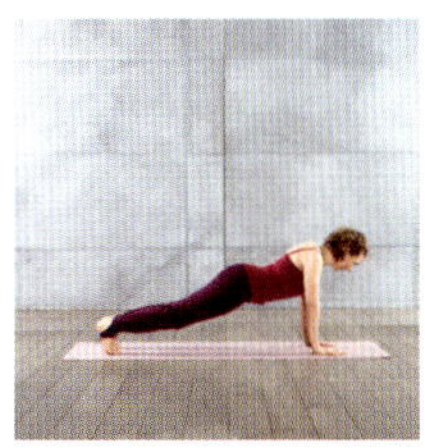

Brett (Seite 106)

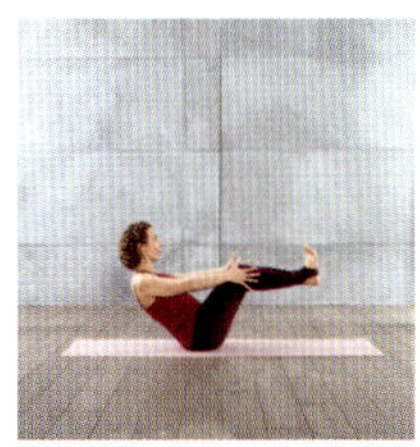

Boot (Seite 105)

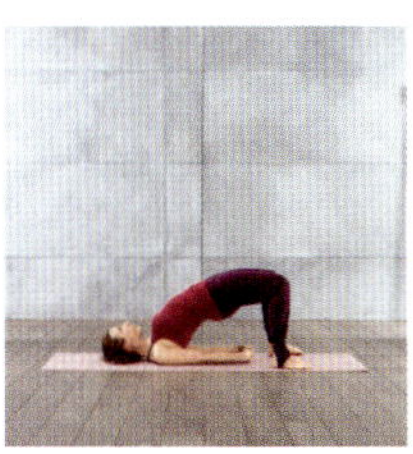

Aktive Schulterbrücke (Seite 104)

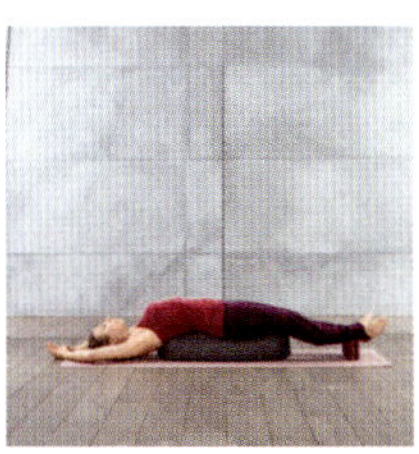

Gestützte Schulterbrücke (Seite 50)

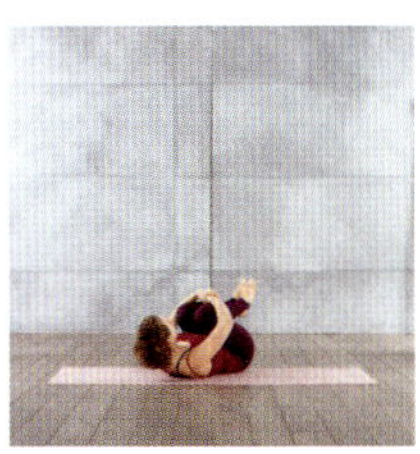

Päckchen (Seite 114)

Stillemeditation (Seite 123)

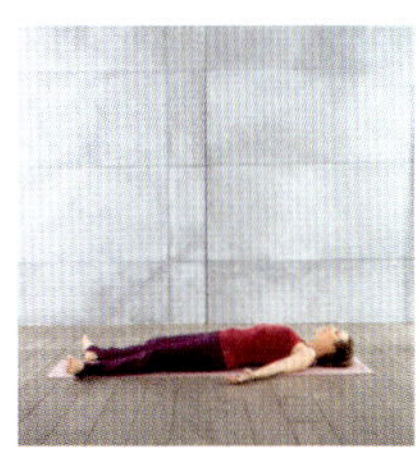

Entspannte Rückenlage (Seite 41)

Verdauungsbeschwerden

Verdauungsbeschwerden sind vielfältig, meist handelt es sich um Sodbrennen, Blähungen, Durchfall oder Verstopfung. Betroffene können jedoch viel für sich selbst tun: Ob Sport, Fitnessübungen am Arbeitsplatz oder konsequentes Treppensteigen – wer aktiv ist, regt damit die Darmfunktion an. Auch unsere Toilettengewohnheiten spielen eine Rolle. Die natürlichste Haltung zum Entleeren ist die Hocke. Durch unsere Sitztoiletten wird sie hier aber kaum noch praktiziert und die Verdauungsbeschwerden nehmen zu. Ein Grund dafür könnte sein, dass sich der Stuhl in der sitzenden Position nie ganz entleeren kann, da ein Teil des Darms abgeknickt und die Darmpassage erschwert wird. Eine einfache Lösung bietet ein gewöhnlicher Tritthocker, den man sich vor die Toilette stellt, um die Füße darauf zu erhöhen.

Aus ganzheitlicher Sicht hängen Verdauungsbeschwerden mit Eindrücken zusammen, die wir nicht verarbeiten können. Ganz häufig geht es dabei um das Thema Loslassen.

Mögliche Reflexionsfragen sind:
Welche Angelegenheiten habe ich noch nicht verdaut?
Welche Dinge liegen mir im Magen?
Was muss ich noch loslassen, um mich selbst zu befreien?

Aus Sicht der TCM gibt es sehr viele Fülle- und Leere-Muster, die unterschiedlichen Erkrankungen zuzuordnen sind – demnach kann grundsätzlich jeder Meridian eine Rolle spielen. Auf jeden Fall wird die Bauchmassage (Seite 39) empfohlen.

Ballaststoffe unterstützen die Darmfunktion und stecken vor allem in Obst, Salat, Gemüse, Vollkornprodukten, Hülsenfrüchten, Nüssen und Samen. Wichtig dabei: reichlich trinken! Blähungen werden oft durch Kohlgemüse und Hülsenfrüchte ausgelöst, einige Menschen reagieren aber auch auf ein Plus an Ballaststoffen. Hier gilt, auf den eigenen Körper zu achten. Entlastend wirken Koriander, Anis, Fenchel und Kümmel. Ein wahrer Alleskönner sind Flohsamenschalen, ein reines Naturprodukt, das sowohl bei Durchfall als auch bei Verstopfung hilft. Außerdem können Flohsamenschalen Giftstoffe aus dem Darm binden und hinausbefördern. Wer häufig unter Sodbrennen leidet, sollte auf Süßigkeiten, Weißmehlprodukte, Alkohol, Nikotin, Kaffee, Kohlensäure, Tomaten, scharfe Gewürze, Säfte, stark Gesalzenes und fettreiche Speisen verzichten.

Ich empfehle dir bei Verdauungsbeschwerden eine ausgeglichene **Yin-Yoga-Sequenz,** die alle Meridiane anspricht und den Bauchraum in alle Richtungen bewegt.

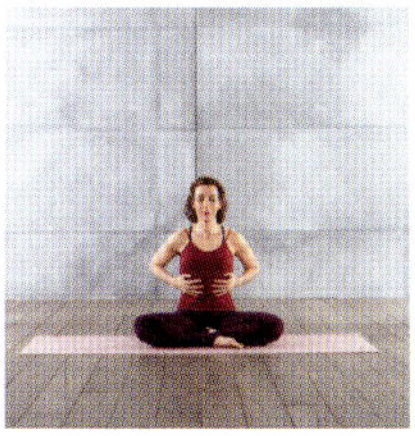

Vollatmung (Seite 120)

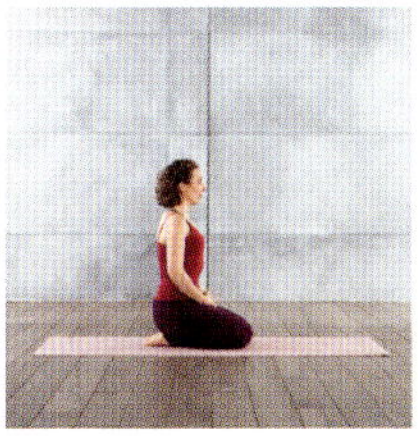

Fersensitz (Seite 46 f.)

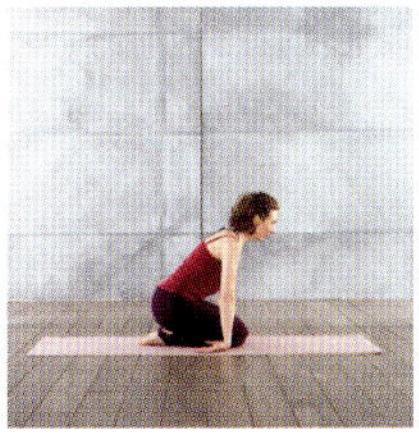

Fersensitz mit Handgelenksdehnung (Seite 46 f.)

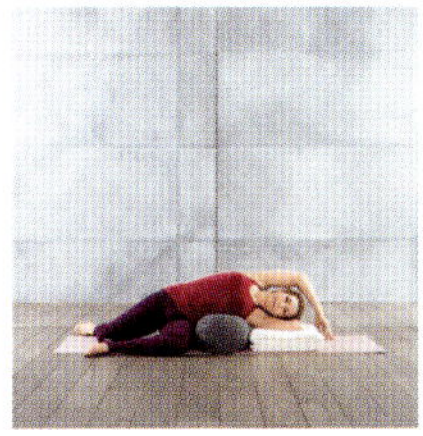

Liegende Banane (Seite 66)

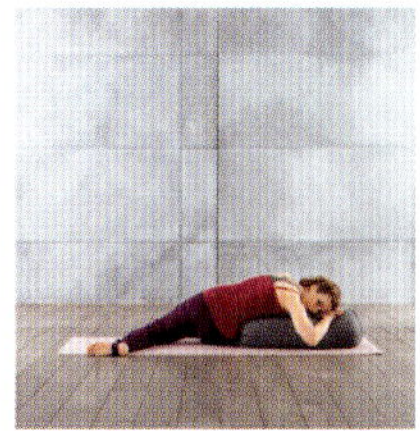

Sitzender Korkenzieher (Seite 93)

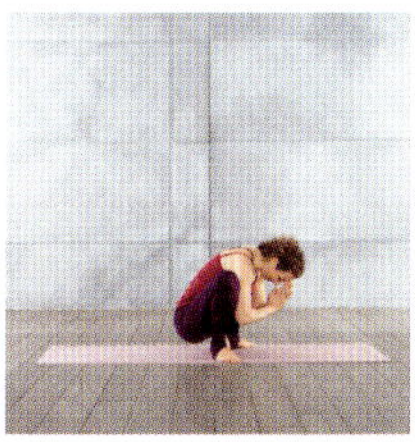

Hocke (Seite 57)

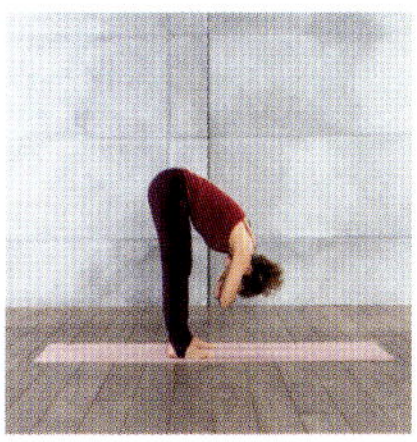

Stehende Vorbeuge (Seite 96 f.)

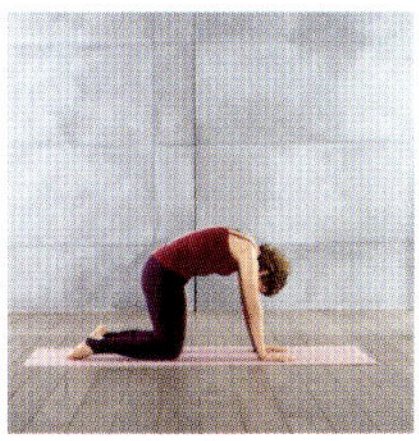

Katze und Kuh (Seite 112)

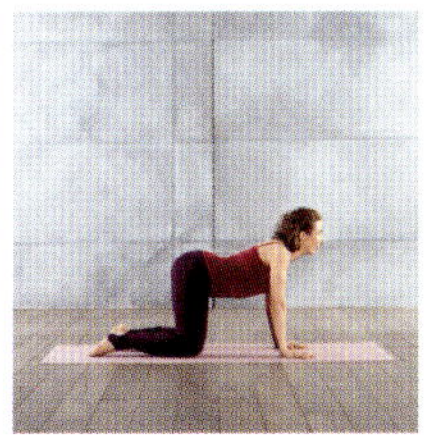

Katze und Kuh (Seite 112)

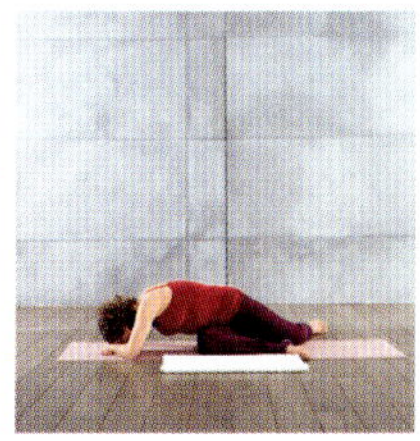

90-90-Position mit Drehung (Seite 74)

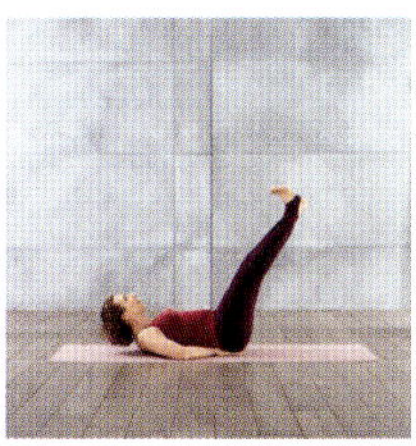

Gestreckte Beine (Seite 109)

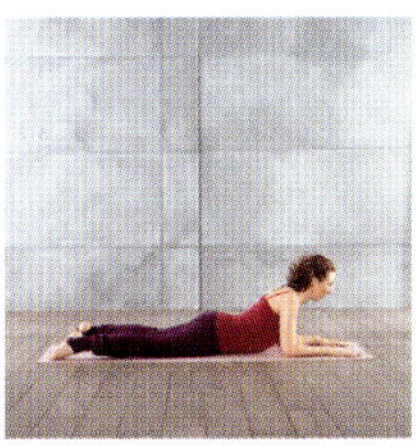

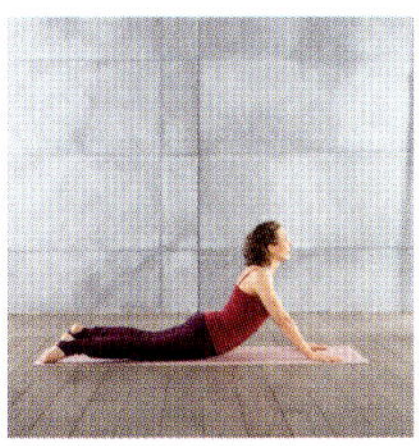

Sphinx (Seite 94 f.) oder Große Kobra (Seite 94 f.)

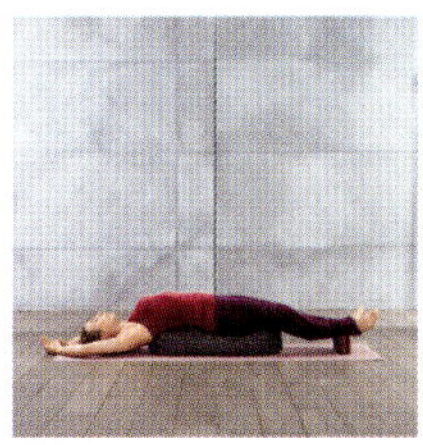

Gestützte Schulterbrücke (Seite 50)

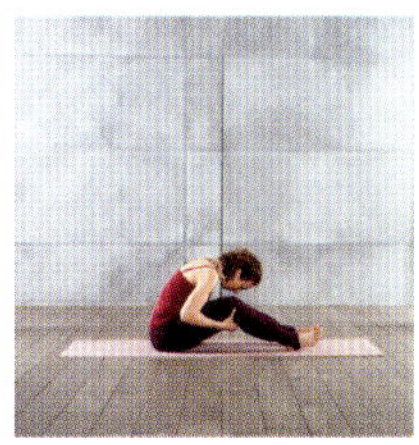

Kutscher (Seite 78 f.)

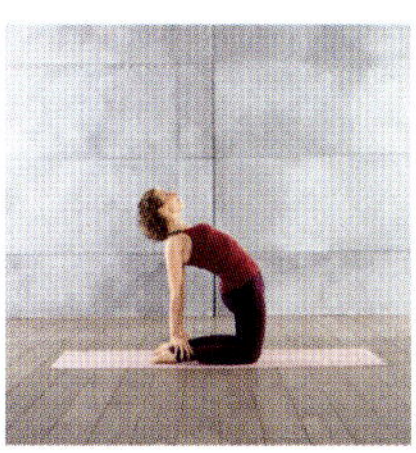

Kamel (Seite 111)

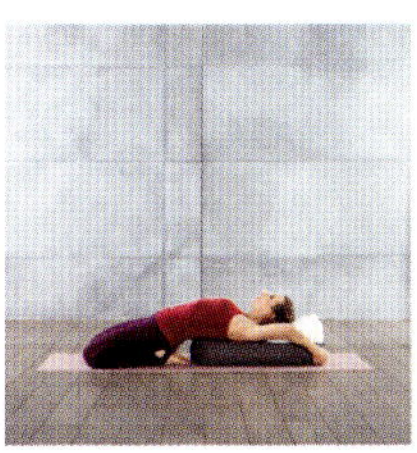

Sattel (Seite 82 f.)

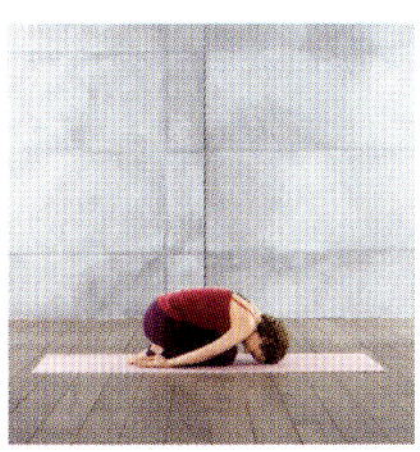

Kindshaltung (Seite 58)

Atemmeditation (Seite 123)

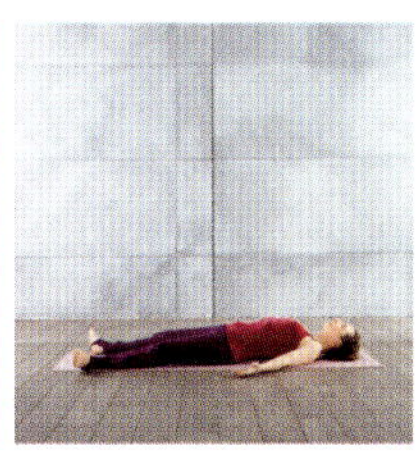

Entspannte Rückenlage (Seite 41)

Wut und Zähneknirschen

Jeder Mensch kennt Emotionen wie Freude, Trauer, Wut, Unsicherheit, Angst oder Liebe. Kinder leben ihre Gefühle noch voll aus. Je älter ein Mensch wird, desto mehr lernt er, seine Emotionen zu manipulieren, weil sie in der westlichen Kultur leider in »gut« oder »schlecht« kategorisiert werden. Dadurch können auf tiefer Ebene Krankheiten entstehen. Bei vielen Menschen äußern sich unterdrückte Emotionen auch in Zähneknirschen oder -pressen, besonders im Schlaf.

Aus ganzheitlicher Sicht sind Emotionen weder positiv noch negativ, auch wenn wir sie gern so bewerten. Emotionen kann man auf Dauer nicht unterdrücken oder verdrängen, sie bleiben, bis sie angenommen und akzeptiert werden. Erst dann können sie beginnen zu heilen. Da sich Emotionen auch im Körpergewebe verankern, können sie durch eine intensive Yin-Yoga-Praxis wieder an die Oberfläche kommen. Wenn das der Fall ist, vollzieht sich ein wertvoller Reinigungsprozess, der das Annehmen und Loslassen fördert.

Mögliche Reflexionsfragen sind:
Darf ich meine Emotionen ausleben oder unterdrücke ich sie?
Wie kann ich meine Glaubensmuster auflösen, dass Emotionen gut oder schlecht sind?
Was in mir möchte noch gesehen werden oder mehr Beachtung bekommen?

Aus Sicht der TCM gehören die Emotionen Wut und Zorn zum Funktionskreis Leber/ Gallenblase. Es kann sich hierbei auch um lang unterdrückte Emotionen oder gar Themen aus der Kindheit handeln, es muss nicht immer eine aktuelle Situation sein.

Wenn du dich selbst immer wieder mit Emotionen konfrontiert siehst, die du lieber verdrängen möchtest, dann versuche bitte diese kleine Meditation. Sitze dazu aufrecht oder komme in eine liegende Position. Erinnere dich an ein unangenehmes Gefühl – Wut, Ärger, Angst, Trauer oder was dir gerade in den Sinn kommt. Benenne dieses Gefühl und heiße es willkommen. Begegne deinen Emotionen und spüre sie offen ohne Ablehnung. Frage sie auch, warum sie da sind und was sie dir zeigen möchten. Beobachte, wie sich deine Emotionen wandeln, je mehr du dich mit ihnen befasst. Vielleicht verlieren sie ihre Intensität und wirken gleich etwas weniger bedrohlich. Wenn du deine Gefühle akzeptierst, kannst du sie über den Prozess des Annehmens auch besser loslassen.

Zusätzlich zur **Meridianmassage** (Seite 32 f.) empfehle ich dir diese **Yin-Yoga-Sequenz:**

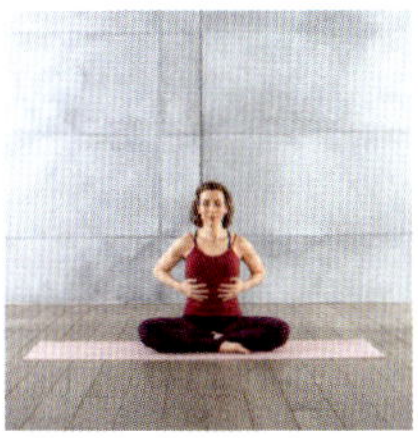
Vollatmung mit verlängerter Ausatmung (Seite 120)

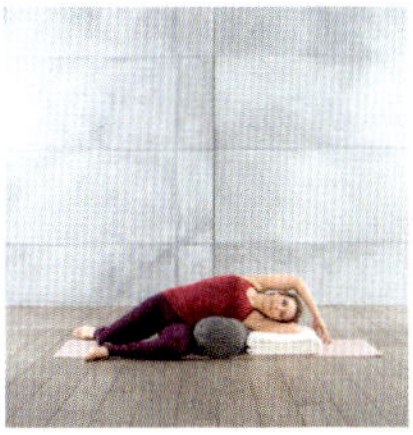
Liegende Banane (Seite 66)

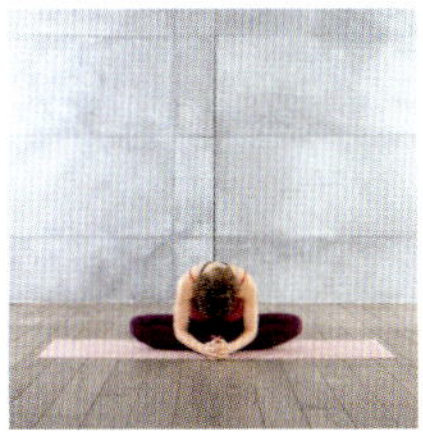
Schmetterling (Seite 88 f.)

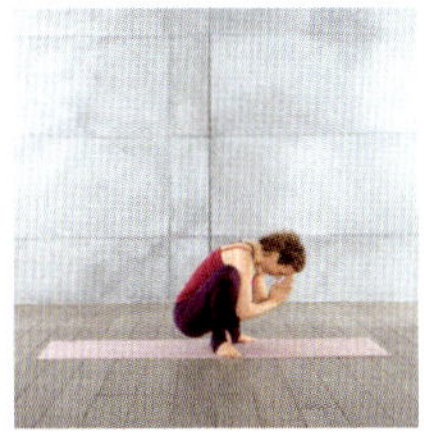
Hocke (Seite 57)

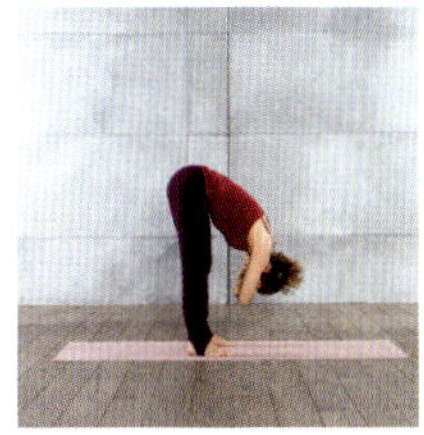
Stehende Vorbeuge (Seite 96 f.)

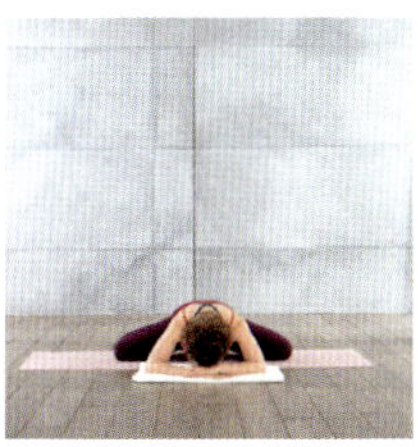
Frosch (Seite 48 f.)

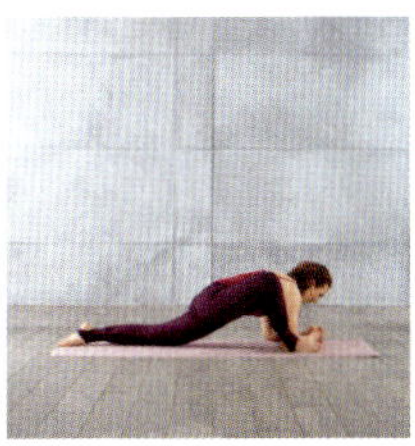
Drache (Seite 44 f.)

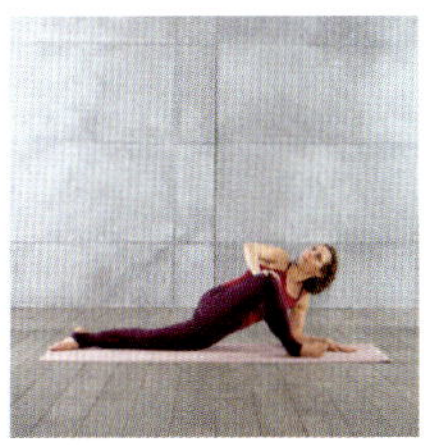
Drache mit Drehung (Seite 44 f.)

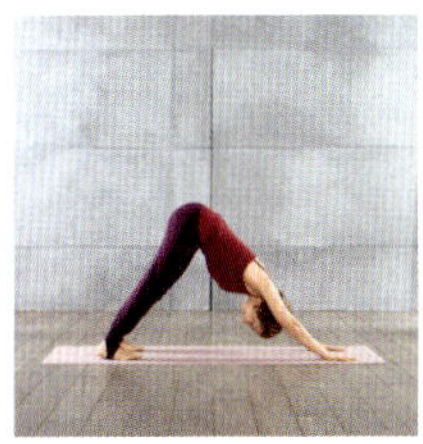
Herabschauender Hund (Seite 110)

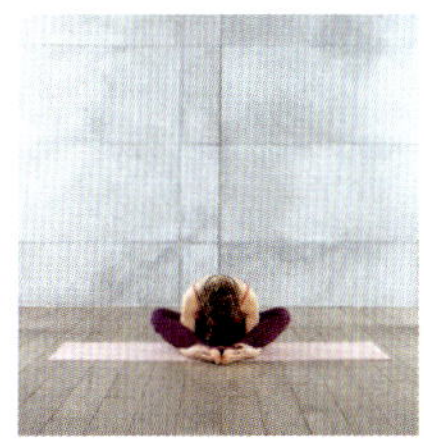
Schildkröte (Seite 84)

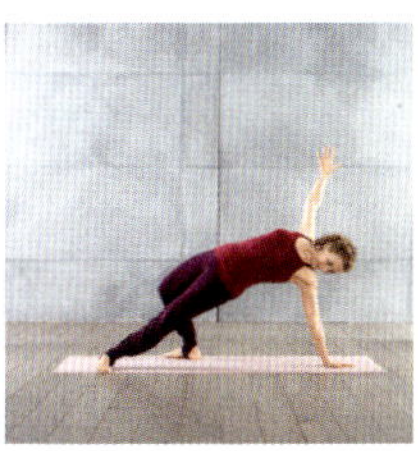
Dreibein (Seite 107)

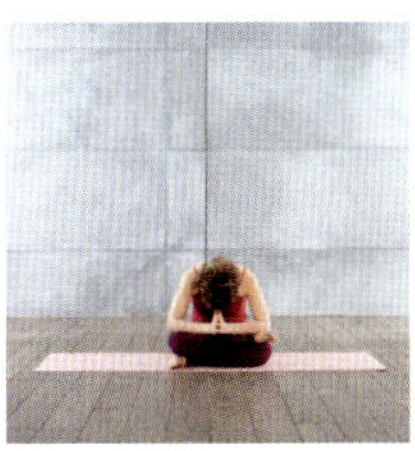
Quadrat (Seite 76 f.)

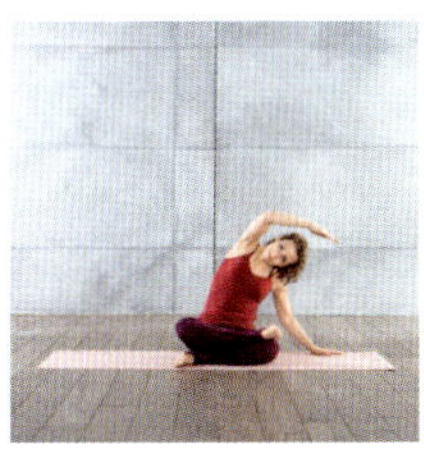
Quadrat mit Seitbeuge (Seite 76 f.)

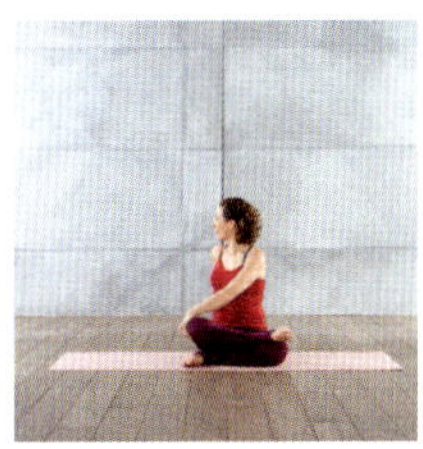
Quadrat mit Drehung (Seite 77)

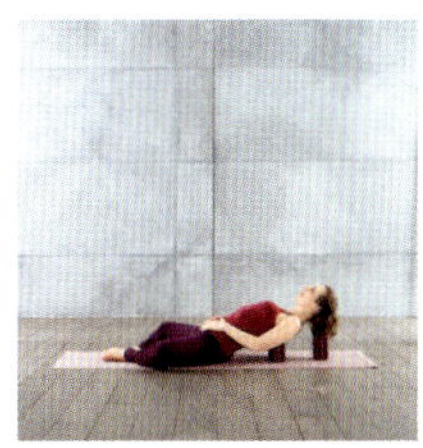
Liegender Schmetterling (Seite 69)

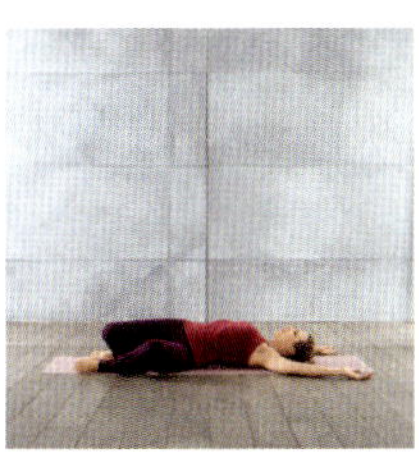
Dynamischer Scheibenwischer (Seite 108)

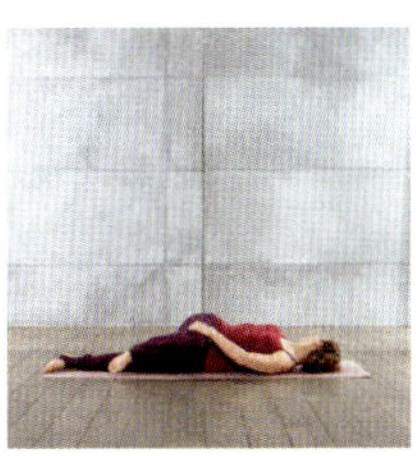
Korkenzieher mit verstärkter Drehung (Seite 60 f.)

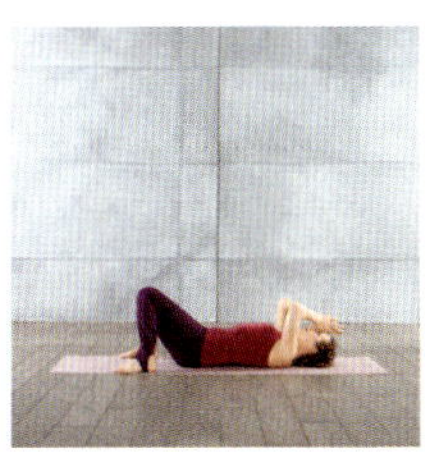
Entspannungspose (Seite 42)

Stillemeditation (Seite 123)

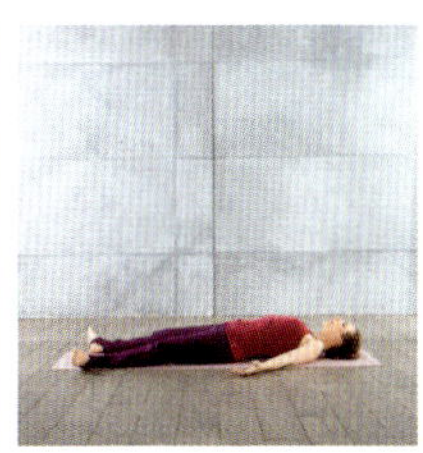
Entspannte Rückenlage (Seite 41)

Sequenz für das Holz-Element

In der TCM beginnt das Holz-Element mit dem chinesischen Frühjahr Anfang Februar. Das ist nicht ganz gleichzusetzen mit den vier Jahreszeiten aus der westlichen Sicht, da uns hier das Erd-Element fehlt. Es wird auch als kleines Yang bezeichnet. Der Frühling steht energetisch für das Wachstum und die Erneuerung. Im Verlauf des Lebens steht das Holz-Element für die Kindheit. Im Tagesverlauf entspricht es dem Morgen.

Nach dem langen Winter und der Zeit des Rückzugs kommen wir hier wieder in die Aufbruchstimmung und haben Energie, die Dinge, die wir uns vorgenommen haben, in die Tat umzusetzen. Wenn wir zu Neujahrsbeginn gute Vorsätze gefasst haben, scheitern sie oft daran, dass wir energetisch dann immer noch in der Zeit des Ausruhens sind. Zu Beginn des Holz-Elementes haben wir aber die Energie, unsere Vorhaben in die Tat umzusetzen. Es hat eine aufsteigende Energie, es steht für aktive Phasen und Bewegung. Jedoch sollte diese aufsteigende Energie nicht umschlagen in den negativen Effekt von zu viel Hitze. Das kann zum Beispiel hervorgerufen werden durch eine ungesunde Ernährung, zu viel Stress, zu wenig Schlaf, ein Übermaß an Genussmitteln wie zu viel Alkohol, aber auch zu viele sehr scharf gewürzte Lebensmittel oder unausgeglichene Emotionen. Wenn die Ausdehnung nicht möglich ist oder begrenzt wird, dann kann sich das in Wut oder Frustration äußern. Manchmal kommt es dann zur Explosion, um diese Energie zu entladen. Holz-Menschen haben oft eine aufbrausende Energie. Typisch für die Gallenblase ist die Wut. Das längere Gefühl, frustriert zu sein, ist eine chronische Leber-Chi-Stagnation. Auch Kinder neigen manchmal zu Wutanfällen, wenn die Hitze in ihnen zu stark ansteigt und sie somit zum Ausbruch kommt. Wie oben schon erwähnt, steht das Holz-Element für die Kindheit. Es gibt aber auch die unterdrückte Wut, die dann innerlich wie eine Implosion wirkt. Deshalb ist es wichtig, Kindern schon einen gesunden Umgang mit der Wut beizubringen und sich von alten Glaubenssätzen zu lösen, die dazu führen, dass wir überangepasst sind, wie zum Beispiel »Du musst brav sein, dann wirst du gemocht« – ein Denken, das sich häufig bis ins Erwachsenenalter auswirkt und dafür verantwortlich ist, dass wir uns für andere verbiegen. Auch der Volksmund kennt die Redewendung »Wut im Bauch haben«. Wir spüren sie in der Regel im oberen Bauchraum, wo sich Leber und Gallenblase befinden.

Kinder haben eine aktive Energie und einen großen Bewegungsdrang. Das ist wichtig für ihre Entwicklung. Genauso darf es auch in uns brodeln, wenn das Frühjahr beginnt, sodass wir voller Freude und Tatendrang in den neuen Zyklus starten wollen. Menschen mit einer vorherrschenden Holz-Konstitution sind von ihrer Persönlichkeit her visionäre Menschen mit Plänen und Ideen. Sie werden auch immer Bewegung brauchen. Es ist für sie wie ein Ventil und Lebenselixier. Unter ihnen gibt es viele erfolgreiche Sportler. Klimatisch steht das Holz-Element für den Wind, der die Bewegung repräsentiert, die hier schon erwähnt wurde. Durch diese aktive Energie tun sie sich eher schwer mit sehr ruhigen Ansätzen, wie zum Beispiel in der Meditation. Wenn das Holz-Element geschwächt ist, können wir aber auch zum »Fähnlein im Wind« werden und passen uns übermäßig an die Meinungen anderer an.

Die Vorliebe für das Klima oder die Abneigung dagegen kann auch etwas aussagen über das jeweilige Element. So lieben es manche Menschen, sich ordentlich vom Wind durchpusten zu lassen, andere hingegen sind sehr empfindlich und können schon bei einem leichten Windstoß einen steifen Nacken bekommen, sodass sie sich regelmäßig mit einem Schal bedecken. Beides kann auf ein Ungleichgewicht des Elements hindeuten. Wenn wir im Gleichgewicht mit den verschiedenen Elementen sind, sind wir mit allen klimatischen Bedingungen in Einklang.

Das Holz-Element wird durch die Organe Leber (Yin) und Gallenblase (Yang) repräsentiert und steht für Entschlossenheit, Wachstum (wie der Baumstamm), aber auch Flexibilität (wie die Äste des Baums). Je stärker der Baum verwurzelt ist, desto höher kann er in alle Richtungen wachsen. Die Farbe Grün steht für das Holz-Element. Alles, was grün ist, kann unsere Holz-Energie unterstützen, auch in der Ernährung, besonders grünes Gemüse, Salate, Sprossen und (Wild-)Kräuter. Aber auch saure Lebensmittel wie Sauerkraut, saure Äpfel, Beeren oder Zitronen können förderlich sein, nur bitte nicht im Übermaß. Sauer zieht zusammen und stabilisiert somit die aufstrebende Energie. Das Grün spiegelt sich auch in der Jahreszeit wider, wenn im Frühjahr alles beginnt, langsam zu blühen. Deshalb kann auch Bewegung im Grünen besonders förderlich sein. Das Holz-Element öffnet sich in den Augen. Das steht auch sinnbildlich für unsere Visionen und den Blick nach vorne. Wenn das Holz-Element stark ist, dann erkennen wir auch das große Ganze im Universum und es fällt uns leichter, uns dem Fluss des Lebens anzuvertrauen, da wir es annehmen können, dass alles seinen Sinn im Leben hat. Als Gewebe entspricht es den Sehnen und Bändern. Wie gesundes Holz sollten auch sie stabil und kraftvoll sein, aber gleichzeitig auch biegsam und voller Lebenssaft, damit wir gut voranschreiten können.

Mögliche Reflexionsfragen sind:

Welches Projekt in mir möchte wachsen?
Welche Visionen und Träume habe ich?
Wo ist eine Entscheidung fällig? Was braucht es, um sie umzusetzen?

Zusätzlich zur **Meridianmassage** (Seite 32 f.) empfehle ich dir **diese Yin-Yoga-Sequenz.** Du kannst die Meridianmassage auch nur für das Element Holz ausführen. Schau dir dazu noch mal die Meridianverläufe von Leber und Gallenblase auf der Seite 22 an.

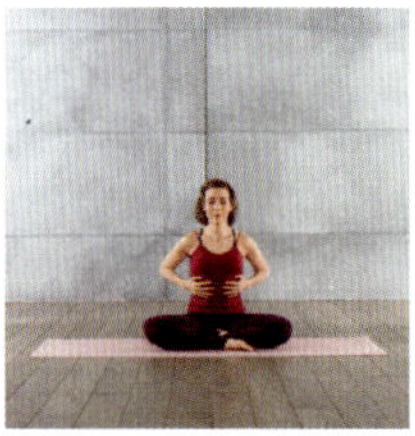

Vollatmung mit verlängerter Einatmung (Seite 120)

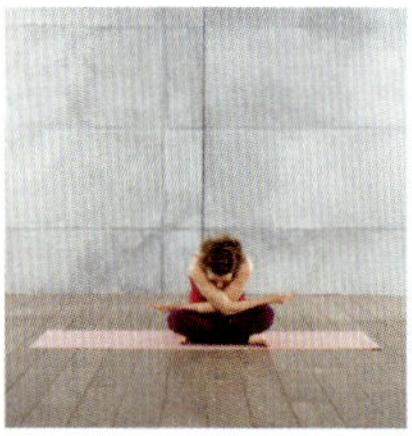

Schneidersitz mit Arm- und Schulterdehnung (Seite 85)

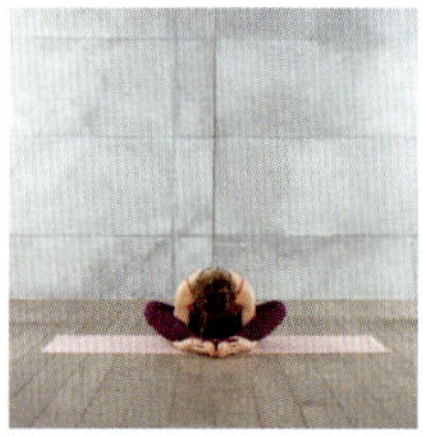

Schildkröte (Seite 84)

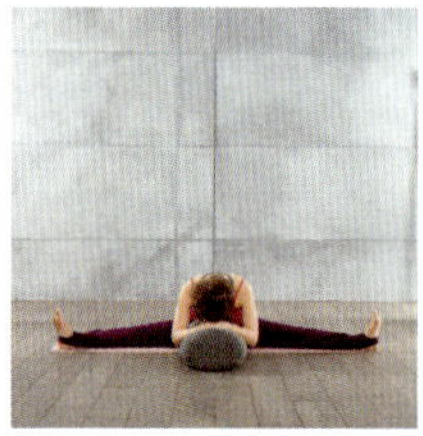

Libelle (Seite 64 f.)

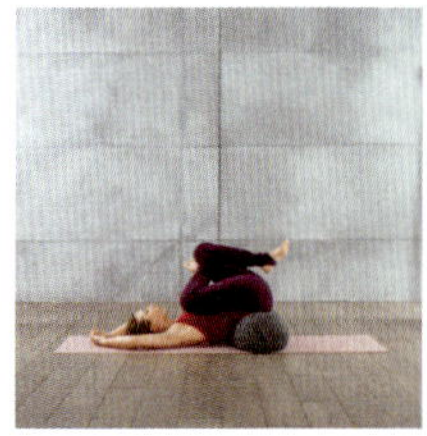

Nadelöhr (Seite 72 f.)

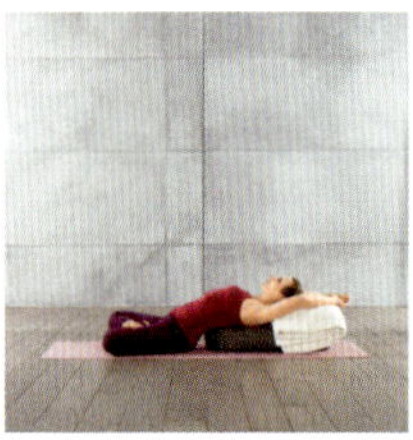

Halber liegender Lotus (Seite 56)

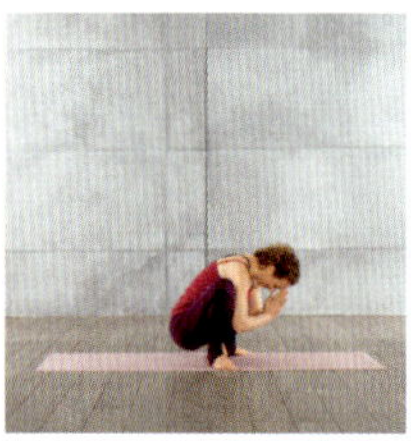

Hocke (Seite 57)

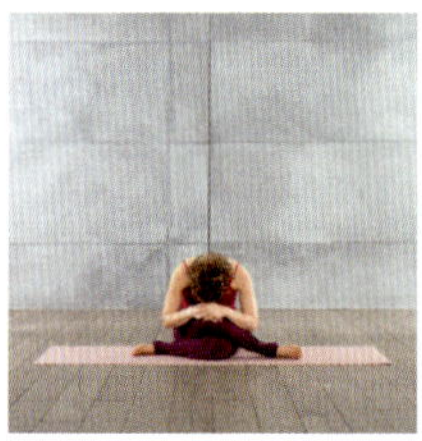

Schnürsenkel (Seite 90 f.)

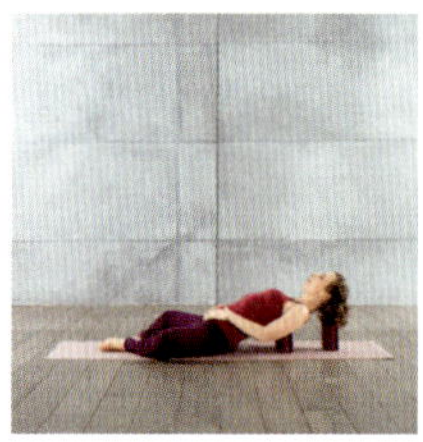

Liegender Schmetterling (Seite 69)

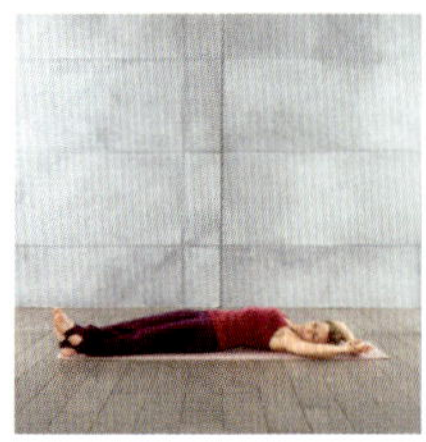

Liegender Halbmond (Seite 67)

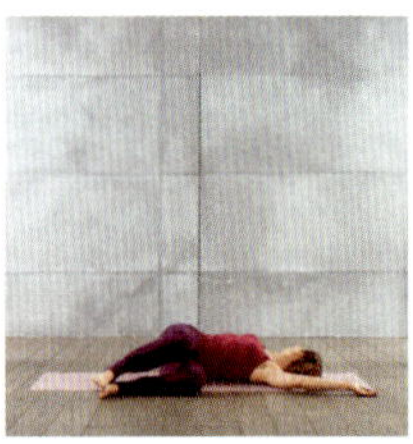

Korkenzieher (Seite 60 f.)

Stillemeditation mit Fokus auf dein Wachstum und das Umsetzen deiner Ziele (Seite 123)

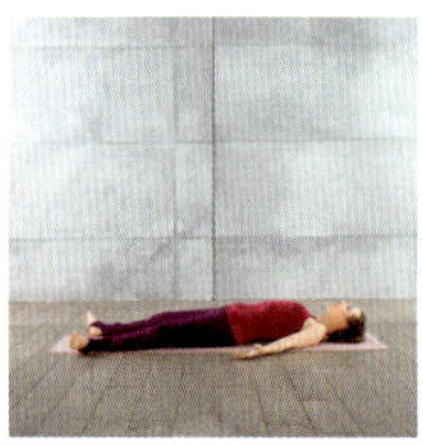

Entspannte Rückenlage (Seite 41)

Sequenz für das Feuer-Element

Das Feuer-Element beginnt in der TCM ab Mitte Mai und steht für den Sommer. Im Lauf des Lebens entspricht es der Pubertät und dem jungen Erwachsenenalter, bis etwa 30 Jahre. Im Tagesverlauf steht es für die Mittagszeit. Es wird auch großes Yang genannt.

Es hat eine expandierende Energie, die nach außen gerichtet ist. Ähnlich wie das lodernde Feuer. Klimatisch steht es für die Hitze. Hitze dehnt sich aus. Wenn zu viel Hitze vorherrscht, sorgt das für Trockenheit. Zu viel Hitze oder Trockenheit können wir körperlich zum Beispiel durch innere Unruhe, Entzündungen oder Verdauungsbeschwerden spüren. Es geht hierbei um die Qualitäten von Freude, Begeisterung und Transformation, um Liebe und Leidenschaft. Wir haben viel Energie, unsere Pläne umzusetzen, und sind sehr aktiv. Im Sommer sind wir mehr draußen unterwegs und legen häufig mehr Fokus auf unser Sozialleben. Wenn es zu viel wird, kann es uns aber auch erschöpfen, sodass wir uns im Sommer immer wieder Raum für Rückzug gönnen dürfen. Denn wenn das Feuer zu stark lodert, dann wird es unkontrolliert. Auch wenn wir Freude mit etwas Positivem verbinden, können wir davon zu viel haben, was uns wiederum Energie kostet. So kann es umschlagen in Süchte oder einen exzessiven Lebensstil, der uns auslaugt. Oder wenn wir »den Kick« brauchen, um überhaupt noch etwas spüren zu können, wie zum Beispiel zu schnelles Autofahren oder aufputschende Geräte in einem Freizeitpark. Die Feuer-Energie, die uns brennen lässt, kann sich dann umkehren und uns verbrennen. Eine Dysbalance kann sich auch dadurch zeigen, dass ein Mensch sein Herz verschließt, unzugänglich wird und soziale Beziehungen vermeidet. Die Farbe Rot steht für das Feuer-Element.

Das Feuer-Element wird durch die Organe Herz (Yin) und Dünndarm (Yang) repräsentiert. Der Dünndarm muss Gutes von Schlechtem trennen oder aber Reines von Unreinem, nicht nur aus physischer, sondern auch aus psychischer Sicht. Das Feuer-Element steht bei einer Balance somit auch für geistige Klarheit. Man weiß, Wichtiges von Unwichtigem zu unterscheiden, und verzettelt sich nicht in Kleinigkeiten. Davon profitiert auch dein Herz, da es dadurch von einer Überflutung an äußerlichen Eindrücken geschützt wird. Im Feuer-Element gibt es eine Ausnahme, da zusätzlich sowohl der Herzbeutel (Yin) wie auch der Dreifache Erwärmer (Yang) hier wiederzufinden sind. Sie haben aber keine Zuordnung zu einem bestimmten Organ, sondern eher eine schützende Funktion.

Menschen mit einer vorherrschenden Feuer-Konstitution sind von ihrer Persönlichkeit her begeisterungsfähig, sprechen gerne viel und ziehen häufig die Aufmerksamkeit auf sich. Sie stehen gerne im Mittelpunkt und sind der Star jeder Party. Manchmal erkennen sie dabei die Grenzen nicht und plaudern auch Dinge aus, die andere unangenehm berühren können. Bei einer Dysbalance kann es dem Feuer-Typ auch schwerfallen, auf den Punkt zu kommen. Man findet viele Schauspieler und Speaker unter ihnen. Bei einer Harmonie im Feuer-Element weiß der Mensch, wann er was zu sagen hat und wann er lieber still sein sollte. Er kann andere gut führen, kann sich aber auch im richtigen Moment zurücknehmen.

Bei einem ausgeglichenen Feuer-Element spüren wir die Freude und Leichtigkeit des Sommers, statt uns über zu hohe Temperaturen zu beklagen. Wir können es auch an einem guten und gesunden Schlaf erkennen.

Im Sommer können wir kalte Lebensmittel wesentlich besser verstoffwechseln als im Winter, damit sind zum Beispiel Salate, Rohkost, Zitrusfrüchte oder Joghurt gemeint. Übertreiben sollten wir es damit trotzdem nicht, da der Körper warme Mahlzeiten liebt, weil sie ihn nähren. Ein Eis oder ein kaltes Getränk mit Eiswürfeln kühlt uns zwar im ersten Moment, danach wird die Körpertemperatur aber wieder erhöht, denn der Körper muss die kalte Nahrung erwärmen, um sie verstoffwechseln zu können. Wir tun gut daran, mehr Bitteres zu uns zu nehmen, da der bittere Geschmack das aufsteigende Feuer wieder senken kann, zum Beispiel Artischocken, Rucola, Radicchio, oder auch Wildkräuter wie Löwenzahn, Brennnessel, Giersch und viele Schätze, die du vielleicht sogar in deinem Garten findest und zu Unrecht als Unkraut bezeichnest.

Das Feuer-Element spiegelt sich in der Zunge wider. Aus dem Volksmund kennt man auch Sprüche wie »Er spricht mit spitzer Zunge« oder »Sie trägt ihr Herz auf der Zunge«. Als Gewebe entspricht es den Gefäßen. Es wird auch dem Schweiß zugeordnet. Ein harmonisches Feuer-Element können wir außerdem an leuchtenden Augen voller Lebensfreude erkennen.

Mögliche Reflexionsfragen sind:
Was begeistert mich? Was sind meine Leidenschaften und Träume im Leben?
Habe ich Klarheit in meinem Leben? Falls nicht, was verklärt mir meine Sicht?
Kann ich gut kommunizieren und werde ich von anderen leicht verstanden?

Zusätzlich zur **Meridianmassage** (Seite 32 f.) empfehle ich dir **diese Yin-Yoga-Sequenz.** Du kannst die Meridianmassage auch nur für das Element Feuer ausführen. Schau dir dazu noch mal die Meridianverläufe von Herz und Dünndarm auf den Seiten 22 und 23 an.

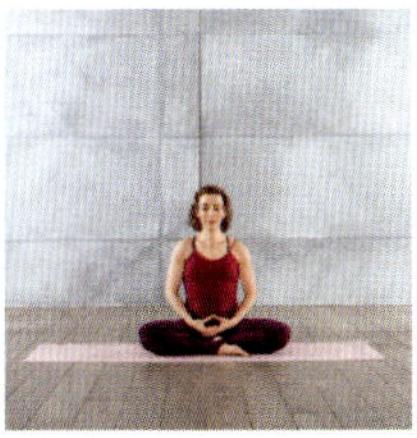
Ujjayi-Atmung (Seite 119)

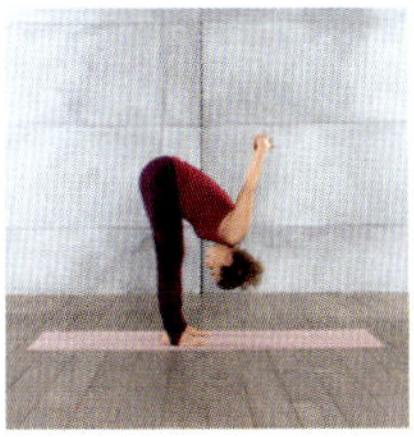
Stehende Vorbeuge mit Armdehnung (Seite 96 f.)

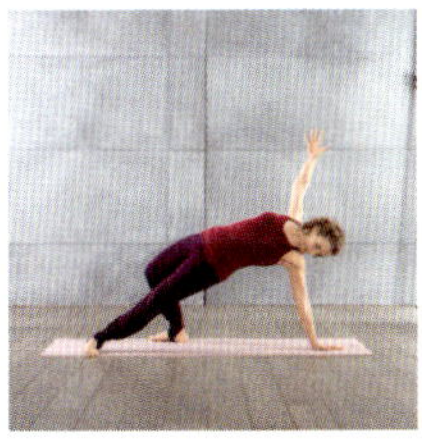
Dreibein (Seite 107)

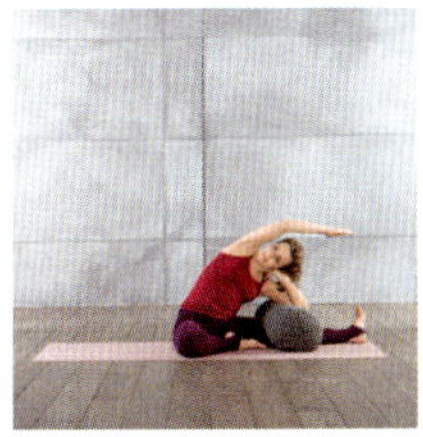
Halber Schmetterling mit Seitbeuge (Seite 54 f.)

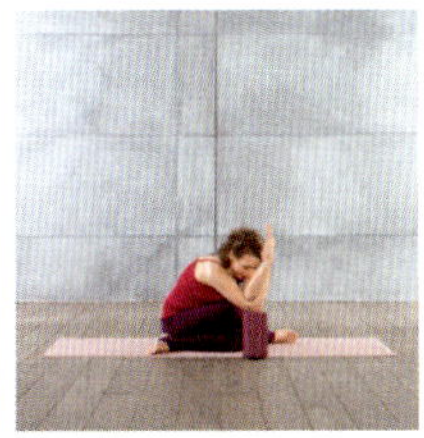
Schnürsenkel mit Schulterdehnung (Seite 90 f.)

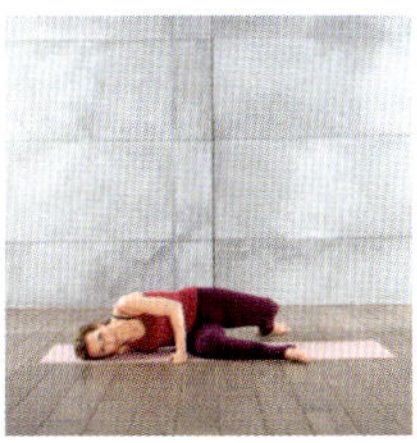
Offene Flügel rechts (Seite 59)

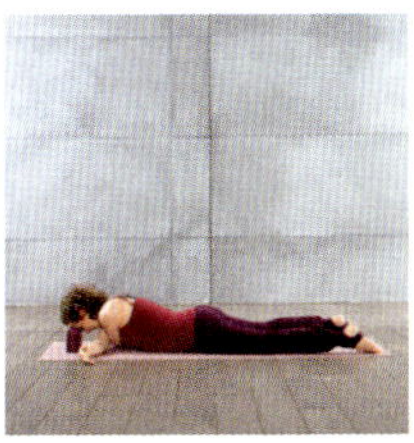
Umarmende Flügel rechter Arm oben (Seite 101)

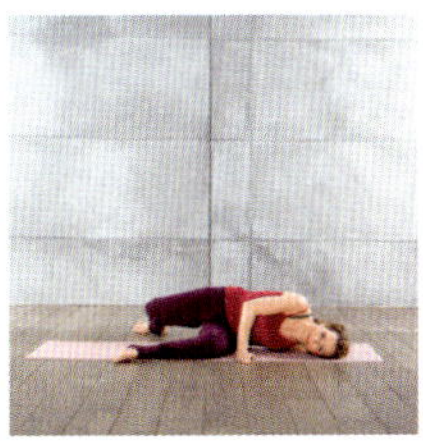
Offene Flügel links (Seite 59)

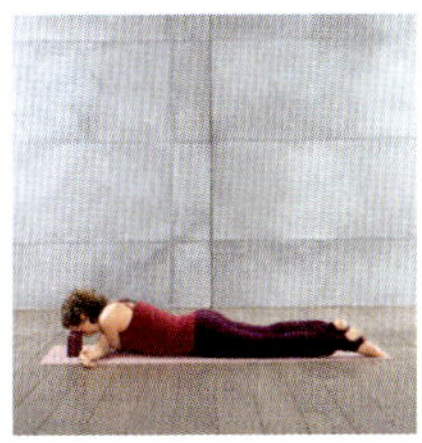
Umarmende Flügel linker Arm oben (Seite 101)

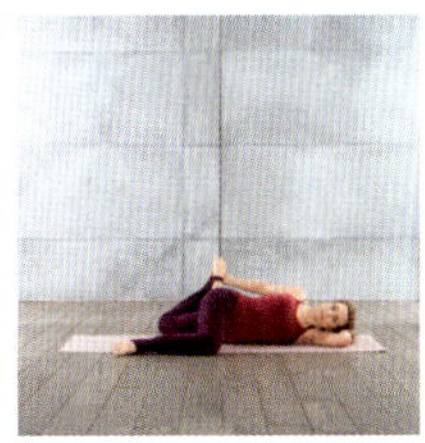
Liegende Katze (Seite 68)

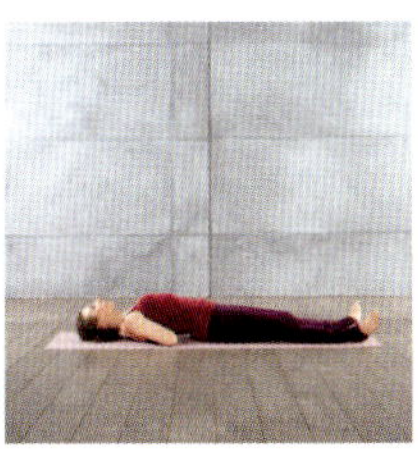
Verdrehte Arme (Seite 102)

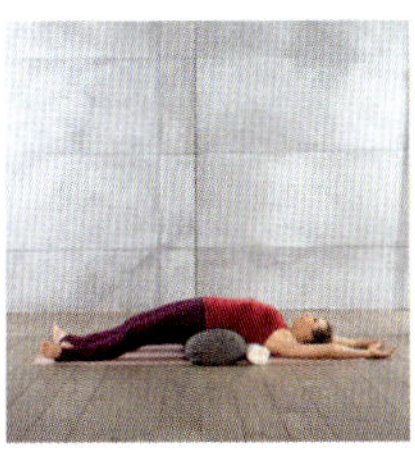
Regenbogenbrücke (Seite 80)

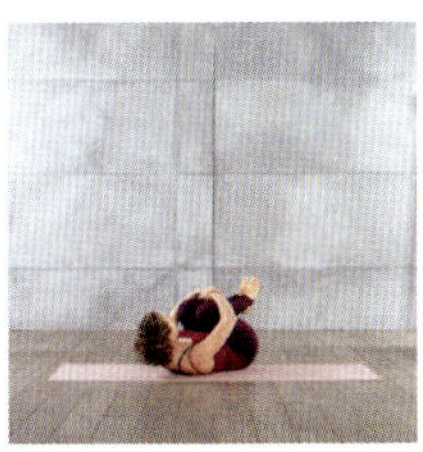
Päckchen (Seite 114)

Stille- oder Atem-meditation (Seite 123)

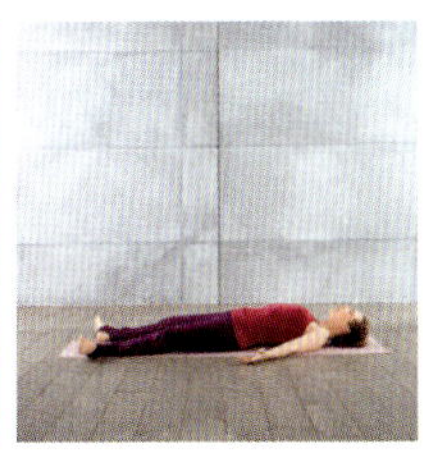
Entspannte Rücken-lage (Seite 41)

Sequenz für das Erd-Element

Das Erd-Element hat eine Sonderstellung in der TCM. Einerseits ist es im Spätsommer vorherrschend (Altweibersommer) und bildet somit den Übergang zwischen Sommer und Herbst, andererseits aber auch alle anderen Übergangszeiten zwischen den restlichen vier Jahreszeiten. Hierbei geht man von 18 Tagen aus. Wir kennen es im Spätsommer, dass wir morgens oder abends eine Jacke brauchen, und tagsüber ist ein T-Shirt ausreichend. Es ist weder die eine noch die andere Jahreszeit so richtig da. Es ist ein ausgewogenes Zusammenspiel aus Yin und Yang. Diese Phase wiederholt sich noch mal im Februar, im April und im November. Allerdings sind diese Übergangszeiten heute nicht mehr so stark spürbar wie noch vor vielen Jahren, als die vier Jahreszeiten deutlich erkennbar waren. Im Lebensverlauf steht das Erd-Element auch wieder für die Mitte, beginnend ab circa 30 Jahren bis Mitte 40. Es ist ein Alter, in dem wir gefestigt sind. Häufig besteht dann der Wunsch, eine Familie zu gründen, einen festen Job zu haben und sesshaft zu werden. Von der Tagesenergie her entspricht es dem Nachmittag.

Das Erd-Element wird häufig als Zentrum eines Kreislaufs dargestellt. Die Übergangszeiten werden auch Dojo genannt, *Dojo* wiederum bedeutet »Mitte« oder auch »Zentrum«. In unserem Körper findet sich das Erd-Element ebenso in der Mitte wieder, da man hier die Verdauungskraft meint. So bezieht man sich auf eine warme Nahrung, wenn man davon spricht, »die Mitte zu wärmen«. Das Erd-Element transformiert und bringt die Energie in alle Teile des Körpers.

Es hat eine zentrierende Energie. Es ist ein zentraler Punkt in unserer Mitte und verbindet alle anderen Energien miteinander. Es wird weder als Yin noch als Yang, sondern als Mitte bezeichnet. Menschen mit einer vorherrschenden Erd-Konstitution sind von ihrer Persönlichkeit her in der Regel gemütliche und gesellige Menschen, die sich auch gerne mit anderen Menschen über das gemeinsame Essen verbinden. Sie strahlen ein Geborgenheitsgefühl und eine fürsorgliche Energie aus. Oft sind sie standfest und haben viel Empathie. Dieses Mitgefühl kann bei einer Dysbalance aber auch umschlagen in ein zu häufiges Sorgenmachen, nicht nur über das eigene Leben, sondern auch das Leben anderer. Grübeln und Gedankenkreisen können dann an der Tagesordnung stehen. Weitere Faktoren können Müdigkeit, Trägheit bis hin zu Depression, ein schwaches Bindegewebe und Verdauungsbeschwerden sein.

Klimatisch steht das Erd-Element für die Feuchtigkeit. Nach der Trockenheit des Sommers erkennen wir hier wieder den Morgentau auf dem Gras oder die benetzten Spinnweben.

Auf körperlicher Ebene gilt es darauf zu achten, dass die Feuchtigkeit nicht zu stark wird, da sich das zum Beispiel in Ödemen, Zysten oder Übergewicht zeigen kann.

Das Erd-Element wird durch die Organe Milz (Yin) und Magen (Yang) repräsentiert. Ihm wird die Farbe Gelb zugeordnet. Die Milz gilt als Mutter der Organe, was sich in der fürsorglichen Energie widerspiegelt. Wir sprechen auch von Mutter Erde. Gelbliche Lebensmittel sind nährend für unser Erd-Element, zum Beispiel Hirse, Reis, Hafer, Quinoa, Mais, Kürbis, Karotten, Paprika, Süßkartoffeln, Pastinaken, Ananas, Bananen oder Birnen. Sie haben in der Regel einen süßlichen Unterton, sollten aber nicht im Übermaß verzehrt werden. Das Erd-Element mag es gerne süß, weil das der Geschmack ist, der uns am meisten nährt. Das Erd-Element mag es zudem gern warm, was sich auf gekochte Nahrung bezieht. Kalte Nahrung schwächt es eher und sorgt für Feuchtigkeit im Körper, was aber im Sinne von Schlacken gemeint ist. Menschen mit einer Dysbalance im Erd-Element versuchen häufig, einen emotionalen Ausgleich im Essen zu finden, sodass sie achtsam sein dürfen, dadurch nicht zu viel Übergewicht anzusammeln oder sich zu häufig mit Genussmitteln und zu viel Zucker zu trösten.

Das Erd-Element wird dem Mund zugeordnet. Als Gewebe entspricht es den Muskeln und dem Bindegewebe. Wenn das Bindegewebe zu weich und nachgiebig ist, dann praktiziere auch gerne die Sequenz zum Bindegewebe (Seite 136f.), um es zu stärken.

Mögliche Reflexionsfragen sind:
Kann ich mich selbst gut nähren? Sorge ich gut für mich selbst und kümmere ich mich auch um andere Menschen?
Stehe ich verwurzelt im Leben?
Mache ich mir zu viele Sorgen um Dinge, die nie eintreffen? Falls ja, was brauche ich, um wieder mehr ins Vertrauen zu kommen?

Zusätzlich zur **Meridianmassage** (Seite 32f.) empfehle ich dir **diese Yin-Yoga-Sequenz.** Du kannst die Meridianmassage auch nur für das Element Erde ausführen. Schau dir dazu noch mal die Meridianverläufe von Milz und Magen auf der Seite 22 an.

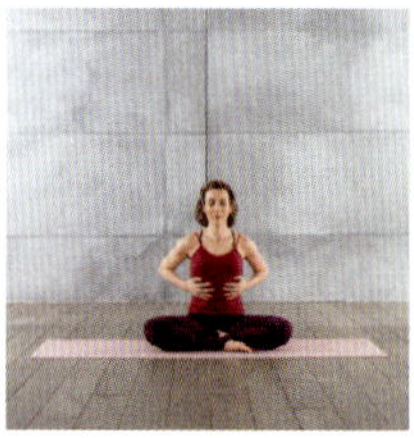
Vollatmung mit ausgeglichener Ein- und Ausatmung (Seite 120)

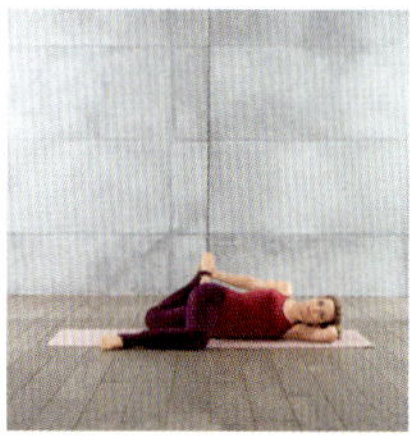
Liegende Katze (Seite 68)

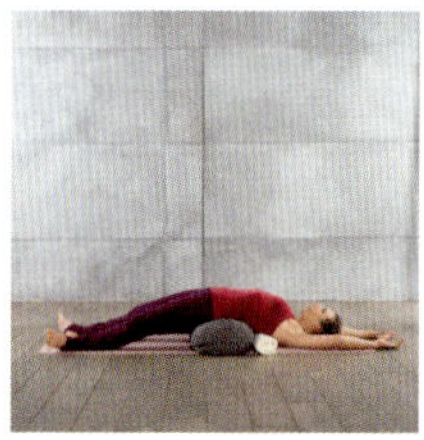
Regenbogenbrücke (Seite 80)

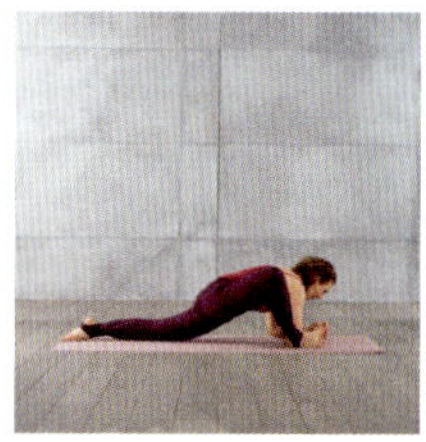
Drache (Seite 44f.)

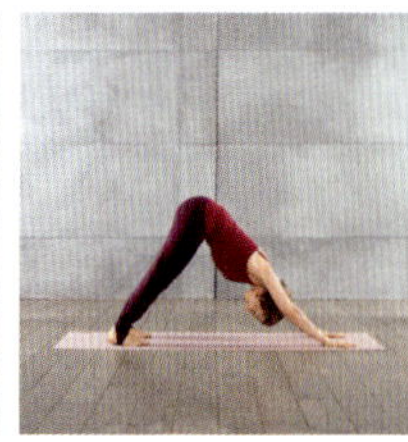
Herabschauender Hund (Seite 110)

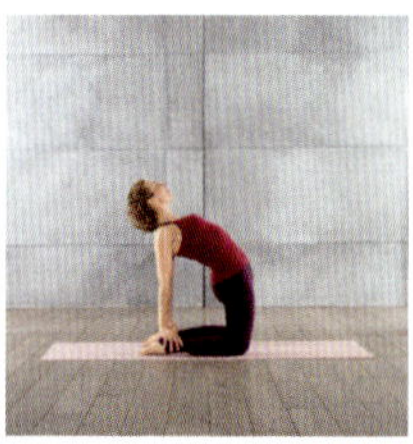
Kamel (Seite 111)

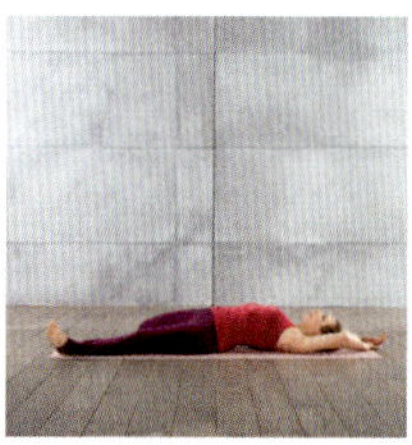
Halber Sattel (Seite 82f.)

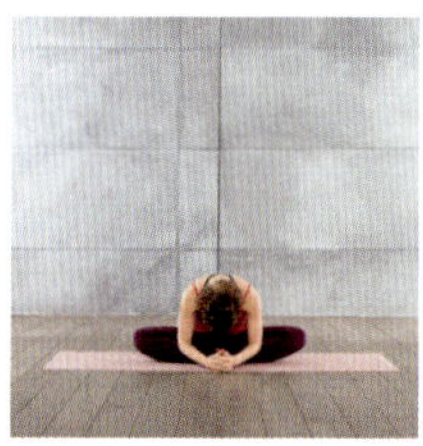
Schmetterling (Seite 88f.)

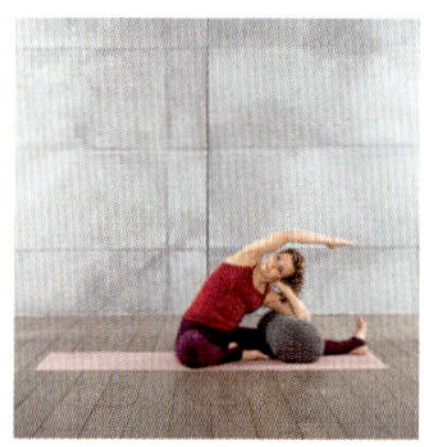
Halber Schmetterling mit Seitbeuge (Seite 54f.)

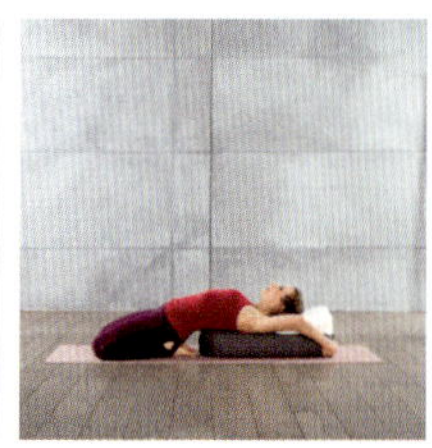
Sattel (Seite 82f.)

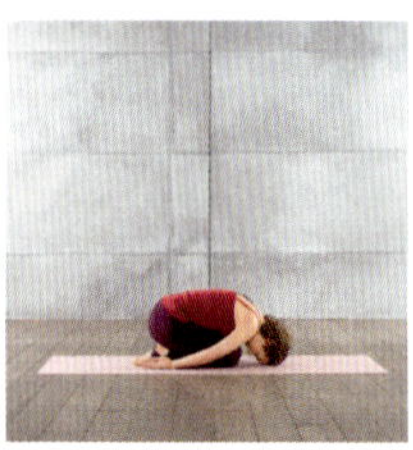
Kindshaltung (Seite 58)

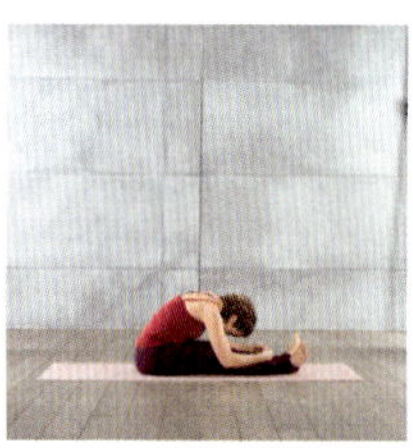
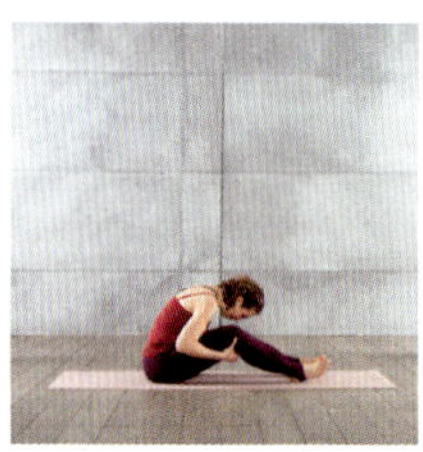
Raupe oder Kutscher (Seite 78f.)

Atemmeditation (Seite 123)

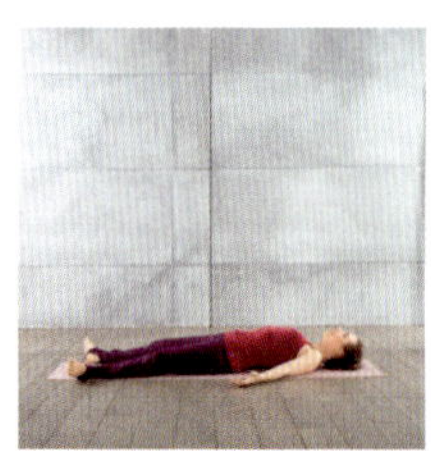
Entspannte Rückenlage (Seite 41)

Sequenz für das Metall-Element

Das Metall-Element steht für den Herbst und beginnt ab Mitte August. Es wird als kleines Yin bezeichnet. Von der Tagesenergie her entspricht es dem Abend. In den Lebensphasen steht es für das Alter ab circa 45 bis ins frühe Alter.

Es hat absenkende und zusammenziehende Energie. Das können wir auch in der Natur sehen, die sich im Herbst schon vorbereitet auf den Winter. Die Blätter fallen von den Bäumen und die Pflanzen verblühen allmählich und ziehen ihre Kraft wieder zurück nach innen. Unnötiger Ballast wird abgeworfen. So steht es auch in unserem Leben für eine Zeit des Rückzugs und vermehrter Ruhe. Wir haben nach der aktiven Zeit des Sommers wieder mehr Lust darauf, es uns zu Hause mit einem warmen Getränk gemütlich zu machen und vielleicht ein paar Kerzen anzuzünden und ein schönes Buch zu lesen.

Klimatisch steht das Metall-Element für die Trockenheit. Das spüren wir im Herbst häufig am aufkommenden trockenen Husten, aber auch an trockener Haut oder trockenen Schleimhäuten, was oft der Heizungsluft geschuldet ist. Deshalb ist es so wichtig, die Schleimhäute immer wieder zu befeuchten, auch über die gekochte Nahrung.

Das Metall-Element wird durch die Organe Lunge (Yin) und Dickdarm (Yang) repräsentiert. Die Farben Silber und Weiß entsprechen dem Metall-Element. Es steht für ein starkes Immunsystem und eine gute Verdauung. Beim Dickdarm geht es physisch um das Thema Loslassen. Das spiegelt sich im Metall-Element auch auf emotionaler Ebene wider. Wenn wir hier eine Dysbalance haben, dann kann es sein, dass wir große Schwierigkeiten haben loszulassen. Aber auch das Thema Traurigkeit spielt eine große Rolle. Denn wenn wir etwas loslassen, stellt sich häufig erst mal ein Gefühl von Trauer ein. Auf der anderen Seite gibt es aber auch Raum für neue Chancen und die Möglichkeit, uns mehr mit uns selbst zu befassen, um in die Tiefe schauen zu können, sich auf die Essenz zu fokussieren. Im Metall-Element können sich auch Zukunftsängste zeigen, im Gegensatz zu den allgemeinen Ängsten, die man aus dem Wasser-Element kennt. Man findet oft Autoren oder Dichter unten ihnen.

Menschen mit einer vorherrschenden Metall-Konstitution in ihrer Persönlichkeit lieben es, ihr Wissen ständig zu vergrößern und sich auf das Wesentliche zu konzentrieren. Sie lesen häufig sehr gerne, sind oft spirituell angebunden und haben meist feine Antennen. Auch Reinheit im Sinne von Sauberkeit ist für sie wichtig, so wie die Qualität des Edelmetalls. Gerechtigkeit ist für sie von großer Bedeutung.

Von der Qualität her gibt es eine Besonderheit. Metall kann man in heißem, geschmolzenem Zustand in jeden beliebigen Zustand bringen. Wenn es wieder erkaltet ist, dann bleibt es hart und fest. Es hat edle Qualitäten, es ist rein und hat eine kühle Temperatur. So kann sich auch das Metall-Element vielfältig zeigen. Beim Element Erde haben wir den Bezug zur Mutter. Im Metall-Element ist es eher der Vater. Diese Energie zeigt sich besonders in der Struktur des Elements. Wir haben hier auch die Verbindung zum Himmel, womit unsere spirituelle Anbindung gemeint ist.

Von der Ernährung her empfiehlt es sich, wieder vermehrt auf gekochte Nahrung zu setzen, um die Kälte von außen innerlich auszugleichen. Rohkost und Salate sollten reduziert werden, da sie thermisch als kalt angesehen werden. Wenn du im Frühjahr und Sommer gerne Smoothies zubereitet hast, könntest du dir das Obst nun andünsten und zusammen mit einem Porridge essen, um dich innerlich zu wärmen. Äpfel, Birnen, Pflaumen und Zwetschken harmonieren großartig mit wärmenden Gewürzen wie Zimt, Kardamom, Vanille, Nelken oder auch etwas Pfeffer. Suppen mit reichlich Gemüse dürfen nun auch gerne etwas länger gekocht werden, um die Thermik zu verändern. Auch scharfe Lebensmittel wie Ingwer können gut verzehrt werden, um Krankheitserreger abzuwehren. Bitteres hilft zusätzlich dabei, das Chi im ganzen Körper zu verteilen.

Das Metall-Element wird der Nase zugeordnet. Als Gewebe entspricht es der Haut. Der Darm hängt eng mit der Haut zusammen und die Gesundheit des Darms spiegelt sich oft in unserem Hautbild wider. Es hat aber auch einen engen Bezug zu den Lungen, weshalb sich eine bewusste Atmung und der Verzicht auf Zigaretten günstig auf die Lungengesundheit auswirken wird. Hautprobleme können sich aber auch als Zeichen der unerwünschten Grenzüberschreitung durch andere Menschen bemerkbar machen.

Mögliche Reflexionsfragen sind:

Kann ich gut loslassen? Falls nicht, warum fällt es mir schwer?
Wie ist mein Verhältnis zur Traurigkeit? Kann ich sie ganz natürlich in mein Leben integrieren? Ist sie übermäßig ausgeprägt? Oder kann ich sie gar nicht zulassen?
Wie ist meine spirituelle Anbindung?

Zusätzlich zur **Meridianmassage** (Seite 32 f.) empfehle ich dir **diese Yin-Yoga-Sequenz.** Du kannst die Meridianmassage auch nur für das Element Metall ausführen. Schau dir dazu noch mal die Meridianverläufe von Lunge und Dickdarm auf den Seiten 22 und 23 an.

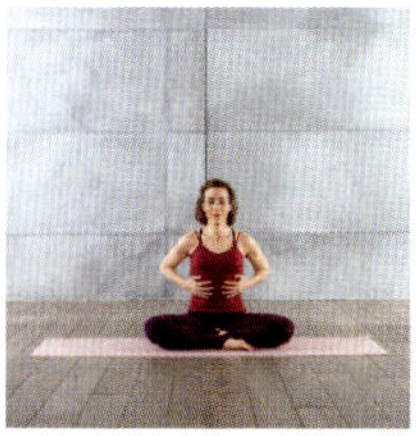
Vollatmung mit verlängerter Ausatmung (Seite 120)

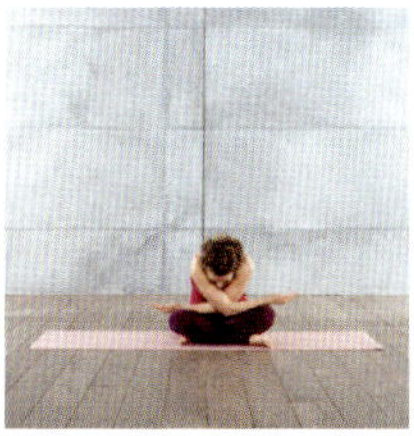
Schneidersitz mit Arm- und Schulterdehnung (Seite 85)

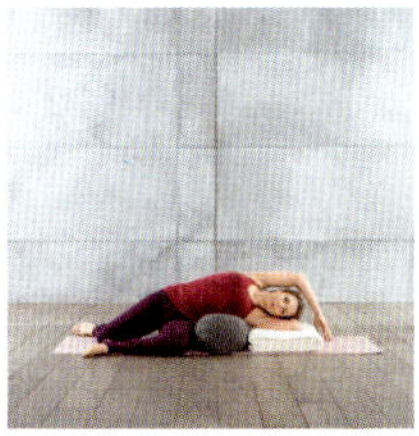
Liegende Banane (Seite 66)

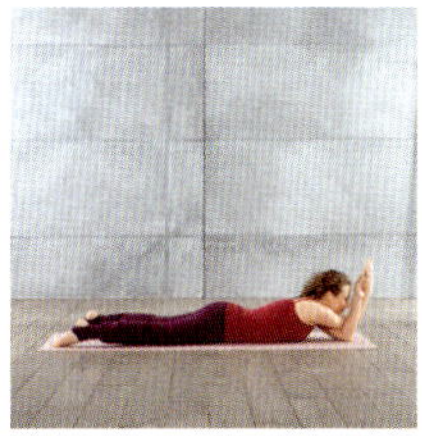
Sphinx mit Schulterdehnung (Seite 94 f.)

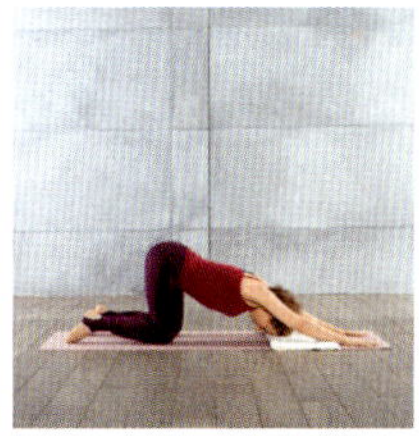
Öffnende Herzstellung (Seite 75)

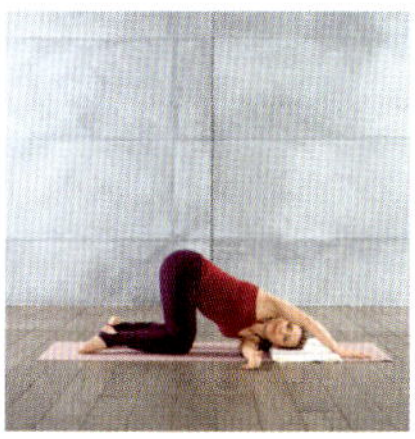
Öffnende Herzstellung mit Drehung (Seite 75)

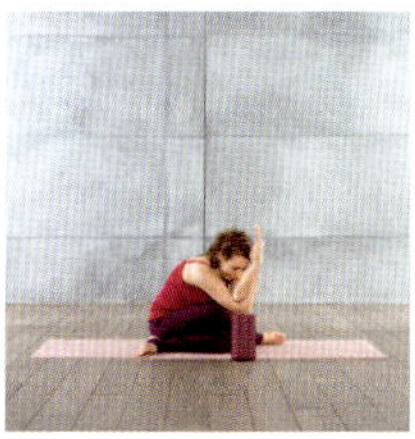
Schnürsenkel mit Schulterdehnung (Seite 90 f.)

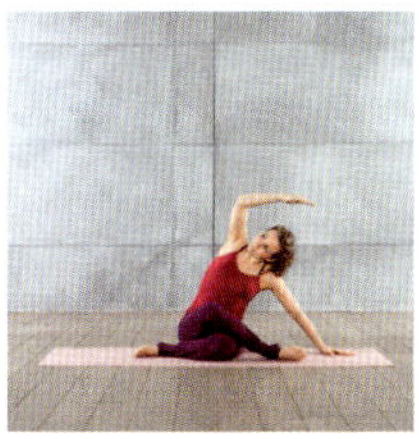
Schnürsenkel mit Seitbeuge (Seite 90 f.)

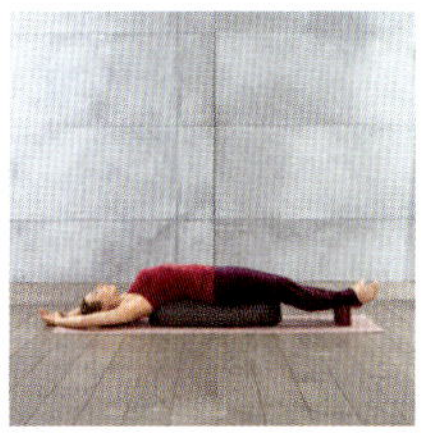
Gestützte Schulterbrücke (Seite 50)

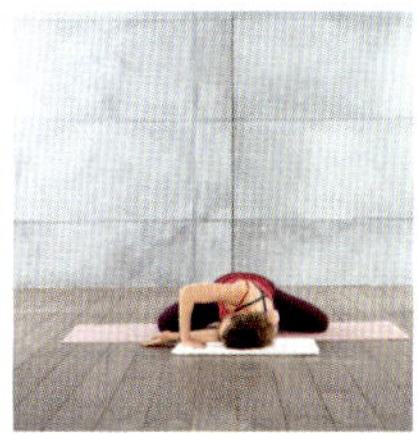
Frosch mit Drehung (Seite 48 f.)

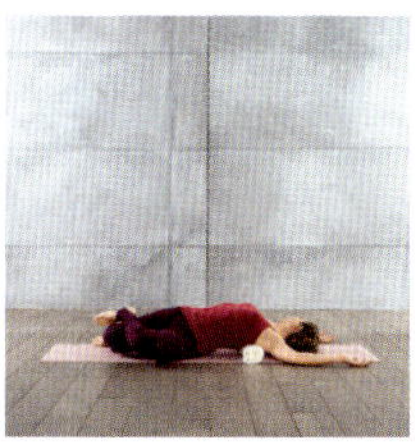
Scheibenwischer mit Herzöffnung (Seite 81)

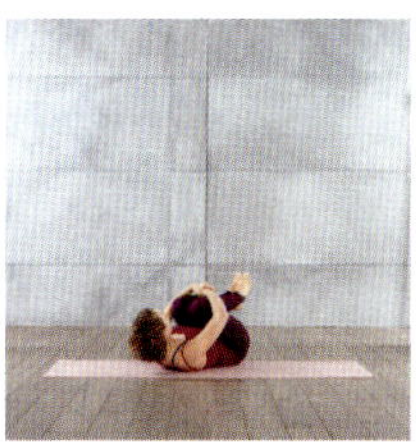
Päckchen (Seite 114)

Schutzmeditation (Seite 122)

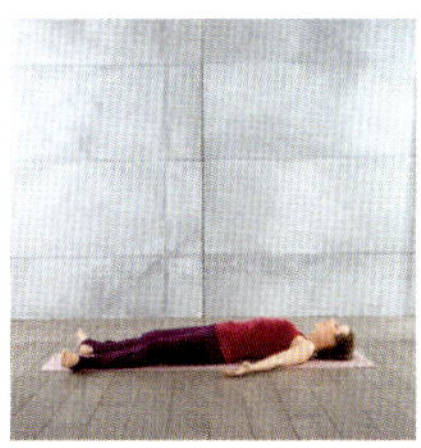
Entspannte Rückenlage (Seite 41)

Sequenz für das Wasser-Element

Das Wasser-Element steht für den Winter und beginnt Mitte November. Es wird als großes Yin bezeichnet. Von der Tagesenergie her entspricht es der Nacht. Im Lebensverlauf entspricht es unserer letzten Lebensphase im hohen Alter bis zum Tod, aber auch die Vorbereitung auf die Wiedergeburt.

Es hat eine zurückziehende und bewahrende Energie, so wie der Winter die Jahreszeit ist, in der wir am meisten zu Hause bleiben und die stille Zeit zelebrieren. Die Landwirte, die das ganze Jahr über hart gearbeitet haben, können sich nun endlich ausruhen. Aber auch alle anderen haben das Bedürfnis nach Rückzug, um die Akkus wieder aufzuladen, bevor der Zyklus im nächsten Frühjahr wie bei einer Wiedergeburt von vorne beginnt. Es ist eine Zeit der tiefen Innenschau, der Regeneration und des Speicherns. Wir dürfen nun für ausreichend Schlaf, Entspannung und Erholung sorgen. Auch Meditation kann das Wasser-Element sehr gut unterstützen. Im Schlaf bauen wir unser Yin wieder auf, deshalb ist es wichtig, für einen gesunden Schlafrhythmus zu sorgen. Ironischerweise ist der Dezember für viele Menschen aber einer der aktivsten Monate des Jahres, bei dem Einkäufe und Weihnachtsfeiern im Vordergrund stehen. Nicht selten fühlen sich durch diese unnatürlichen Aktivitäten entgegen dem Zyklus viele Menschen im Januar erschöpft und müde. Die Neujahrsvorsätze gehören auch nicht in die Phase des Wasser-Elements, sondern eher in den Beginn des Holz-Elements, wenn unsere Energie wieder auf Aktivität umsteigen möchte.

Das Wasser-Element wird durch die Organe Nieren (Yin) und Blase (Yang) repräsentiert. Die Farben Blau und Schwarz stehen für das Wasser-Element. Die Nieren werden auch als Schatztruhe in der TCM bezeichnet, denn hier wird unsere vorgeburtliche Energie (Jing) gespeichert, also die Energie, die uns von unseren Eltern mitgegeben worden ist. Sie kann nicht mehr erneuert werden und nimmt im Laufe des Lebens immer mehr ab. Deshalb ist es wichtig, sorgsam mit dieser Energie zu haushalten. Alles Exzessive kann die Nieren-Energie schneller erschöpfen, zum Beispiel Alkohol, Rauchen, zu viel Stress, zu wenig Schlaf, schlechte Ernährung, Umweltgifte oder schlechte Atemluft. Das sogenannte Nieren-Feuer sorgt dafür, unseren Körper warm zu halten und uns genügend Energie für unsere täglichen Aufgaben zu geben. Wenn unsere Nieren-Energie schwach ist, dann fehlt uns oft der nötige Antrieb, wir sind häufig müde und uns ist übermäßig kalt. Die Nieren sind in der TCM auch mit unseren Fortpflanzungsorganen verbunden. Damit zusammenhängende Symptome wie unerfüllter Kinderwunsch, Eierstockzysten, Blasenentzündungen oder auch Libidomangel sind in der Regel auf eine Dysbalance im Wasser-Element zurückzuführen. Besonders Männer mit einer Schwäche im Wasser-Element verlieren oft schon vorzeitig ihr Haar, bekommen große Geheimratsecken oder werden schon früh grau. Aber auch Rückenschmerzen werden häufig dem Wasser-Element zugeordnet, da der Blasenmeridian sich über die gesamte Körperrückseite zieht. Eine erschöpfte Nieren-Energie zeigt sich auch in dunklen Augenringen, sofern sie nicht genetisch bedingt sind. Bei einer Dysbalance können Ängste und Unsicherheiten zum täglichen Begleiter werden.

Klimatisch steht das Wasser-Element für die Kälte. So mögen es auch Nieren und Blase gerne warm und freuen sich gerade in kalten Wintermonaten über eine ausgleichende Wärmflasche oder aufgewärmte Körnerkissen. Im besten Fall sogar von vorne und von hinten, sodass das Nieren-Feuer bestmöglich davon profitieren kann.

Menschen mit einer vorherrschenden Wasser-Konstitution sind von ihrer Persönlichkeit her oft sehr anpassungsfähig, aber auch ausdauernd und beharrlich. Ihnen liegt die Tiefgründigkeit und sie haben eine starke Willenskraft. Häufig haben sie ein tiefes Vertrauen und Gelassenheit.

Bei der Ernährung ist es auch im Winter wichtig, die äußere Kälte durch innerlich wärmende Lebensmittel auszugleichen. Besonders Salziges kann uns im Wasser-Element unterstützen, zum Beispiel Miso, Soja(sauce), Algen, aber auch schwarzer Sesam, dunkle Oliven, dunkle Bohnen, Hafer, Buchweizen und wärmende Gewürze, wie sie auch schon im Metall-Element erwähnt wurden. Es empfiehlt sich aber, darauf zu achten, dass man nicht zu viel Salz zu sich nimmt (gerade Fertigprodukte enthalten oft hohe Mengen an Salz), da es sonst zu ungesunden Flüssigkeitsansammlungen im Körper kommen kann.

Das Wasser-Element wird den Ohren zugeordnet. Als Gewebe entspricht es den Knochen und den Zähnen.

Mögliche Reflexionsfragen sind:

Ist mein Leben im Fluss?
Kann ich mich dem Fluss des Lebens anvertrauen? Falls nicht, was hält mich zurück?
Wie viel Raum nehmen Ängste in meinem Leben ein? Sind sie im angemessenen Maße da oder schränken sie mich ein?

Zusätzlich zur **Meridianmassage** (Seite 32 f.) empfehle ich dir **diese Yin-Yoga-Sequenz.** Du kannst die Meridianmassage auch nur für das Element Wasser ausführen. Schau dir dazu noch mal die Meridianverläufe von Nieren und Blase auf den Seiten 22 und 23 an.

Schüttelübung (Seite 92)

Meridianklopfmassage (optional bei Kälte) (Seite 37 f.)

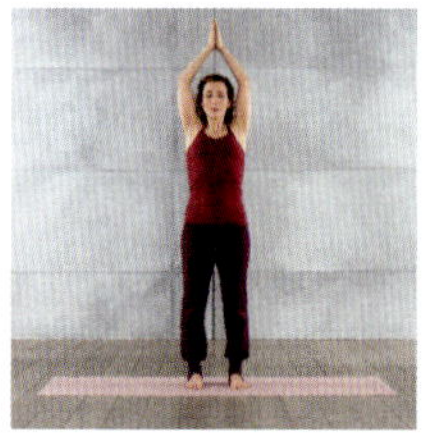

Energieatmung (Seite 118)

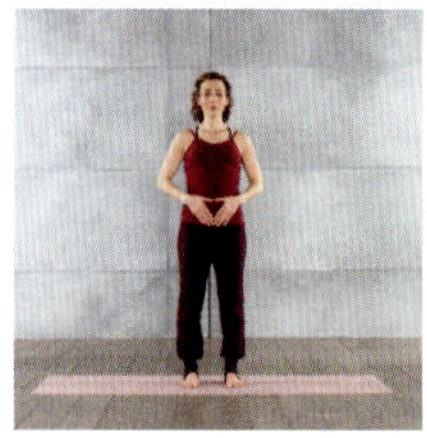

Energieatmung (Seite 118)

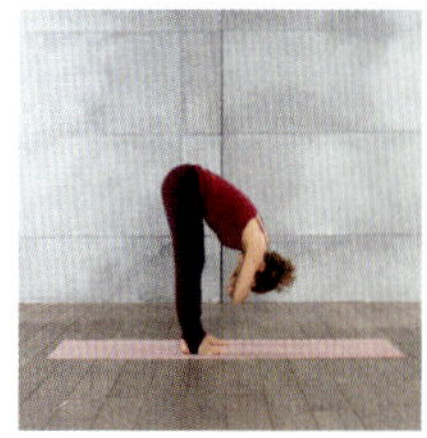

Stehende Vorbeuge (Seite 96 f.)

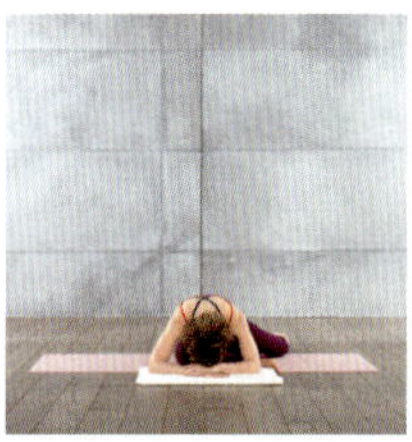

90-90-Position (Seite 74)

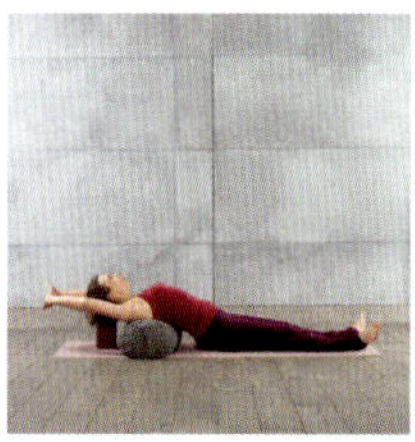

Fisch (Seite 43)

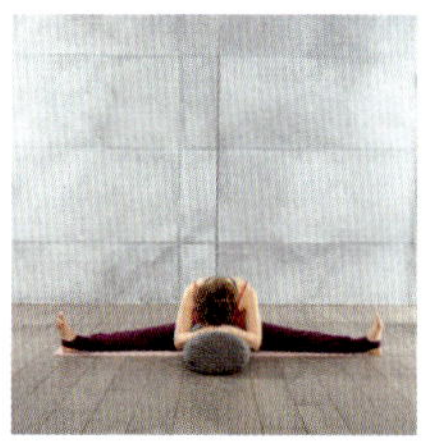

Libelle (Seite 64 f.)

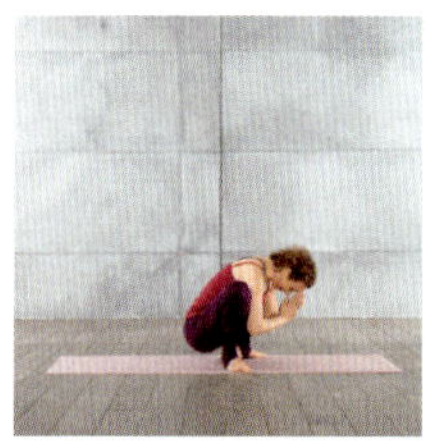

Hocke (Seite 57)

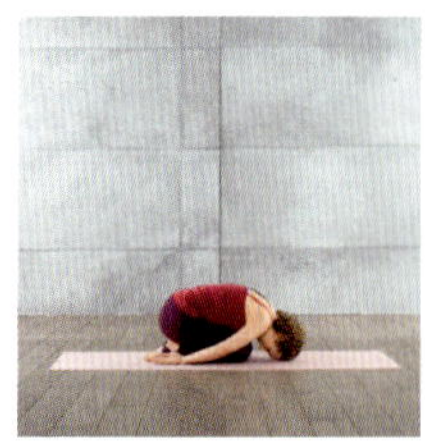

Kindshaltung (Seite 58)

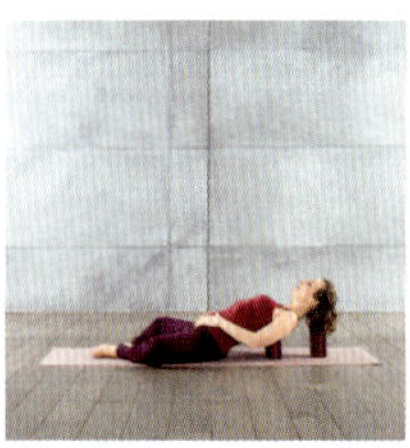

Liegender Schmetterling (Seite 69)

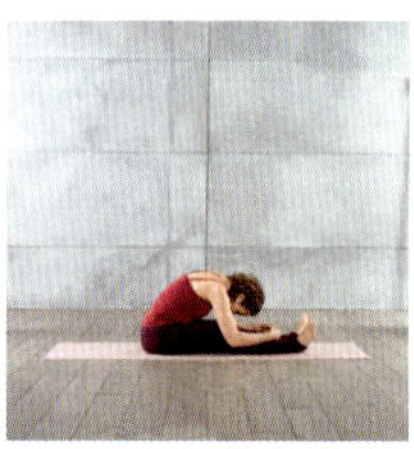

Raupe (Seite 78 f.)

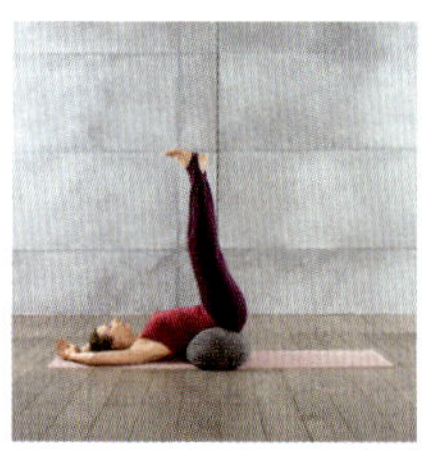

Gestützter Schulterstand (Seite 51)

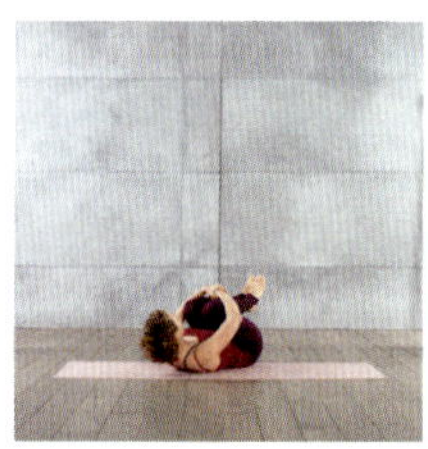

Päckchen (Seite 114)

Schutzmeditation bei Ängsten, alternativ Stillemeditation (Seite 122 oder Seite 123)

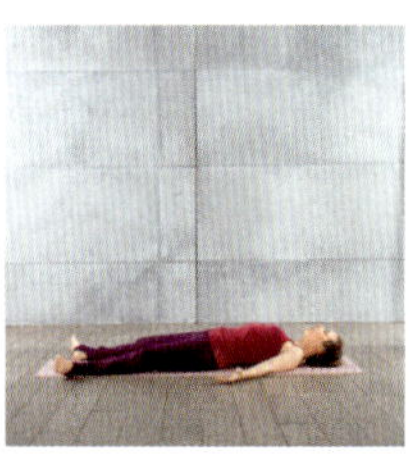

Entspannte Rückenlage (Seite 41)

Nachwort

Danke, dass du dir Zeit für dieses Buch genommen hast und ich dich somit ein Stück weit begleiten durfte. Ich habe dir hier eine Reihe von Möglichkeiten angeboten, mit denen ich persönlich gute Erfahrungen gemacht habe. Aber nichts davon ist in Stein gemeißelt. Deine eigene Wahrheit kannst du nur selbst entdecken. Ich möchte dich dazu ermutigen, die Dinge zu hinterfragen und selbst herauszufinden, ob sie für dich genauso gut passen wie für jemand anderen. Wenn das nicht der Fall ist, dann respektiere die Einzigartigkeit deines Körpers und finde deine eigenen Wege. Lerne, dir selbst mit Mitgefühl zu begegnen und gut und liebevoll mit dir umzugehen. Übernimm Eigenverantwortung, nutze dazu deine eigene Weisheit und schenke deinem Körper dein Vertrauen. Viel Freude auf deinem weiteren Weg!

OM MANI PADME HUM

Danksagung

Mein herzlichster Dank geht an meine geliebte Familie, die mich immer wieder unterstützt, um meine Bücher und Projekte Wirklichkeit werden zu lassen. Ich danke meinen Lehrern, die ihr wertvolles Wissen mit mir geteilt haben, allen voran Paul und Suzee Grilley, aber auch all den Menschen, die ich bisher auf ihrem Yogaweg begleiten durfte. Durch ihr ständiges und offenes Feedback geben sie mir die Möglichkeit, immer weiterlernen zu können. Ein großes Dankeschön geht an Frau Dr. Montenegro, die mir bei der Erstellung dieser Sequenzen und bei Fragen zum Hintergrund der TCM geduldig Rede und Antwort gestanden hat. Ein ganz lieber Dank geht an das gesamte Team vom Südwest Verlag, ganz besonders an Esther Szolnoki, Ann-Kathrin Kunz, Sarah Gast, Bele Engels und Sabine Kestler, an meine Lektorin Diana Sommer, die eine unglaubliche Geduld bewiesen hat, und an die Fotografinnen Lisa Martin und Renate Forster für die großartige Zusammenarbeit, die mir ganz viel Freude und Spaß gemacht hat. Ich danke dem Universum für all den Segen, die Wunder und die Liebe, die ich jeden Tag aufs Neue erfahren darf.

Namasté, Licht und Liebe

Stefanie Arend

Register

Alle Hinweise und Empfehlungen in diesem Buch dienen ausschließlich der prophylaktischen Gesundheitserhaltung, der Aktivierung von Selbstheilungskräften und der Wohlbefindenssteigerung als Wellness- oder Vorsorgemaßnahme für körperlich gesunde Menschen. Konsultieren Sie bitte einen Arzt, sollten Sie somatische Erkrankungen, Störungen oder Beschwerden mit Krankheitswert haben.

1. Auflage 2025

Neumarkter Straße 28, 81673 München
produktsicherheit@penguinrandomhouse.de
(Vorstehende Angaben sind zugleich Pflichtinformationen nach GPSR.)

Redaktionsleitung: Silke Kirsch
Projektleitung: Ann-Kathrin Kunz
Redaktion: Diana Sommer
Fotoredaktion und Organisation der Fotoproduktion: Bele Engels
Korrektorat: Annegret Scholz, Susanne Schneider
Layout: Katja Muggli
Satz: Satzwerk Huber, Germering
Umschlaggestaltung: zeichenpool, München
Reproduktion: Mohn Media Mohndruck GmbH, Gütersloh
Druck und Bindung: Pixartprinting, Lavis

Bildnachweis
Fotografen: Forster & Martin Fotografie, München
Styling: Bele Engels
Haare & Make-up: Nilgün Konya
Illustrationen: Bettina Kammerer, mit Ausnahme von S. 27: Satzwerk Huber

Für die freundliche Unterstützung der Fotoproduktion danken wir:
Kamah Yoga, München (www.kmahyoga.com)
wellicious, London (www.wellicious.com)
YogiStar (yogistar.com)

Printed in Italy

MIX
Papier | Fördert gute Waldnutzung
FSC® C147178

Penguin Random House Verlagsgruppe FSC® N001967

ISBN 978-3-517-10406-5